足踝外科手册

Handbook of Foot and Ankle Orthopedics

原 著 ［印］Rajiv Shah

MS（Ortho），

Managing Director,

Sunshine Global Hospitals, Gujarat, India;

National Chairman,

Indo-US Foot and Ankle Courses, India;

Former President,

Indian Foot and Ankle Society, India

译 者 史纪元

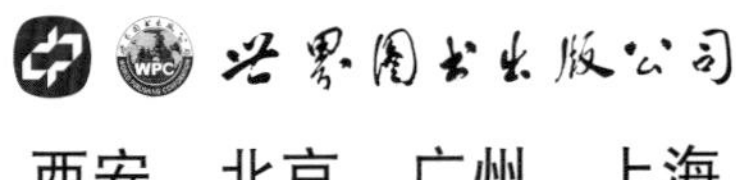

西安 北京 广州 上海

图书在版编目（CIP）数据

足踝外科手册 /（印）拉杰夫·沙阿（Rajiv Shah）著；史纪元译 .—西安：世界图书出版西安有限公司，2019.4

书名原文：Handbook of Foot and Ankle Orthopedics

ISBN 978-7-5192-5408-7

Ⅰ . ①足… Ⅱ . ①拉… ②史… Ⅲ . ①足—骨疾病—诊疗—手册 ②踝关节—关节疾病—诊疗—手册 Ⅳ . ① R658.3-62

中国版本图书馆 CIP 数据核字（2018）第 291442 号

Original title（原书名）：Handbook of Foot and Ankle Orthopedics

by（原著者）Rajiv Shah

书　　名	**足踝外科手册** ZUHUAI WAIKE SHOUCE
原　　著	［印］Rajiv Shah
译　　者	史纪元
责任编辑	张　丹
装帧设计	新纪元文化传播
出版发行	**世界图书出版西安有限公司**
地　　址	西安市北大街 85 号
邮　　编	710003
电　　话	029-87214941（市场营销部） 029-87234767（总编室）
网　　址	http://www.wpcxa.com
邮　　箱	xast@wpcxa.com
经　　销	新华书店
印　　刷	陕西金和印务有限公司
开　　本	889mm × 1194mm　1/32
印　　张	10
字　　数	200 千字
版次印次	2019 年 4 月第 1 版　2019 年 4 月第 1 次印刷
版权登记	25-2017-0148
国际书号	ISBN 978-7-5192-5408-7
定　　价	128.00 元

医学投稿　xastyx@163.com ‖ 029-87279745　029-87284035

谨以此书献给我最爱的妻子 Bina Shah 博士，她的爱、支持和宽容成就了这本书！

Rajiv Shah

致　谢
ACKNOWLEDGMENTS

这本手册是众多医生直接或间接努力的结果，我十分乐意将他们介绍给读者，并表达对他们卓越贡献的由衷敬意。

能得到 Arun Bal、Vikas Agashe、Ravi Mahajan 以及 Milind Chaudhary 医生对于本书的贡献我感到万分荣幸。尽管大家都有繁忙的常规工作，但每位作者所写章节都是对本手册极大的贡献，并且这些章节对于足踝外科领域的学习者都是不可或缺且无价的。

Selene Parekh、Thomas H.Lee、Ashish Shah、G.S.Kulkarni、Mandeep Dhillon、Vinod Panchbhavi、Sudhir Babhulkar 和 Hariharan 医生一直以来都是我的良师益友以及灵感源泉。本手册也是受他们影响的结果。

Bhikhubhai Patel、Tushar Shah、Nikesh Shah、Jayesh Solanki、Jaykrishna Mekhiya、Suresh Rathwa 和 Vakhat Parmar 医生无偿且愉快地分担了我的工作，并给予我巨大帮助。如果没有与他们的合作，我独自完成本手册会十分困难。

最后，对坚定支持我并给予我信心的家人及父母表达无尽的谢意。

Rajiv Shah

译者序
PREFACE

足踝外科是近年来国内外发展迅猛的学科之一，相关疾病日益受到临床医生的重视，同时有广大的患者基础。

本书是印度足踝外科领域的领军人物 Rajiv Shah 教授的扛鼎之作。本书通过简明扼要并极富逻辑性的语言，探讨了足踝外科领域的热点问题。尤为可贵的是，书中归纳的足踝部体格检查、畸形矫正、创伤应对、感染控制等方面的诊疗流程，对于致力于足踝外科领域的青年医生大有裨益。Rajiv Shah 教授立足于印度这一世界最大的发展中国家之一，通过翔实的临床照片、影像学资料、示意图、表格等形式，分门别类地阐述了足踝外科领域的常见疾病；这对于提升我国基层医疗机构的足踝外科诊疗水平，具有十分重大的意义。能够参与本书中文版的出版工作，我感到非常荣幸；同时也要向所有为本书顺利付梓而付出辛勤劳动的幕后英雄致以深深的敬意。

陕西省人民医院骨科病院
史红云

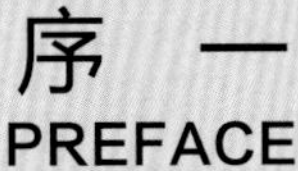

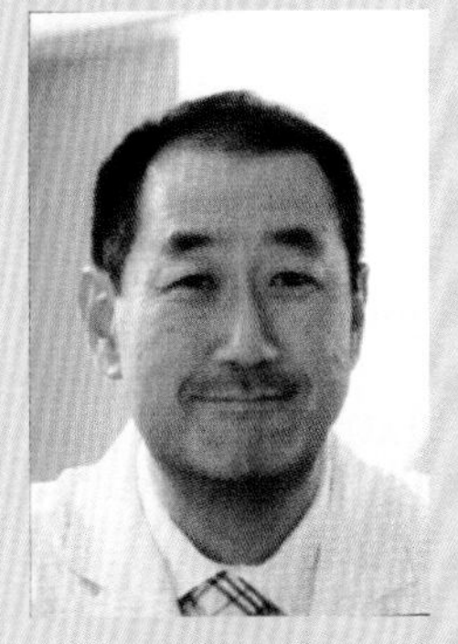

“教育是改变世界最有力的武器。”

——纳尔逊·曼德拉

在卫生保健的历史中，许多国家医疗卫生环境发生急速变化，印度也是其中的一员。现今的印度拥有接近 13 亿人口，并预计短期内将超越中国的人口。2012 年，印度在医疗卫生领域投入约 780 亿美元，同时这一投入计划在 2020 年前达到惊人的 2800 亿美元。在印度，糖尿病是患病人数快速增长的疾病之一，增长幅度接近全印度人口的 8%。但是由于初级内科医疗以及数据收集方面的缺乏，据估计糖尿病患病人口在全印度人口的比重将增长约 30%。在印度，年龄大于 65 岁的老龄人口中，患退行性骨关节病的人数也在高速增长，归咎于摩托车交通事故以及工业事故的高发，创伤后畸形也越来越多。

这些都是印度矫形外科医生所面对的严峻考验。

这本杰出的掌中宝典是由 Rajiv Shah 医生所撰写的，有助于医生全面认识足踝外科领域的现况。矫形外科专业的医生在遇到绝大多数常见的足与踝的外科疾病时，可以借助本书做出富于逻辑和合理的分析。矫形外科医生可以借助本手册鉴别常见的足与踝疾病，避免反复出现的错误，在足踝领域的成长可使他们在患者面前展现出足够的自信，就如同专业的足踝外科医生一样。

目前对足踝外科领域知识的需求迫在眉睫。精准的治疗对于糖尿病足以及足部感染的患者来说，可以保存肢体，避免截肢。如果可以正确认识足踝部的复杂畸形，可以通过精准的截骨术治疗，并且患者有机会重归积极有活力的生活方式。

伴随着矫形外科医生对于足与踝领域兴趣的增长，本手册可以指引读者建立起他们自己的足踝专科实践。本手册的内容凝结了作者团队约一整年成果。

伴随着全世界发展中国家矫形外科专业的发展，对于致力于足踝外科科学及技术的医生来说，本手册有望成为极富价值的指南。

美国足踝外科学会副主席

Thomas H.Lee, MD

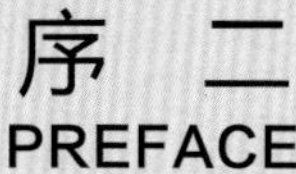

序 二 PREFACE

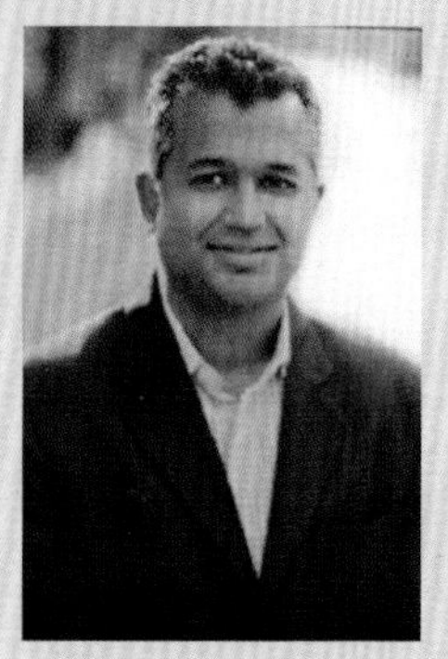

Rajiv Shah 医生业已建立起自己在足踝外科学界的地位，他同样是该领域一位受人尊敬的教育学家。在分析和解释足踝外科实践方面，他也能够发表专业意见，这些意见都是“易学”和“易记”的。

本手册对于接受矫形外科训练及尝试骨外科实践的医生来说是必备的，而且本手册方便快速查阅，便于医生评估足与踝疾病的患者。Shah 医生在本手册中整合了应对足与踝疾病的所有要点，这有助于骨科医生更好地评估及治疗他们的患者。

美国南卡罗来纳州骨科诊所
骨外科副教授
美国南卡罗来纳州杜克大学福库商学院特约教授
Selene G.Parekh, MD, MBA

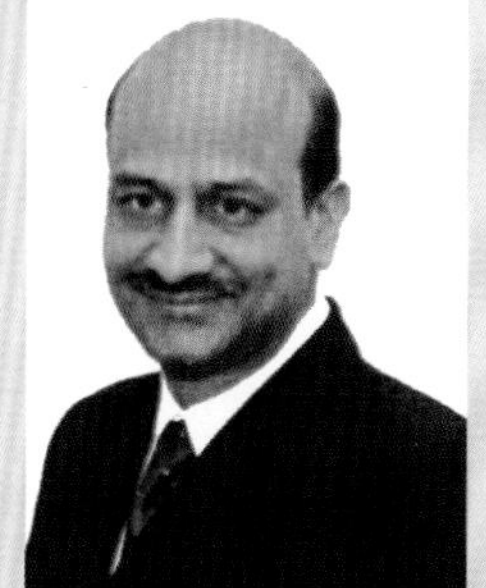

前　言
FOREWORD

9 年前，当我成为印度第一名足踝外科医生时，我发现在印度缺乏足够足踝领域相关文献以及专家指南。我不得不依赖于西方的文献以及指南来指导我的工作。大量未治疗的以及治疗不佳的病例使医生在发展中国家从事足踝外科实践极具挑战，很多患者会被漏诊。

对于足踝外科医生来说，最迫切的问题是缺乏资源和专业设备、工具和植入材料。上述这些问题常伴随着患者的经济局限性。在这种环境下，寻求西方的解决方案来处理本国问题只能导致失败，并且一开始就不得不面对一系列困难。渐渐地，我意识到，解决我们自身问题的方法只能从我们自己的经验及创新中获得。这是具有挑战性的，但是我把它当成一项任务来挑战。

本手册的编撰工作使我向完成这项任务的目标前进了一步。

本手册以一种简明的方式讨论了关于足与踝疾病的各个方面。为了使本手册成为一本骨外科医生的简明手册，我们采取了将内容“逐点”编辑的模式，辅以计算公式、表格、插图以及真实的临床照片。本手册为常见的以及复杂的足与踝疾病提供了具有操作性的解决方案，这些都源于富有国际声望的作者的有益建议。

我可以确定的是，本手册将在每个骨外科医生的实践中占据独特及富有影响力的地位。足踝外科是骨外科的一个亚专业，本书对于其在发展中国家的成长将起到举足轻重的作用。

Rajiv Shah

郑重声明

本书提供的相关主题的准确及权威信息。由于医学是不断更新并拓展的领域，因此相关实践操作、治疗方法及药物都有可能会改变，建议读者审查相关主题的最新信息，包括产品的制造商、建议剂量、配方、方法和疗程、不良反应及相关措施。作者、编辑、出版者或经销商不对书中的错误或疏漏以及应用其中信息产生的任何后果负责，关于出版物的内容不作任何明确或暗示的保证。作者、编辑、出版者和经销商不承担由本出版物所造成的人身或财产损害任何责任。

原著作者
CONTRIBUTORS

Arun Bal, MS, PhD,
Consultant Diabetic Foot Surgeon,
Founder President, Diabetic Foot Society of India;
Raheja Hospital, Hinduja Hospital, Nanavati Hospital,
Mumbai, India;
Visiting Professor, Amrita Institute of Medical Sciences, Kochi, India

Milind Chaudhary, MS (Ortho),
Director,
International Deformity and Lengthening Institute, Akola, India;
Consultant Orthopaedic Surgeon,
Jaslok Hospital, Mumbai, India

Rajiv Shah, MS (Ortho),
Foot and Ankle Orthopedics,
Director, Foot and Ankle Centre,
Sunshine Global Hospitals, Vadodra, Surat, Gujarat, India

Ravi Mahajan, MS, MCh (Plastic surgery),
Head, Department of Plastic and Reconstructive Surgery,
Amandeep Hospital, Amritsar, India

Vikas Agashe, MS (Ortho), D Ortho,
Orthopedic Surgeon,
P D Hinduja, Kohinoor Hospital and Dr Agashe's Maternity and Surgical Nursing Home, Mumbai, India

译者简介
TRANSLATOR

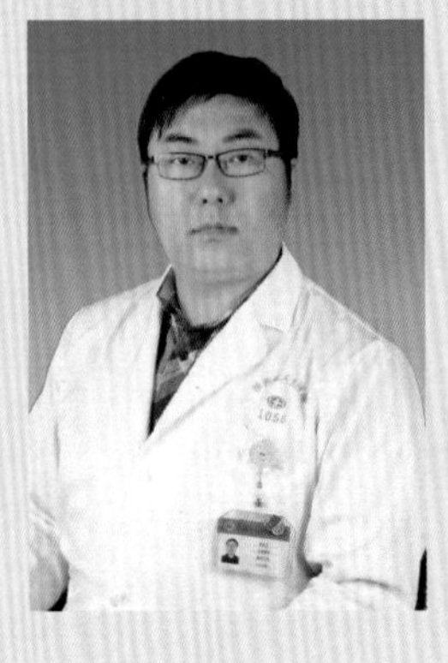

史纪元：硕士、在读博士，陕西省人民医院骨科病院主治医师。

学术团体任职：国家紧急医学救援队队员，陕西省骨与关节学会会员，陕西省保健学会骨科微创专业委员会委员。

专业擅长：关节外科、运动医学、大骨节病的诊治。开展人工全髋关节置换术，人工膝关节置换术，关节镜下肩膝踝关节手术。主持省级科研项目 1 项，发表学术论文 5 篇。

目　录

CONTENTS

第 1 章

足与踝的体格检查

足与踝的体格检查的三条准则。

临床实践中足与踝的体格检查是成功治疗足踝疾病的第一步。检查者应该遵循的三条重要准则如框表 1.1 所示。

框表 1.1　检查者应遵守的准则

- 步态检查
- 足与踝的体格检查
- 鞋类的检查

与上文相似的是，对患者自身情况的评估也应遵循三条重要准则。这三条准则使检查者能准确地发现病情。患者应该遵循的三条重要准则如框表 1.2 所示。

框表 1.2　患者应注意的情况

- 行走情况
- 穿鞋的情况
- 穿裤子的情况

步态检查

为了更好地检查步态，应着重观察以下要点：

· 步态的对称性

· 足趾相对于髌骨的位置

· 内八字及外八字步态

· 足弓

· 足部的姿势及位置

· 足跟的姿势及位置

· 步态的类型

足与踝的体格检查

本项体格检查应在三种体位下完成。框表 1.3 展示了当患者接受体格检查时的三种体位。对于足部的体格检查可以分为三个部分（框表 1.4）。足部的体格检查应遵循如流程图 1.1 所示的三个步骤开展。

框表 1.3　体格检查时患者的体位准则

- 行走过程中的体格检查
- 站立位的体格检查
- 坐位的体格检查

框表 1.4　足部体格检查的三步步骤

- 踝关节和后足部的体格检查
- 中足部的体格检查
- 前足部的体格检查

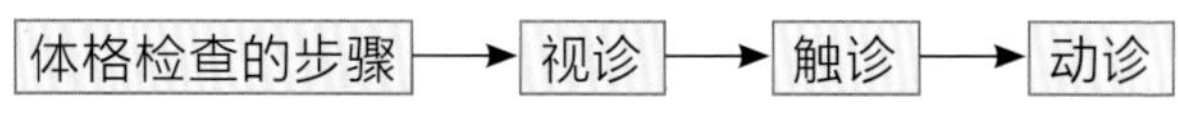

流程图 1.1　体格检查的步骤

视 诊

足与踝的视诊应注意以下几点：

· 足部的步态及位置与踝关节相关，正如足与踝的步态和下肢、膝关节、髋关节相关一样

· 足部的形态和尺寸

· 畸形、偏移和凸起

· 皮肤

· 胼胝体和鸡眼

· 静脉曲张

· 趾甲和毛发

触 诊

触诊应用示指进行，检查者自己的示指或患者的均可（图1.1）。触诊应依照以下顺序进行：从足内侧面开始，再至足底面，再到外侧，再到足前侧即足背部，最后在足后侧终止触诊。

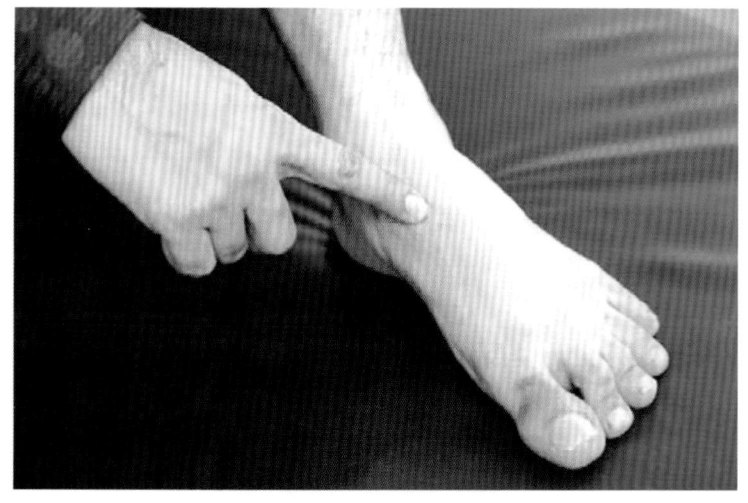

图1.1 患者用示指指出疼痛区域

关于触诊的三个重要部分在框表 1.5 中述及。

如触诊右足，应顺时针方向开始，左足则逆时针方向开始（图 1.2 和图 1.3）。

框表 1.5　触诊的部分

- 体表标志物的触诊
- 神经行径的触诊
- 血管的触诊

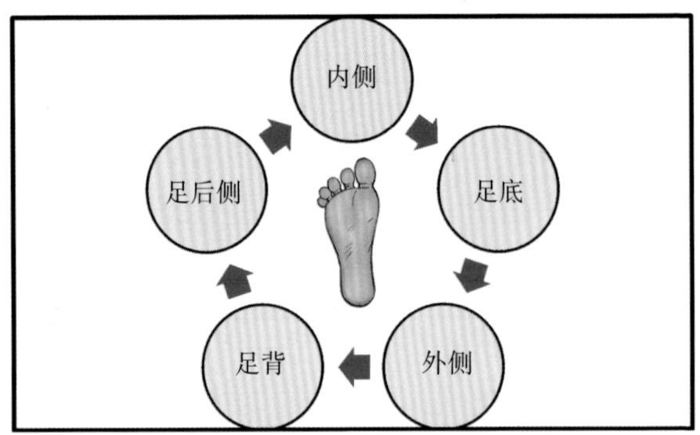

图 1.2　右足的触诊：内侧，足底，外侧，足背，足后侧

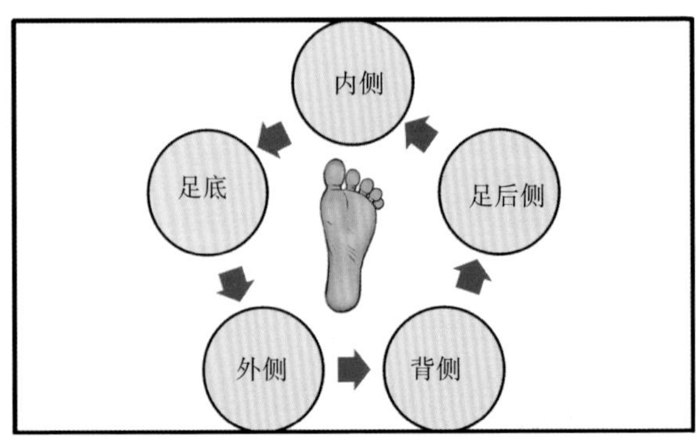

图 1.3　左足的触诊：内侧，足底，外侧，足背，足后侧

足部体表标志物的触诊

应依次触诊的结构如下：

- 皮肤
- 骨骼与关节
- 韧带
- 肌肉和肌腱
- 足弓

图 1.4 至图 1.8 描绘了踝部体表标志物的触诊，并在表 1.1 进行详细描述；图 1.9 和图 1.10 描绘了中足部的触诊情况，并在表 1.2 进行详细描述，前足如图 1.11 和图 1.12 所示，并在表 1.3 进行详细描述。

神经触诊

足部的神经支配如图 1.13 和图 1.14 所示。神经触诊应包括以下检查项目：

- 感觉
- 反射

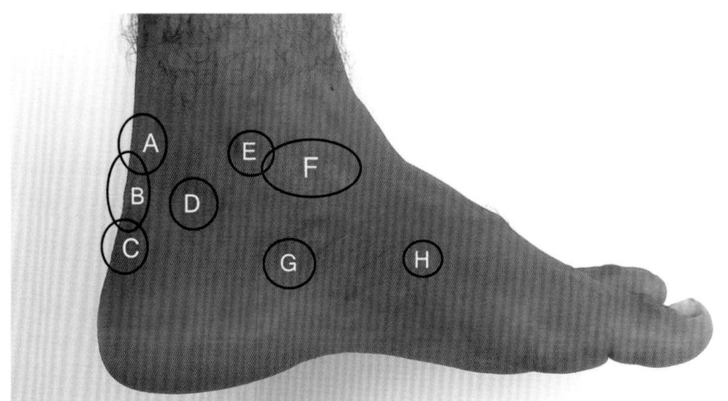

图 1.4　足与踝部的内侧观

A. 跟腱破裂、非附丽点处的跟腱炎；B. 跟腱附丽点炎症；C. 跟骨骨骺炎、肿块；D. 跟腱下滑囊炎；E. 踝管综合征、胫骨后肌腱；F. 内侧踝关节扭伤；G. 足底外侧神经第一分支；H. 副舟骨、Henry 结节、足底内侧神经

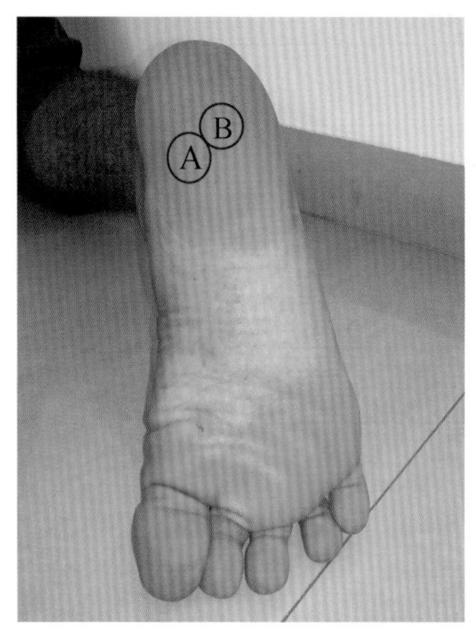

图 1.5　足底面观
A. 足底筋膜炎；B. 脂肪垫萎缩

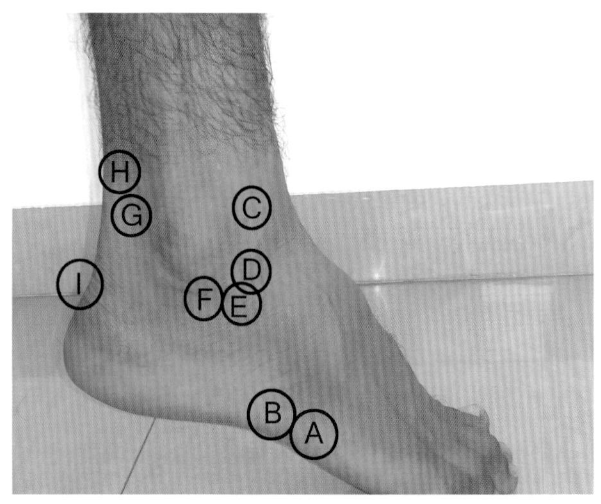

图 1.6　组与踝部的外侧面
A.Jones 骨折；B. 第五跖骨撕脱性骨折；C. 前踝撞击征；D. 距腓前韧带；E. 跗骨窦综合征；F. 跟腓韧带；G. 跟腱下滑囊炎；H. 跟腱炎；I. 跟骨骨骺炎、Sever 病、肿块

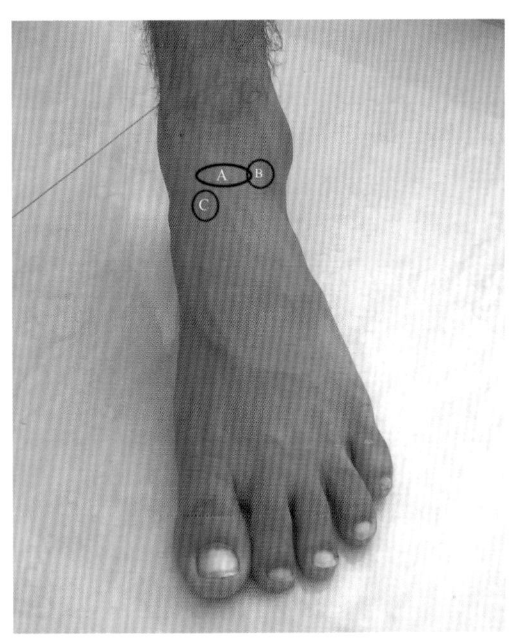

图 1.7　足与踝部的前面观（足背）
A. 前踝撞击征；B. 距骨穹隆内侧或外侧的骨与软骨缺损；C.n 点、足舟骨压缩骨折

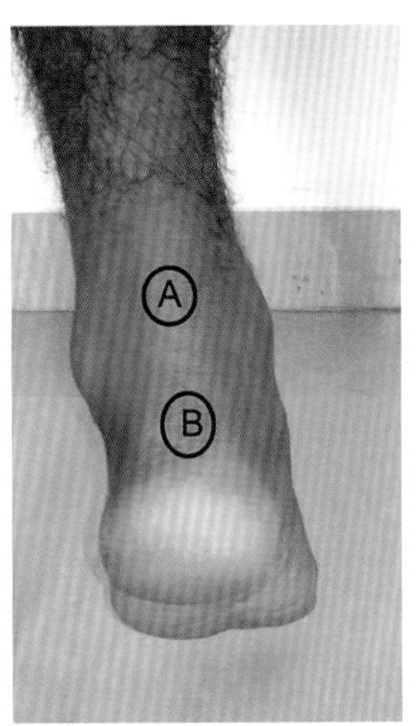

图 1.8　足与踝部的后面观
A. 跟腱；B. 跟腱附丽点

表 1.1 踝部体表标志物触诊区域

内 侧	底 部	外 侧	前 面	后 面
内踝尖	跗外展肌	腓骨尖	胫骨前肌	跟腱
内侧关节线	足底腱膜	腓骨干	跗长伸肌	跟腱附丽点
内侧关节间隙	趾短展肌	外侧踝关节间隙	趾长伸肌	足跟部
足舟骨	脂肪垫	下胫腓联合	胫骨	
距骨头		跟骨外侧壁	距骨穹隆	
胫骨后肌		腓骨结节	腓浅神经	
趾长屈肌		跗骨窦	腓骨肌	
跗长屈肌		趾短伸肌	踝关节	
胫后动脉		距骨外侧		
载距突		腓骨肌腱		
三角韧带		距腓前韧带		
胫骨内侧		跟腓韧带		
距骨内侧		腓肠神经		

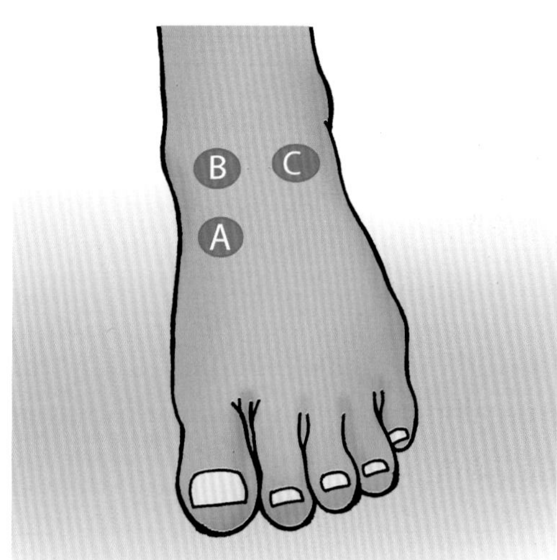

图 1.9 中足背面观

A. 足舟骨－楔骨关节；B. 距骨－舟骨关节；C. 跟骨－骰骨关节

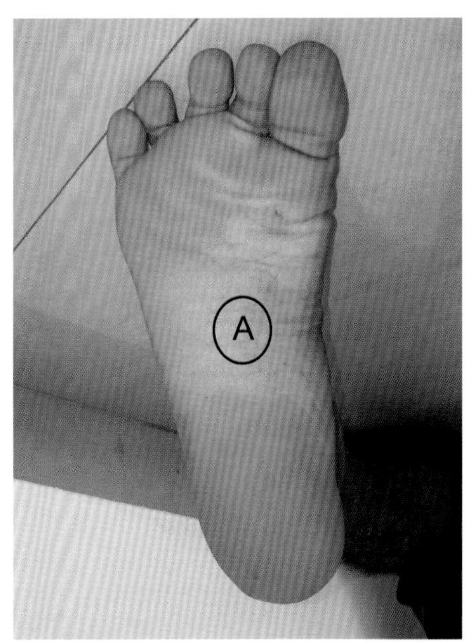

图 1.10　中足足底面观
A. 足底腱膜

表 1.2　中足部体表触诊区域

足背面	足底面
距骨舟骨关节	足底腱膜
跟骨骰骨关节	
舟骨楔骨关节	
第一跖骨基底部	
第二、三、四跖骨基底部	
第五跖骨基底部	
胫骨后肌附丽点	
胫骨前肌附丽点	
腓骨短肌附丽点	

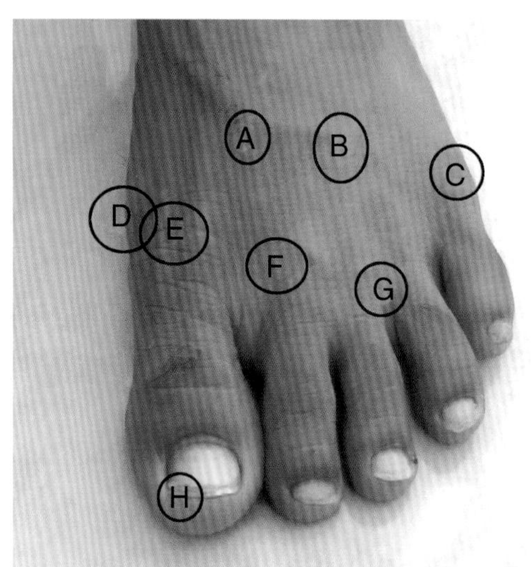

图 1.11　前足背面观

A.Lisfranc 损伤（跖跗关节损伤）；B. 前跗管综合征；C. 趾囊炎；D. 蹈囊炎、痛风性关节炎；E. 蹈趾强直；F.Freiberg 梗死；G.Morton 神经瘤；H. 甲沟炎

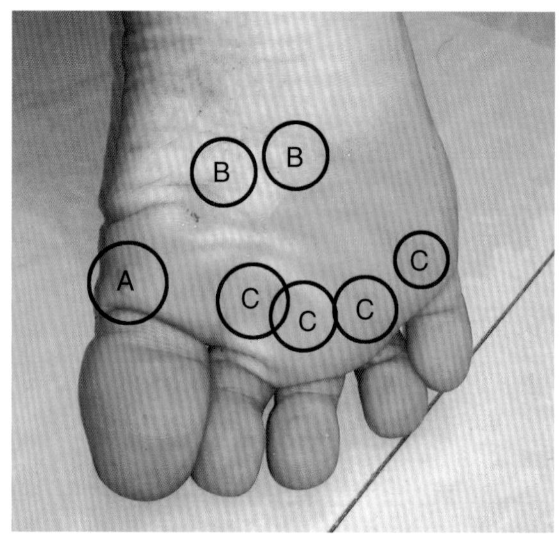

图 1.12　前足足底面观

A. 籽骨炎、疲劳性骨折（行军足）、运动损伤；B. 跖骨疲劳性骨折；C. 跖骨疼痛症

表 1.3　前足部体表触诊区域

踇趾	其余足趾
第一跖骨头	跖骨干
内侧籽骨	跖骨头
外侧籽骨	跖趾关节
足背动脉	趾长伸肌
踇长伸肌	趾长屈肌
趾短伸肌	
跖趾关节	
踇长屈肌	
腓骨短肌附丽点	

· 运动强度（肌力）

· 单纤维测试

血管触诊

本项检查包括以下项目：

· 足背动脉

· 胫后动脉

· 趾甲甲床血运

动　诊

无论是主动运动还是被动运动都是同等重要的！

动诊检查项目如下：

· 关节

· 脉搏

· 神经系统检查包括感觉、肌力和反射

· 运动检查应包含健康状态、柔软程度、丰满程度，足部和踝部每一块肌肉的力量

· 足底腱膜（跖腱膜）

· 足弓

· 畸形和畸形能否自行矫形

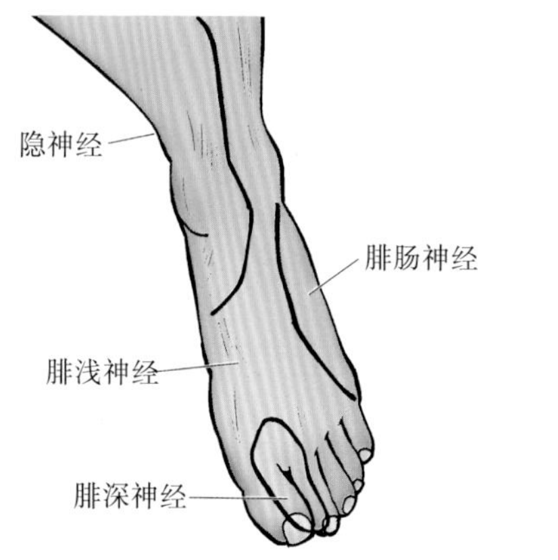

图 1.13　足背侧神经支配分布示意图

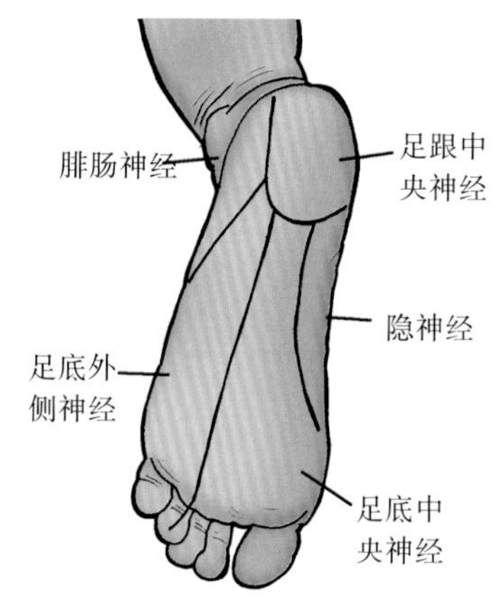

图 1.14　足掌侧神经支配分布示意图

鞋类的检查

本项检查包含以下项目：

· 磨损以及磨损的位置

· 褶皱和折痕

· 尺码和形状

· 鞋带

· 鞋跟和鞋后衬

· 前足的足印

· 鞋与足部形状的匹配情况

· 折弯测试（图 1.15）

· 扭转测试（图 1.16）

· 矫形鞋垫检查：查找出矫形鞋垫的类型。精确定位出矫形鞋垫卸载应力的区域。应重视矫形鞋垫磨损的情况（图 1.17）

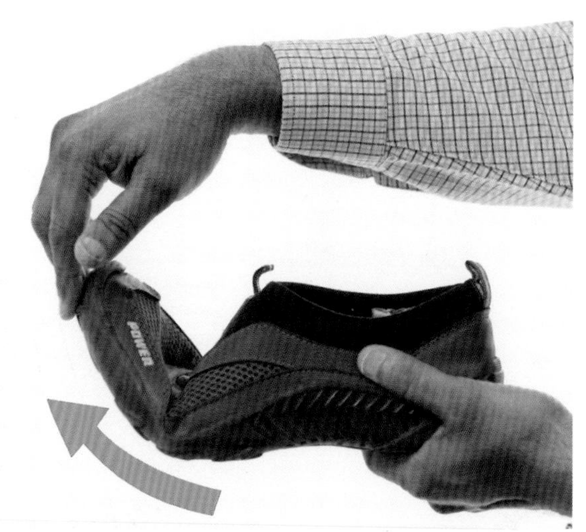

图 1.15　折弯试验中，鞋出现严重的弯曲和变形

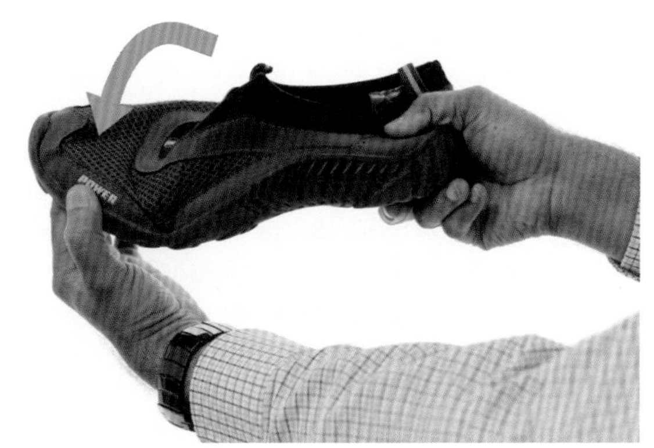

图 1.16　扭转测试，当鞋前部相对于后部扭转时出现的严重变形

站立位的体格检查

在站立位时，应仔细观察有关足部与踝部的以下要点：

· 足弓

· 内八字脚或外八字脚

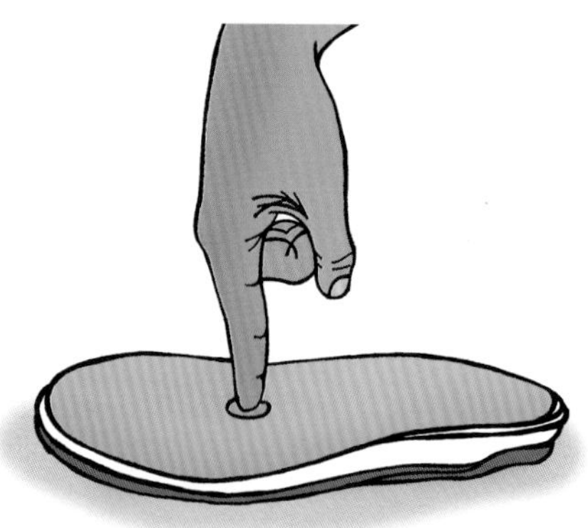

图 1.17　矫形鞋垫的检查

· 与踝部及下肢相关的足部的位置
· 短缩畸形
· 足趾的位置
· 踇趾的位置
· 跟腱
· 多趾显现征：当从患者后面检查时，患有扁平足的患者会有超过两个足趾被检查者观察到（图 1.18）

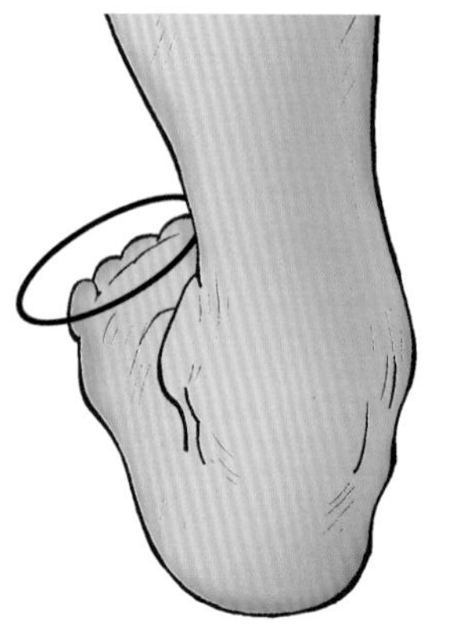

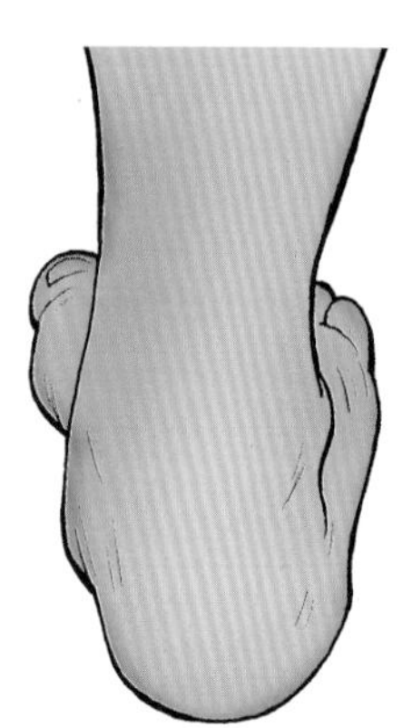

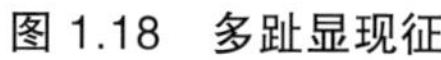

图 1.18　多趾显现征

坐位的体格检查

坐位查体是构成足踝体格检查的绝大部分。上述的所有查体项目都是当患者坐在检查床边缘并且下肢悬空时进行的。检查者应坐于患者前面高度略低的凳子上（图 1.19）。

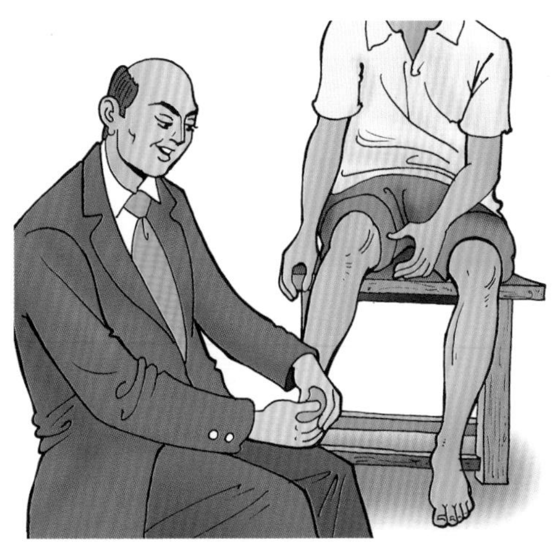

图 1.19　坐位的体格检查

足与踝部体格检查中的特殊检查项目

一些特殊检查项目如图 1.20 至图 1.35 所展示。

Thompson 试验：这项试验是当检查者挤压腓肠肌时，足部发生跖屈。这项试验提示跟腱连续性未中断（图 1.20）。

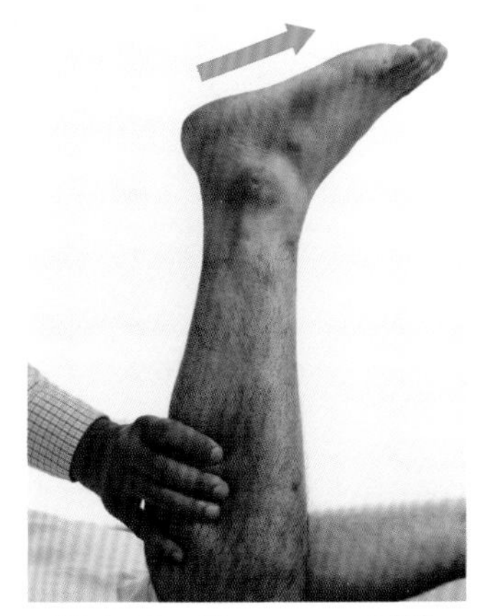

图 1.20　Thompson 试验

Silfverskiod 试验：这项试验是在膝关节屈曲位和伸直位分别被动背屈踝关节，用来区分腓肠肌单独的紧张度和挛缩情况和腓肠肌连同比目鱼肌一起的紧张度和挛缩情况（图 1.21）。

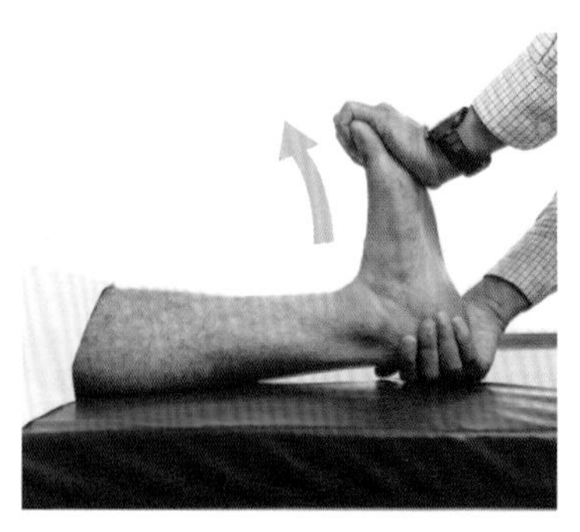
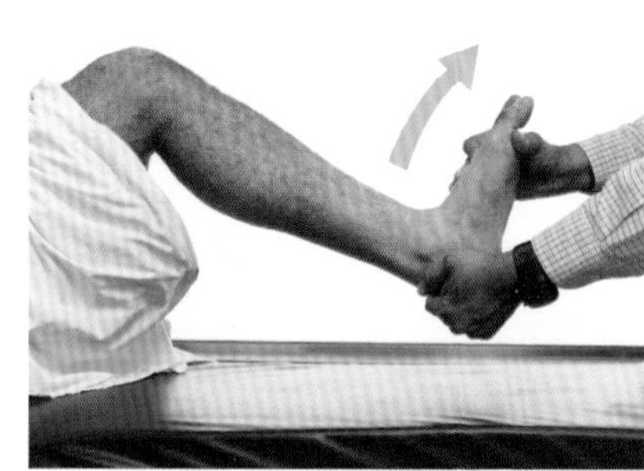

图 1.21　Silfverskiod 试验

Coleman 阻挡试验：这项试验如图 1.22 所展示，前足位置低垂的同时后足站与木板上。本试验是用来鉴别足内翻是由前足还是后足引起的，例如在后文将提及的病例中，内翻没有得到纠正。在图 1.22 中，因为足内翻是由后足引起的，且得到了纠正。

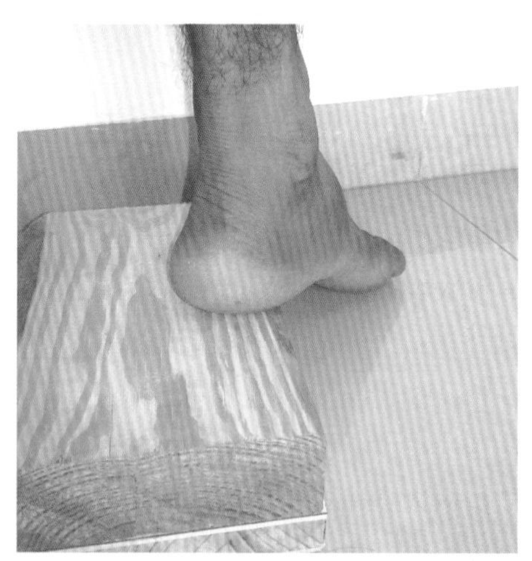

图 1.22　Coleman 阻挡试验

单侧提踵试验：图 1.23 展示了单侧提踵试验。当患者可以做到单足站立时踮起脚尖，本试验即为阴性。当本试验出现阳性时，提示胫骨后肌腱功能不全。常见于获得性扁平足。

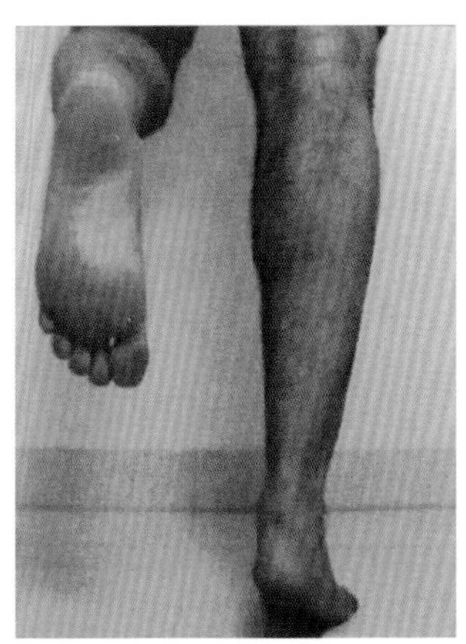

图 1.23　单侧提踵试验

Mulder 弹响试验：在本试验中，跖骨被来自跖骨之间的应力所转动。双手托起足部，检查存在的痛性弹响（图 1.24）。

第一跖骨过度活动试验：在本试验中，检查一只手固定第一跖骨，另一只手固定其余跖骨，使第一跖骨并相对于其他跖骨上下活动（图 1.25）。

挤压试验：本试验是用于诊断下胫腓联合损伤。当挤压胫骨后侧，可在下胫腓联合水平出现疼痛（图 1.26）。

外旋试验：本试验是用来诊断是否存在下胫腓联合损伤。检查者一只手固定住患者下肢，另一只手使得患足相对于小腿外旋。若出现下胫腓联合疼痛症状即为有诊断意义（图 1.27）。

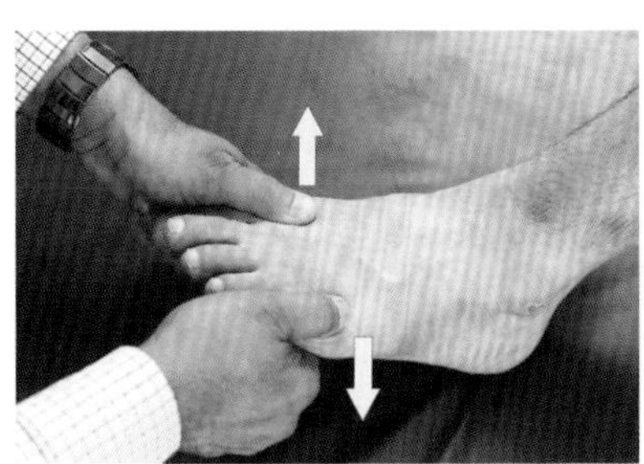

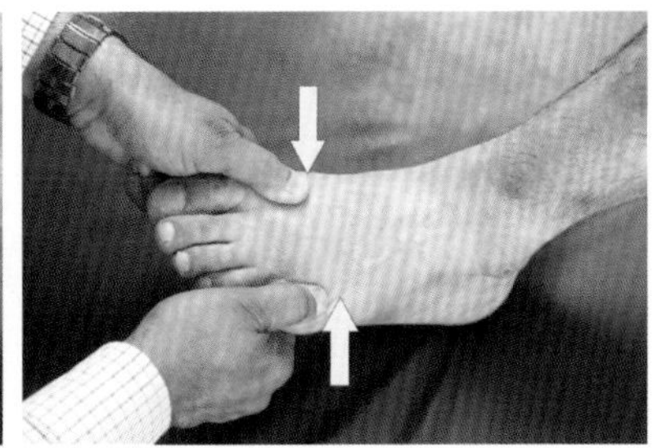

图 1.24　在 Morton 神经瘤病例中引出 Mulder 弹响的方法

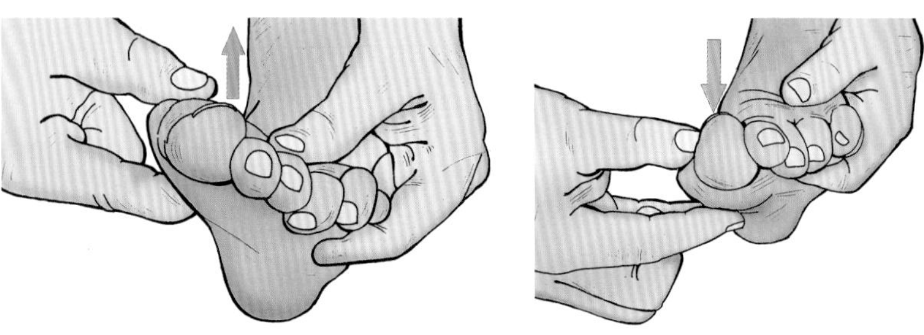

图 1.25　第一跖骨过度活动试验方法

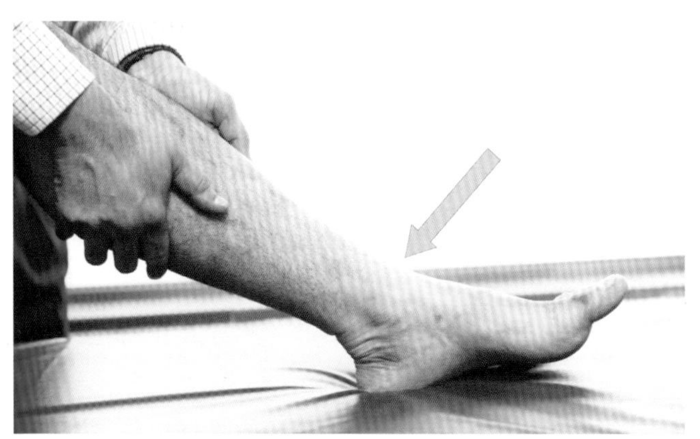

图 1.26　挤压试验

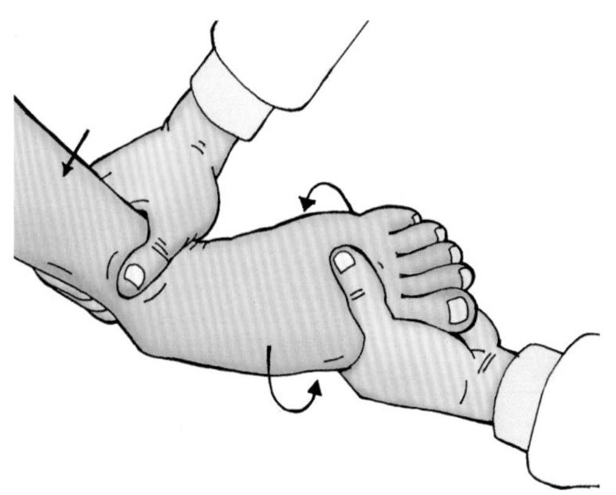

图 1.27　外旋试验

Tinel 征：图 1.28 展示了通过叩击胫后神经来引出 Tinel 征。这种叩击可以在神经走行区引出刺痛感。

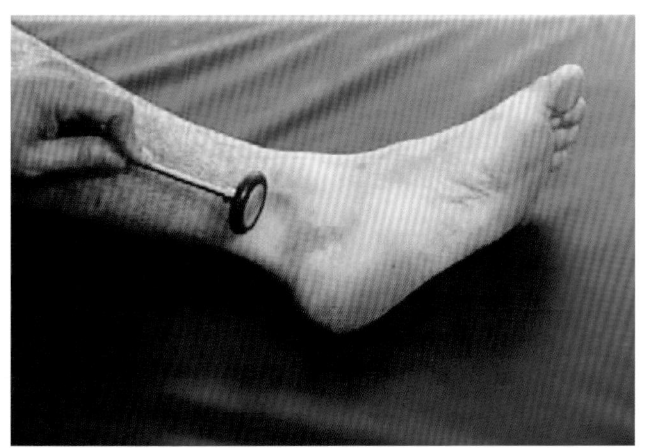

图 1.28　Tinel 征

伸展试验：本试验用来诊断是否存在踝管综合征。检查时患踝极度背屈，所有足趾极度背屈同时外翻。如果出现疼痛以及感觉异常则建议诊断踝管综合征（图 1.29）。

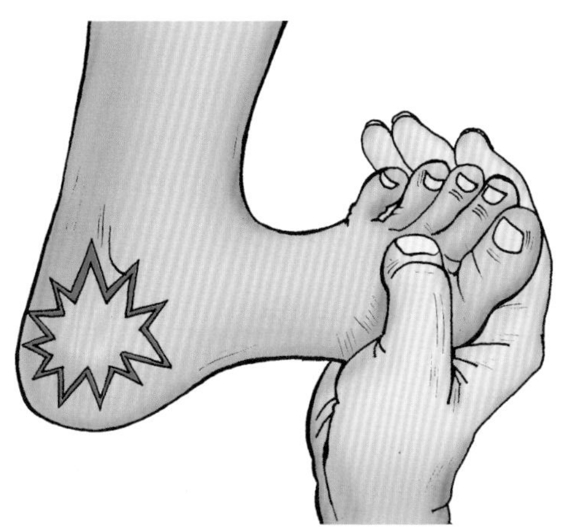

图 1.29　伸展试验

跟骨挤压试验：本试验通过检查者双手掌在跟骨体两侧加压来实现的。当患者罹患跟骨压缩骨折时会出现痛感（图 1.30）。

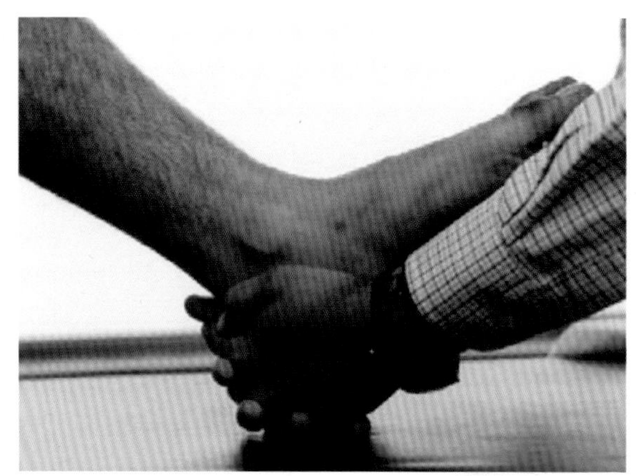

图 1.30　跟骨挤压试验

不稳试验：本组试验如图 1.31 至图 1.33 所示。

· 跖趾关节不稳试验：进行本试验时检查者双手握持关节两端，固定关节近端，关节远端相对于近端进行摇晃（图 1.31）

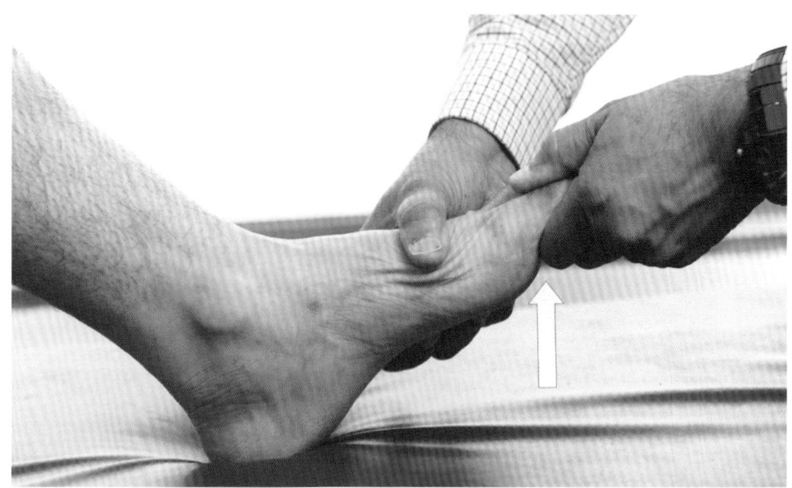

图 1.31　跖趾关节不稳试验

· 趾间关节的不稳试验：进行本试验时，检查者一只手握紧关节近侧端，另一只手握持关节远侧端，将远侧端相对于近侧端进行摇晃（图 1.32）

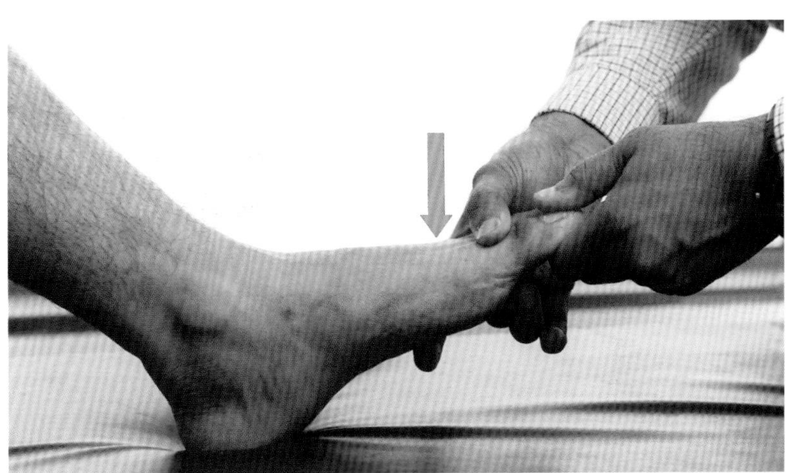

图 1.32　趾间关节的关节不稳试验

· 中足部的不稳试验：本试验进行时，检查者应使患者足部保持内收状态，检查者握持前足并使其相对于后足进行内收（图 1.33）

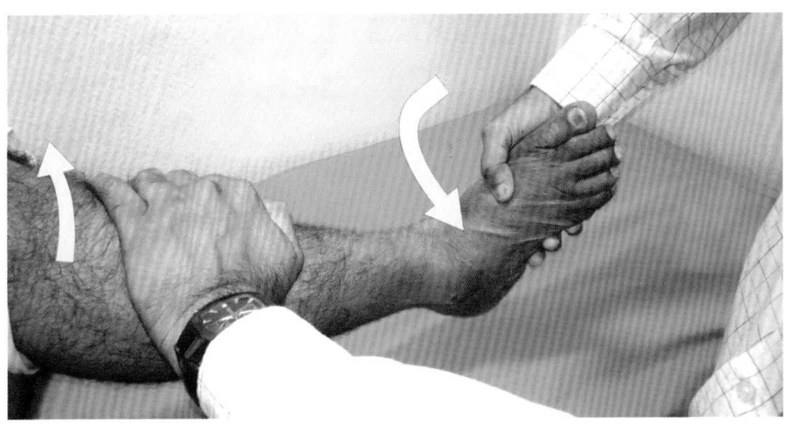

图 1.33　中足部不稳试验

应力试验：本试验包含足部前拉（前抽屉）试验（图 1.34）和距骨倾斜试验（图 1.35）。

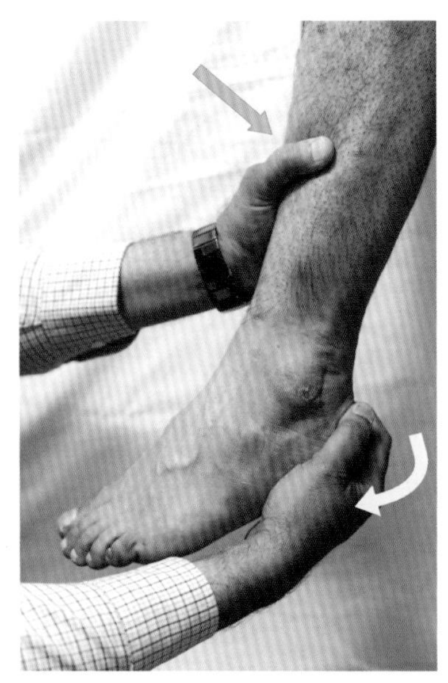

图 1.34　前拉（前抽屉）试验

· 足部前拉试验：本试验是用来诊断是否存在踝关节不稳。进行本试验时，患者足部保持跖屈，检查者一只手固定胫骨，另一只手将足部向前拉伸，若出现关节部位多度的活动即有诊断意义

· 距骨倾斜试验：进行本试验时，检查者一只手固定胫骨，另一只手使距骨倾斜。关节出现任何相对于健侧肢体的过度的活动度及视为阳性（图 1.35）

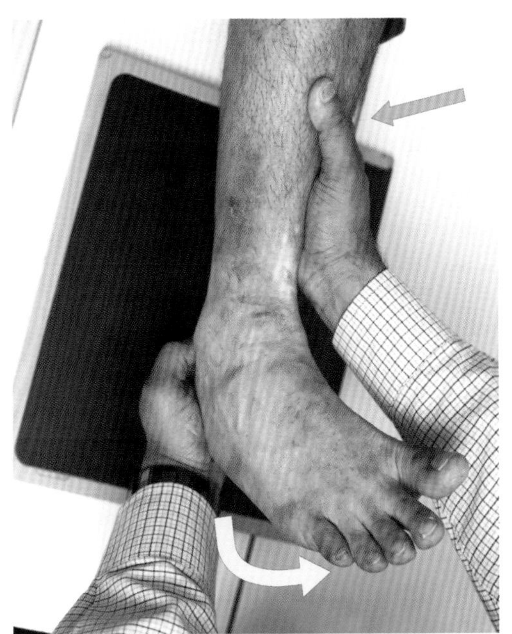

图 1.35　距骨倾斜试验

第 2 章

足与踝的放射影像学

足与踝的放射影像学检查并不能替代临床体格检查。

放射影像学摄片解读

在解读放射影像学摄片时，应着重观察并分析以下一些要点:

· 骨骼的位置和序列

· 骨骼的间隙和重叠部分

· 骨骼的连续性

· 关节表面的轮廓

· 骨骼的质量

· 角度、径线以及一些特殊影像学表现

总而言之，影像学摄片分为四种，如框表 2.1 所示。

框表 2.1　影像学摄片的种类

- 常规影像学摄片
- 特殊影像学摄片
- 负重位影像学摄片
- 应力位影像学摄片

常规影像学摄片

这类型包含一系列足与踝部的 X 线

踝关节的一系列 X 线

· 前后位 X 线（anteroposterior，AP）（图 2.1A）

· 侧位 X 线（lateral，LAT）（图 2.1B）

· 斜位 X 线（射线穿过下胫腓联合）：拍摄斜位 X 线时，下肢需内旋 15 度；在这种体位下，下胫腓联合可以清晰地呈现在 X 线上。在这种体位下，因为避免了腓骨与胫骨远端的重叠，所以可以用来观察评估胫骨和腓骨的位置和径线（图 2.2）

足部的一系列 X 线

· 足背 – 足掌位 X 线（AP）（图 2.3A，图 2.3B）

· 侧位 X 线（LAT）（图 2.3C）

· 斜位 X 线（内侧斜位和外侧斜位）：这一体位可以用来展现足外侧缘诸骨，骰骨，第四及第五跖骨（图 2.4A，图 2.4B）

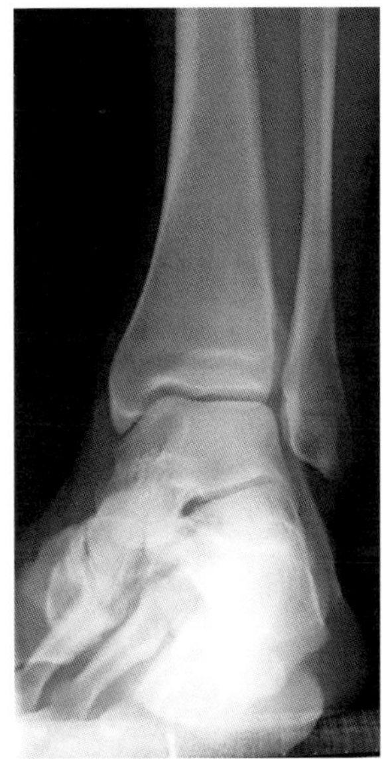

图 2.2　踝关节斜位 X 线

特殊影像学摄片

足部内侧斜位和外侧斜位 X 线：这种体位下摄片可以展示足部内侧诸

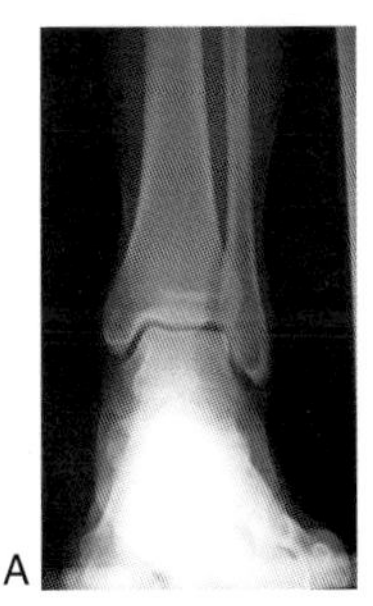

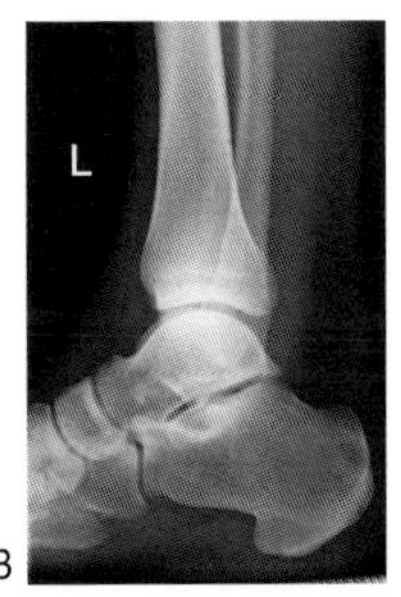

图 2.1（A 和 B）　踝关节（A）前后位（AP）和（B）侧位（LAT）X 线

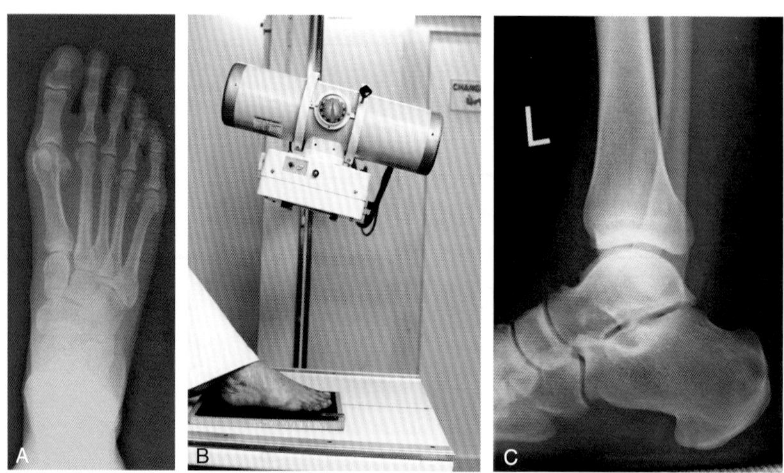

图 2.3（A–C） （A）足部的足背 – 足掌位 X 线，（B）足部 AP 位 X 线的拍摄方法，（C）足部侧位 X 线

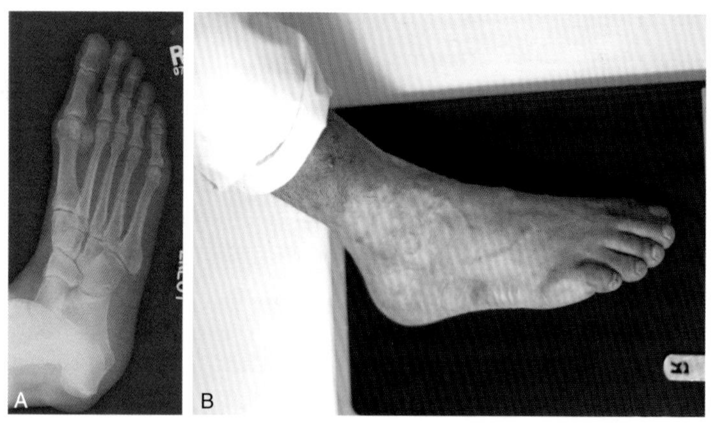

图 2.4（A 和 B） （A）足部外侧斜位 X 线，（B）足部外侧斜位或者内侧斜位 X 线的拍摄方法

骨，足舟状骨、内侧楔骨、第一跖骨以及其之间的关节（图 2.5，图 2.6）。

跟骨的 Harris 轴位 X 线：这种体位下摄片可以展示跟骨以及距下关节（图 2.7，图 2.8）。

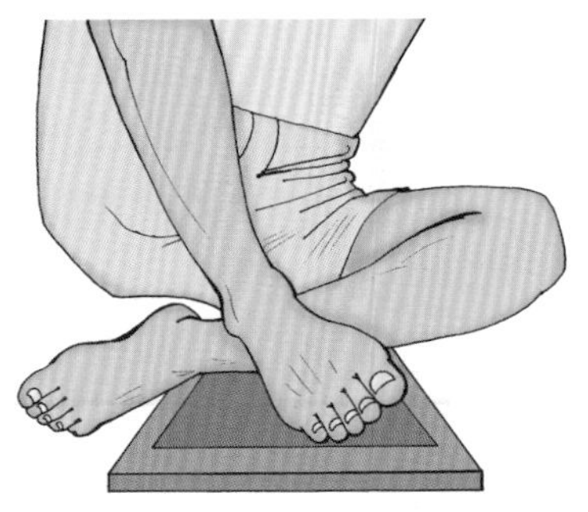

图 2.5　拍摄足部外侧斜位或内侧斜位 X 线时的体位

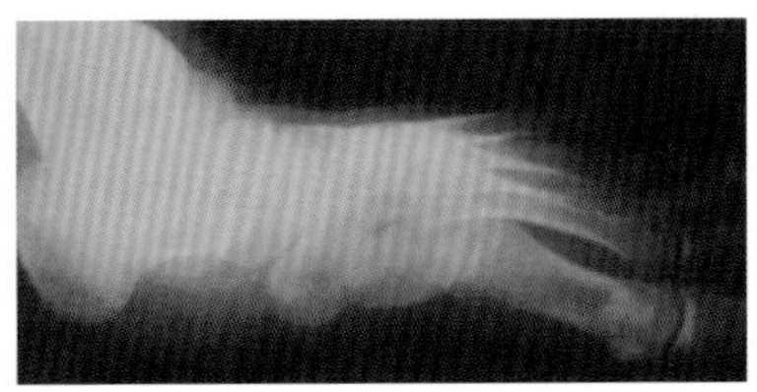

图 2.6　足骨外侧斜位或内侧斜位 X 线

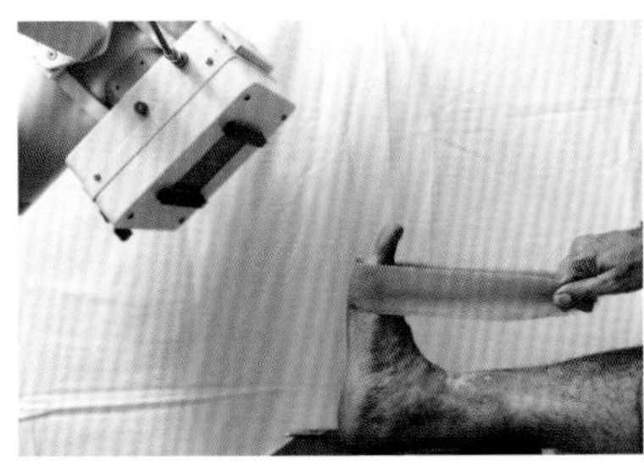

图 2.7　拍摄跟骨的 Harris 轴位 X 线的方法

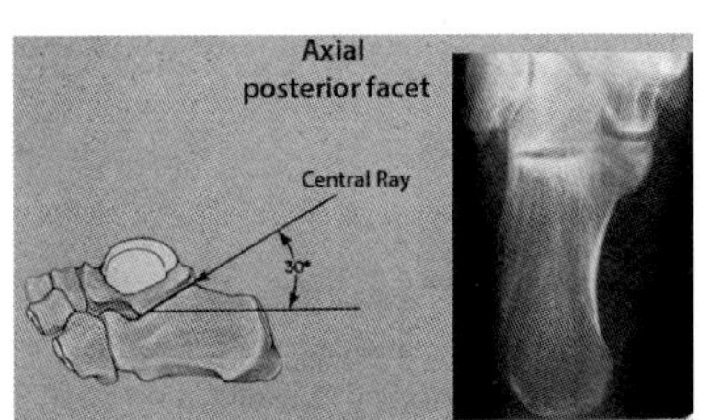

图 2.8　跟骨的 Harris 轴位 X 线

籽骨的 X 线：这种 X 线是诊断籽骨疾患所必需的（图 2.9，图 2.10）。

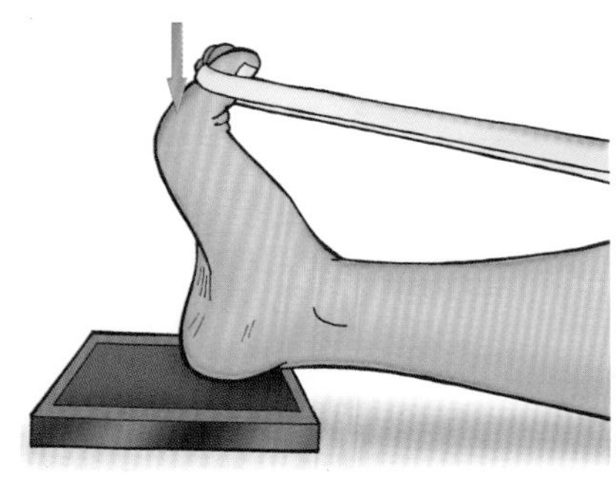

图 2.9　拍摄籽骨 X 线的方法

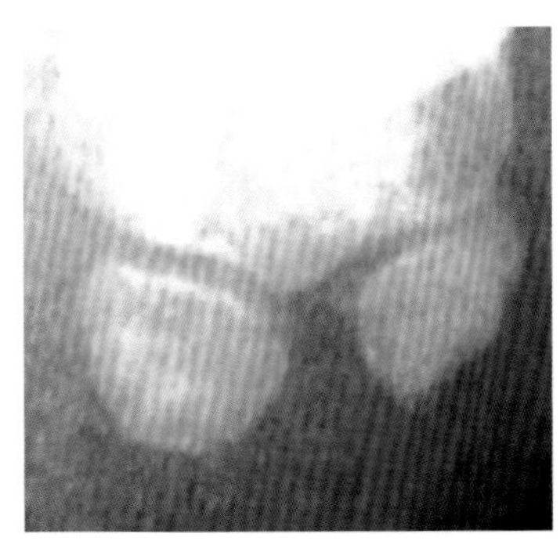

图 2.10　籽骨的 X 线表现

Broden 位 X 线：拍摄这种 X 线时，足踝需保持内旋 45 度位，X 线光束聚焦于外踝尖，并且 X 线光束分别在与显像板呈 10 度、20 度、30 度和 40 度情况下进行拍摄。这种摄片可以很好地展示距下关节后部，有助于在术中检测跟骨骨折的复位情况以及评价距下关节融合术后的融合效果（图 2.11，图 2.12）。

Kelly X 线：拍摄这种 X 线时，需要足部跖屈并且保持 15 度

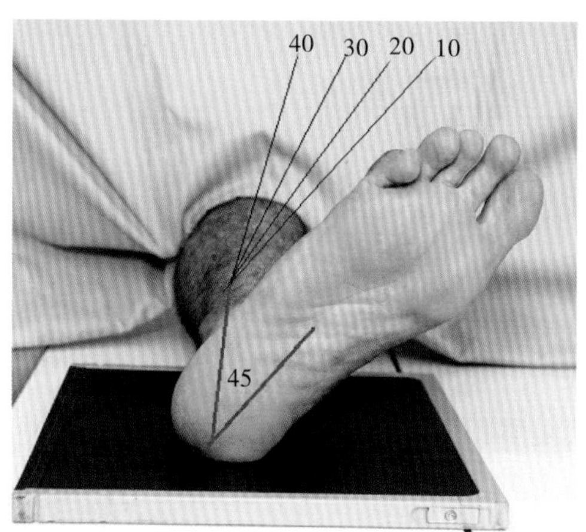

图 2.11　拍摄 Broden 位 X 线时足与踝部的体位

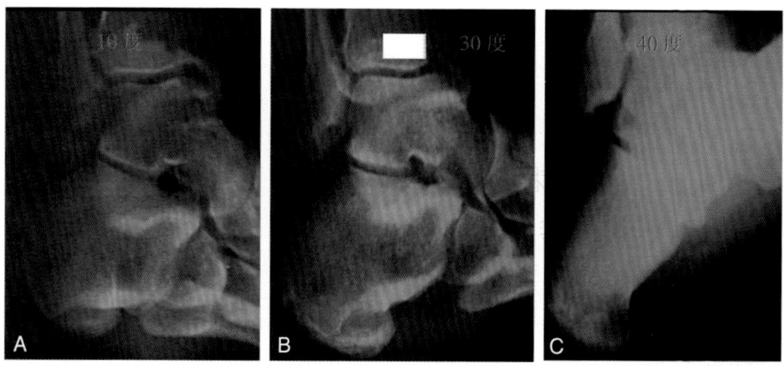

图 2.12　X 线光束在与显像板呈 10 度、30 度和 40 度时的 Broden 位 X 线表现

旋前；这种摄片可以勾勒出距骨以及其远端纵向排列的足内侧柱诸骨的轮廓。这种摄片可以用来评估距骨颈骨折时，骨折碎片的数量以及骨折块移位的情况（图 2.13，图 2.14）。

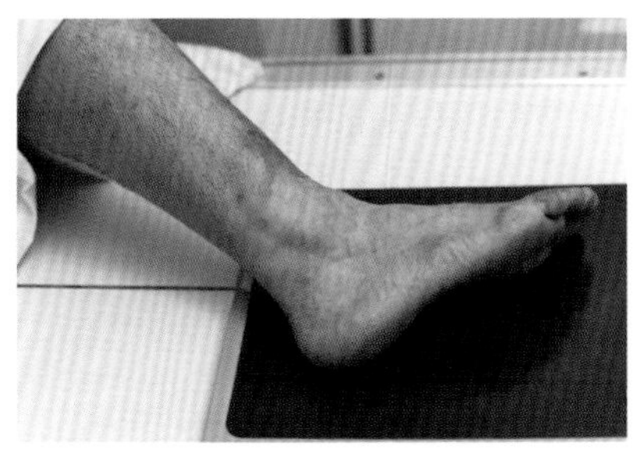
图 2.13　拍摄 Kelly X 线的方法

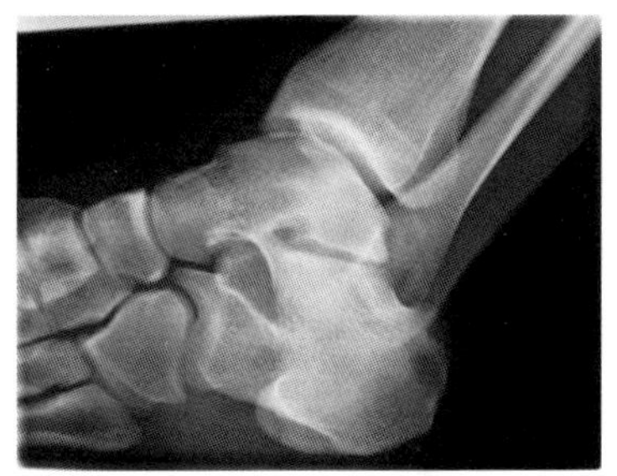
图 2.14　Kelly X 线表现

对比相 X 线：由于足与踝部诸骨间特殊的关节类型以及存在大量的重叠，进行对比相 X 线摄片是很有必要的。对比相 X 线可以展示一系列重要信息，如骨的长度，诸骨的间隙，骨间关节的类型。对比相 X 线广泛用于术前计划，在术中用于评估踝部、中足的损伤以及 Lisfranc 损伤。

中足部 X 线投照片：这种摄片是迫使 X 线光束垂直于中足部诸骨，而不是垂直于底面；这种摄片可以精确投照出中足诸骨。这种拍摄方法可以通过特殊的足部支撑板或倾斜的 X 线球管来实现（图 2.15）。

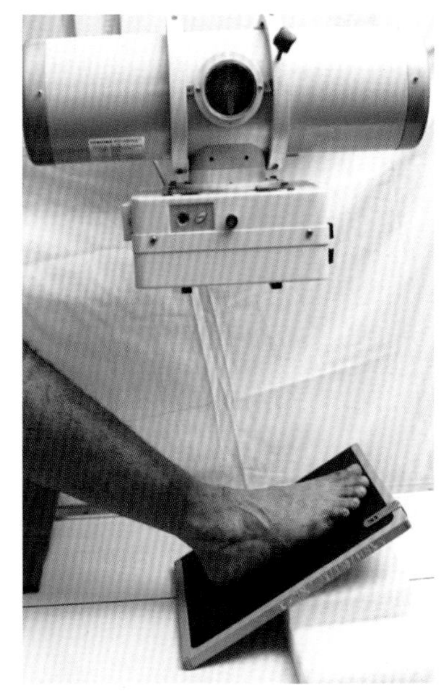
图 2.15　中足部 X 线投照片的拍摄方法

负重位影像学摄片

拍摄足与踝部的负重位影像学摄片可以模拟足与踝部的多种功能情况，并且可以为观察生理负荷下软组织、骨骼、关节及其之间的关系情况提供帮助。一些值得关注的要点如下：

绝大多数足与踝部疾患是可以在负重或行走过程中被发现，有些阳性体征可以在负重或行走过程中被引出。负重位影像学摄片可以验证医生关于足与踝部骨骼、关节问题的研究和分析结果。任何负重情况下的影像学变化都可以提供关于骨骼、韧带完整性的信息。

踝部的前后位（AP），侧位（LAT）和斜位负重位片：这一系列 X 线可以提示负重时的踝部畸形；这些 X 线在界定扁平足的分级以及三角韧带的完整性时起很大作用。

足部的前后位（AP），侧位（LAT）和斜位负重位片：这一系列 X 线在显示中足部的细微损伤，扁平足的分级以及足部神经源性畸形时十分重要。这类摄片还可以用于治疗踇外翻畸形时测量各种角度（图 2.16，图 2.17）。

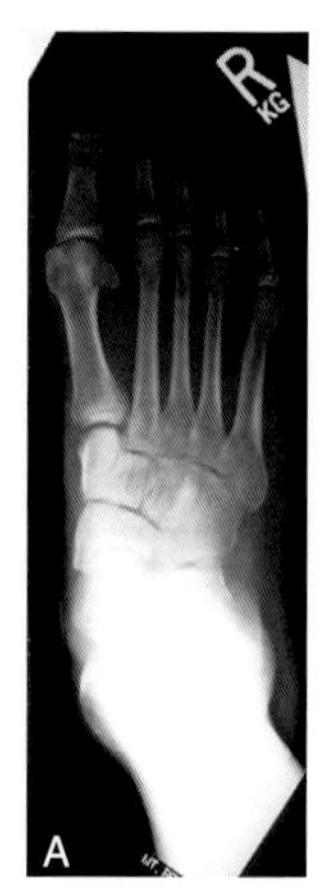

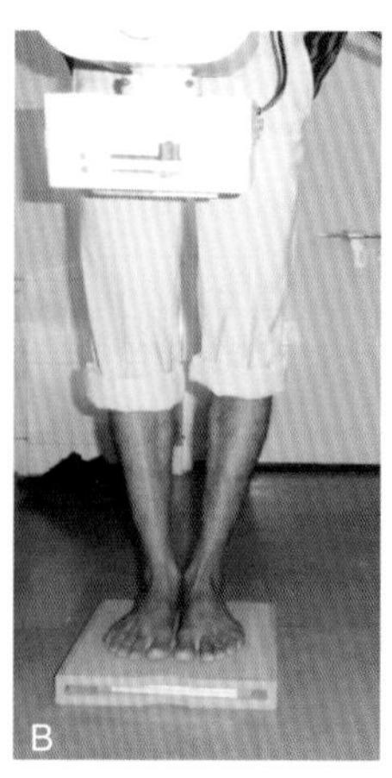

图 2.16（A 和 B）　（A）足部前后位负重位 X 线图像，（B）拍摄足部负重位 X 线的方法

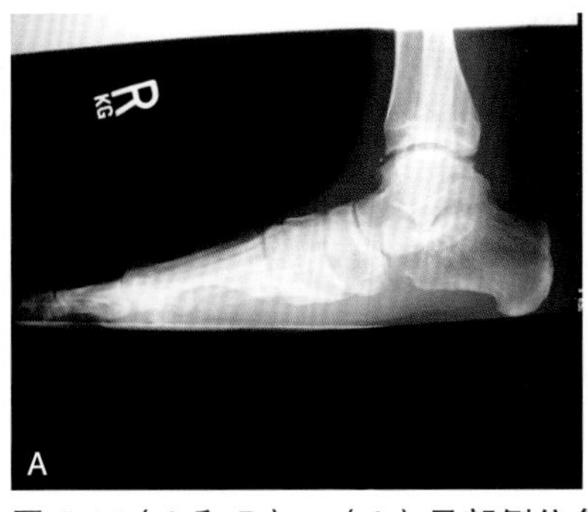

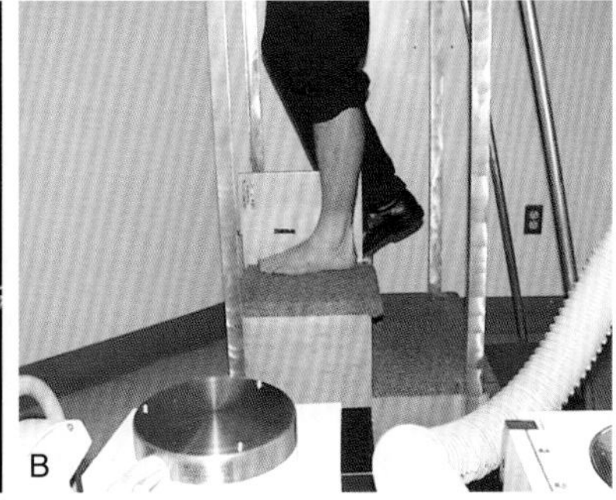

图 2.17（A 和 B）　（A）足部侧位负重位 X 线图像，（B）拍摄足部侧位负重位 X 线的方法

Saltzman 片：这种摄片是在负重情况下，沿后足部和腿部后前位切线方向拍摄的。用来显示负重情况下后足部与腿部的关系（图 2.18）。

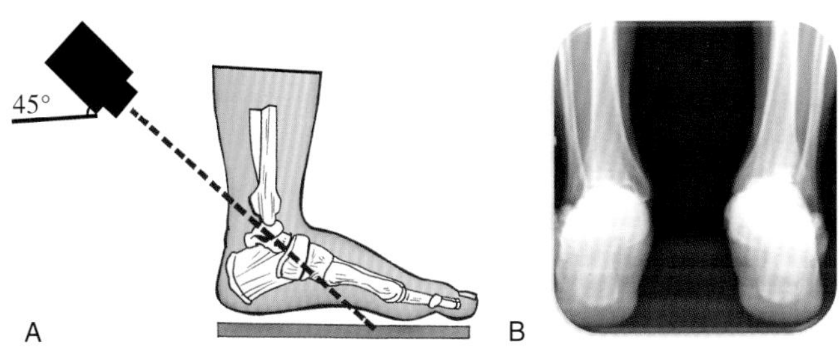

图 2.18　拍摄 Saltzman 片的方法

对比非负重位 X 线和负重位 X 线是必需的。

解读负重位 X 线时应着重关注以下几点：

· 骨骼位置和径线的改变

· 骨骼间隙的增大

· 骨骼的成角

· 关节间隙

· 角度、径线和放射影像学标志

如何拍摄负重位 X 线?

拍摄踝部负重位 X 线时需要诸如垫板和阶梯等特殊器械（图 2.19）。在阶梯最上面一级应有一个 1 lin（lin=25.4mm）深的沟槽，这是用来放置 X 线盒（显像板）的。这种垫板和阶梯应该足够宽（2~2.5in），以使患者可以很舒适地站在上面。每一级台阶的高度不应超过 6in。在阶梯的两侧应配置扶手以便于患者站立。

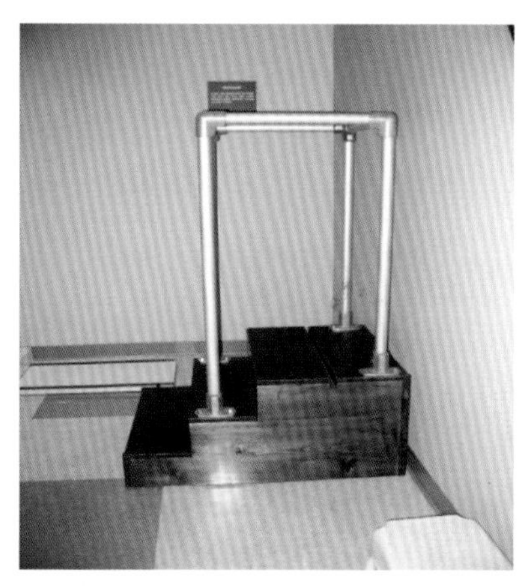

图 2.19　拍摄踝部前后位、侧位、斜位负重位 X 线所需的垫板和阶梯

患者在片盒（显像板）前的垫板上站立时应变换不同的姿势，X 线光束应从前方投射。

上述的垫板阶梯同样可以用于足部的负重位 X 线拍摄；拍摄足部负重位 X 线时，患者站立于阶梯最上面一级，片盒（显像板）插在预制的沟槽内。

拍摄足部负重位 X 线时需要采用一种特制的木制垫板，这种垫板存在一个可以用来容纳片盒（显像板）的空腔（图 2.20）。

患者站立于中空垫板上，X 线光束居于足部不同位置进行投射。

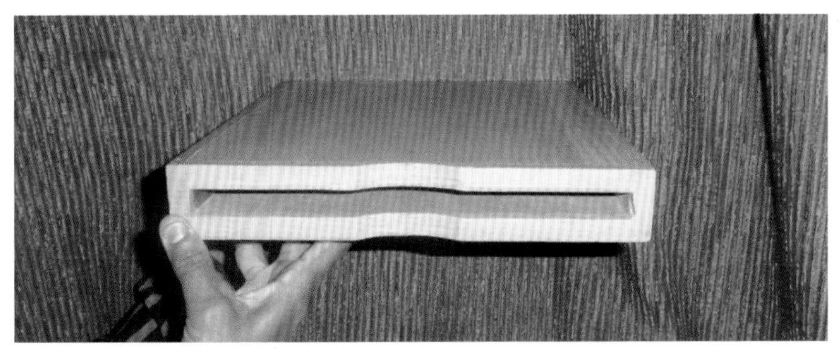

图 2.20　拍摄足部前后位、斜位负重位所需的可容纳显像板的中空垫板

应力位影像学摄片

普通的 X 线摄片存在以下局限：

· 来自观察者的偏倚

· 曝光情况变异

· 拍摄距离的变异

应力位影像学摄片是分析关节囊－韧带结构完整性的金标准。应力位 X 线摄片同样可以用于诊断和评价肿瘤性疾病和踝部、中足部的紊乱。

在患者存在疼痛的情况下，拍摄应力位 X 线之前，医生应在患者疼痛部位注射局部麻醉药物。

在手术中用 C 型臂拍摄足部应力位 X 线时，可以将患足放置于一个坚实的平板上，并且从足部的上面和下面施加垂直的应力。

重力应力位 X 线：拍摄这类 X 线时，将患足伸出检查床边缘，并且将足与踝固定在外旋位，足踝疑似病变的一侧向上放置。这类摄片可以显示内侧关节间隙的增宽，并且有助于诊断下胫腓联合的损伤（图 2.21）。

距骨倾斜应力 X 线：拍摄这类 X 线有助于观察距骨的向内翻转，以及评估踝关节外侧关节间隙的开放情况。这种摄片可以用来分析踝关节外侧韧带的不连情况。拍摄距骨倾斜应力 X 线时需要握持住距骨和胫骨。对比施加倾斜应力前后的 X 线变化也是十分必要的（图 2.22）。

前抽屉应力位 X 线：拍摄这类 X 线时需要固定足部并使其

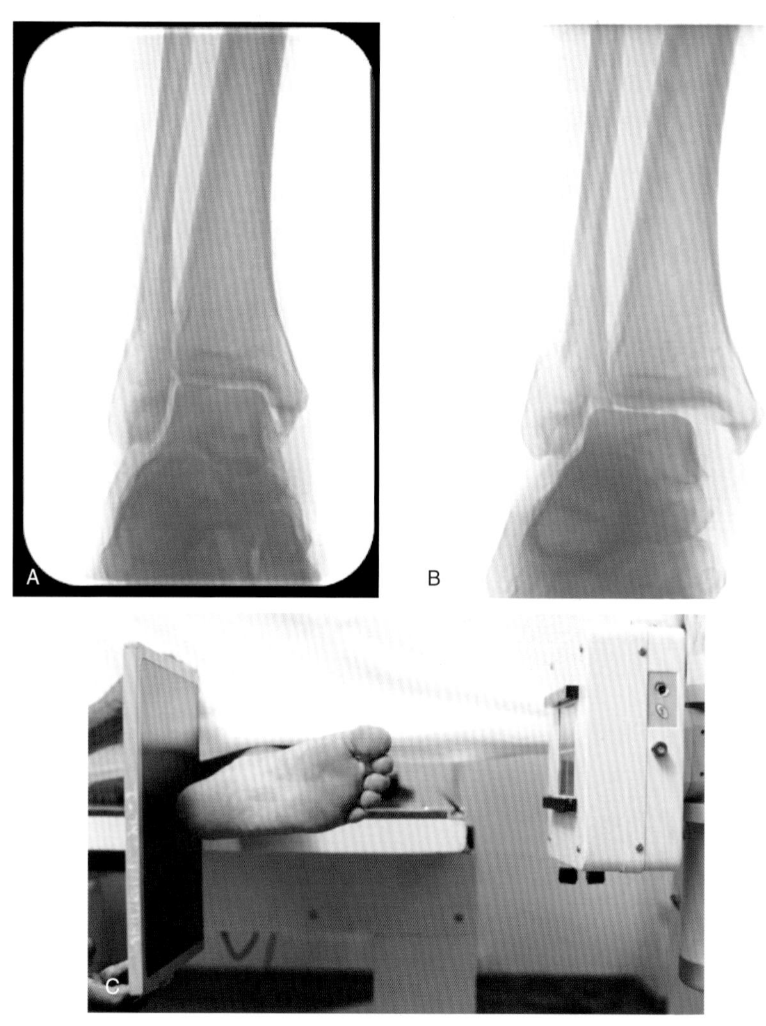

图 2.21（A–C） （A 和 B）踝关节重力应力位 X 线显示踝关节的开放情况，以及（C）拍摄重力应力位 X 线时患足的位置

相对于腿部进行向前或向后移动。这类摄片可以用来分析踝关节的不稳情况。拍摄这类 X 线时，患者小腿需要悬于检查床外，踝关节在重力作用下自然跖屈，检查者使固定胫骨并前拉和后退足部（图 2.23）。

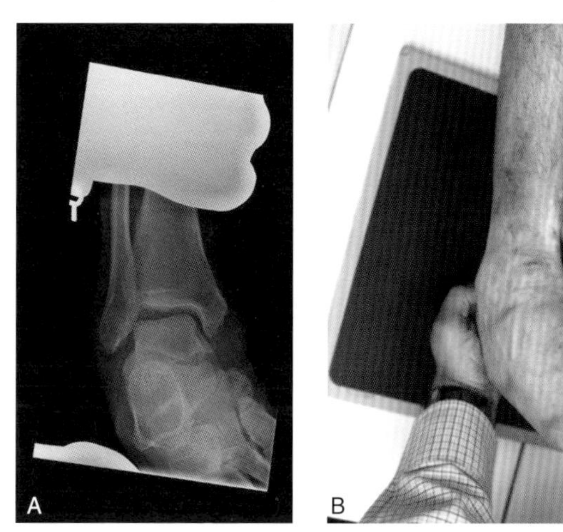

图 2.22（A 和 B）　（A）距骨倾斜应力 X 线显示的踝关节外侧关节间隙的开放情况，（B）拍摄距骨倾斜应力 X 线的方法

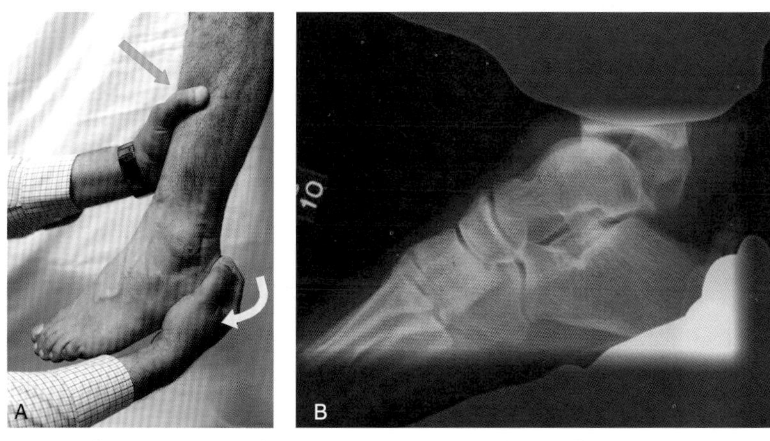

图 2.23（A 和 B）　前抽屉应力位 X 线所显示的踝关节不稳以及拍摄前抽屉应力位 X 线的方法

外旋应力位 X 线：拍摄这种 X 线时，检查者固定患者小腿，保持足部相对小腿外旋状态（图 2.24）。当下胫腓联合存在损伤时，这种体位会引出下胫腓联合部位的疼痛。

外展或内收应力位 X 线：拍摄这类 X 线时，检查者操纵患者前足使其相对于后足产生外展或内收。本检查可以用于评估 Lisfranc 损伤（图 2.25）。

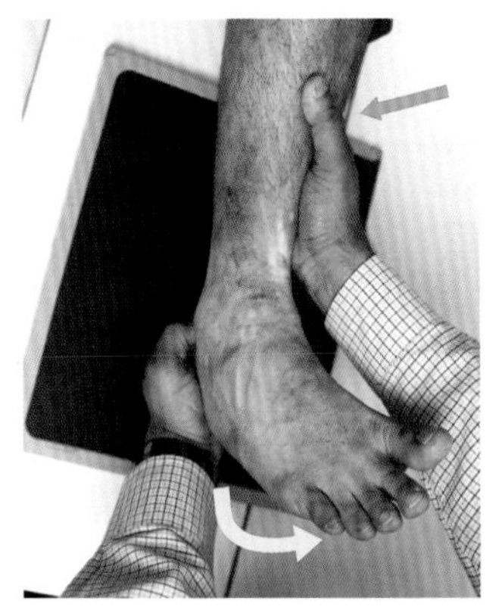

图 2.24　拍摄外旋应力位 X 线的方法

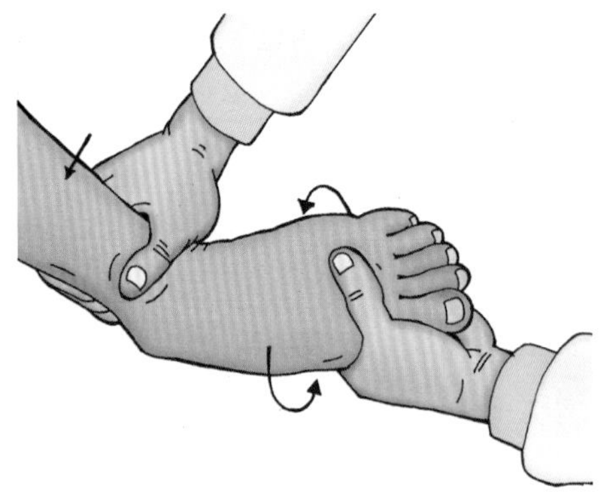

图 2.25　拍摄中足应力位 X 线的方法

踝部放射影像学参数

在阅读踝部放射影像学摄片是需着重观察以下 9 个标志（表 2.1）。

胫腓骨重叠情况

胫腓骨重叠是指在踝关节前后位 X 线上，踝关节上方 1cm 处，胫骨远端外侧边界与腓骨远端内侧边界之间的距离。正常距离是 10mm。这是下胫腓联合分离是否复位的指标（图 2.26）。

胫腓骨联合间隙

胫腓骨联合间隙指的是在踝关节上方 1cm 处，腓骨远端内

表 2.1　踝部放射影像学标志

序号	摄片类型	放射影像学标志
1	前后位 X 线	胫腓骨重叠情况
2	前后位 X 线	胫腓骨联合间隙
3	前后位 X 线	距骨倾斜角
4	前后位 X 线	距骨外侧偏移
5	前后位 X 线	Shenton 线
6	前后位 X 线	Dime 征 / 弧状线
7	踝穴位 X 线	内侧关节间隙
8	踝穴位 X 线	踝角
9	踝穴位 X 线	踝关节失稳征

侧边界与胫骨远端切迹边界之间的距离。正常间隙应≤ 5mm。增宽的胫腓骨联合间隙提示腓骨复位不良（图 2.27）。

距骨倾斜角

距骨倾斜角指的是距骨上关节面的平行线与胫骨远端关节面的平行线之间的夹角。该角度的正常值应< 2 度。该角度数值应

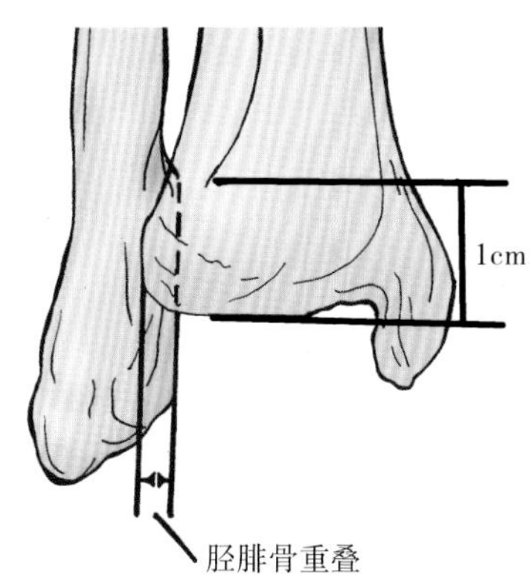

图 2.26　如何测量胫腓骨重叠示意图

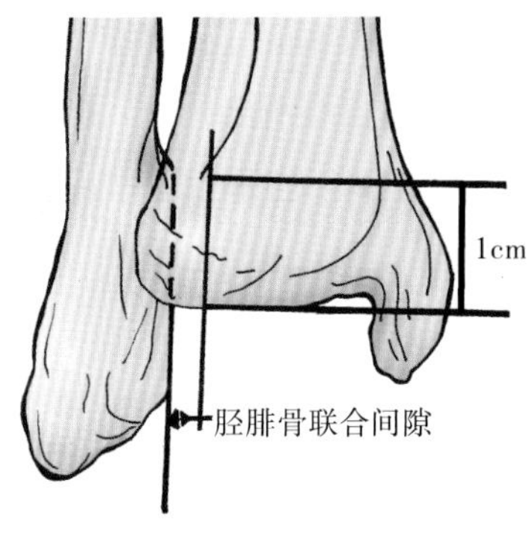

图 2.27　如何测量胫腓骨联合间隙示意图

做患者双侧的对比。距骨倾斜角>2 度时可以指示踝关节内侧或外侧稳定结构的损伤（图 2.28）。

距骨外侧偏移

这是一个不易观察的征象，距骨外侧偏移指的是在对比相 X 线上，距骨外侧边界与腓骨远端内侧边界不匹配。这标志着距骨位置不良或偏移（图 2.29）。

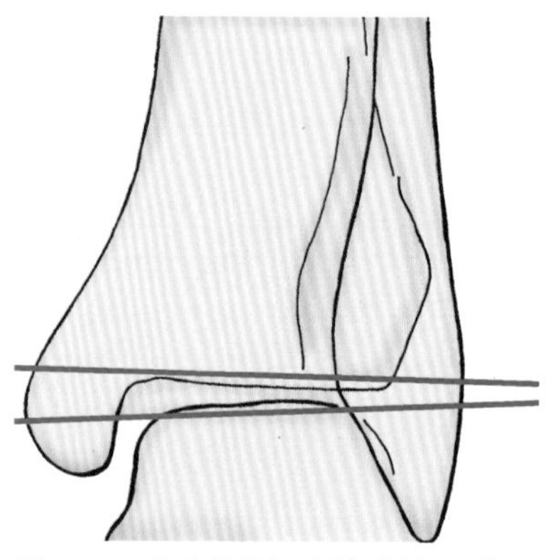

图 2.28　如何测量距骨倾斜角示意图

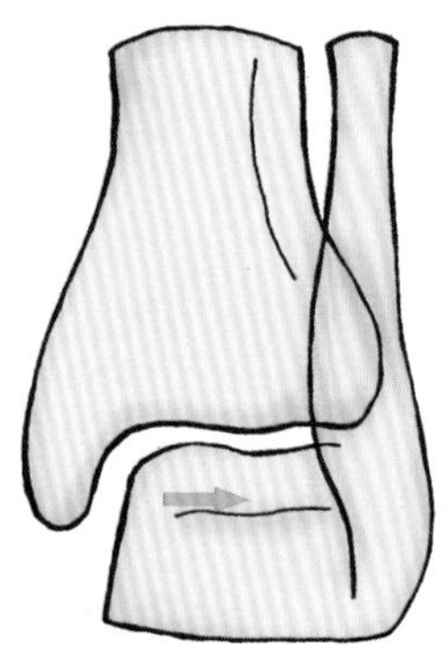

图 2.29　如何观察距骨外侧偏移示意图

Shenton 线

踝关节 Shenton 线指的是关节表面的一条线，起自内踝关节面，经由胫骨远端关节面，止于外踝关节面。这条线在 X 线显示为密质骨。临床上通常应对比患者双侧踝关节的 Shenton 线（图 2.30）。

Dime 征 / 圆环征或弓状线

当我们画一条线连接外踝内下关节面和距骨外下关节面时，这条线便会呈现一个大约 10 美分硬币大小的圆环。这一征象就是所谓的踝关节 Dime 征或弓状线。当弓状线中断时，提示存在腓骨短缩或骨折后畸形愈合（图 2.31）。

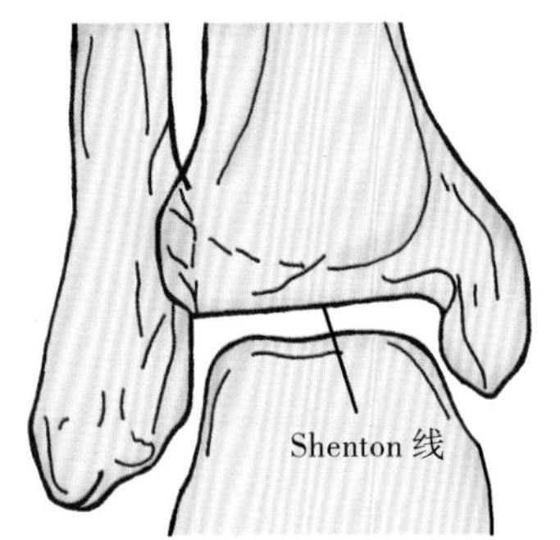

图 2.30　踝关节 Shenton 线示意图

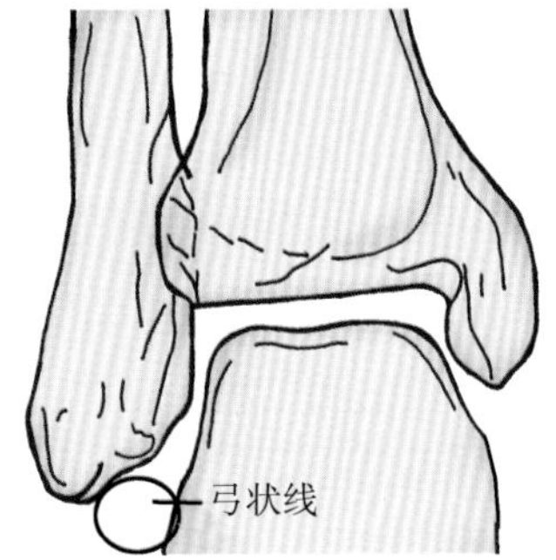

图 2.31　踝关节 Dime 征或弓状线示意图

内侧关节间隙

内侧关节间隙指的是内踝外侧界限和距骨内侧界限之间的间隙，该间隙可在踝穴位 X 线上显示。内侧关节间隙正常值应小于等于 4mm。当大于正常值时，提示距骨外移（图 2.32）。

踝　角

踝角指的是胫骨远端关节面与内外踝尖连线的夹角。踝角正常值应是 83 ± 4 度。测量踝角时应做双侧对比（图 2.33）。

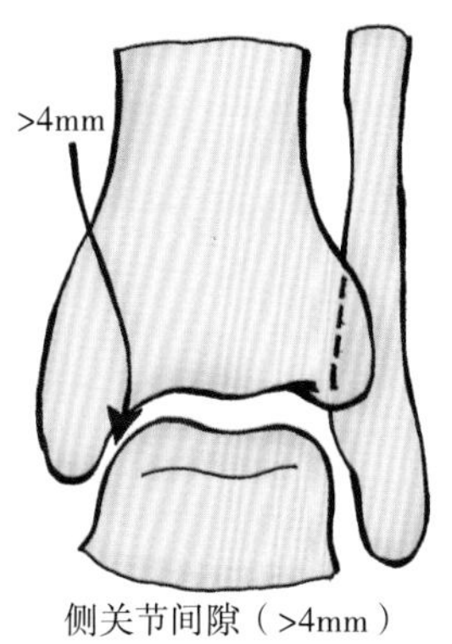

图 2.32　侧关节间隙及正常值示意图

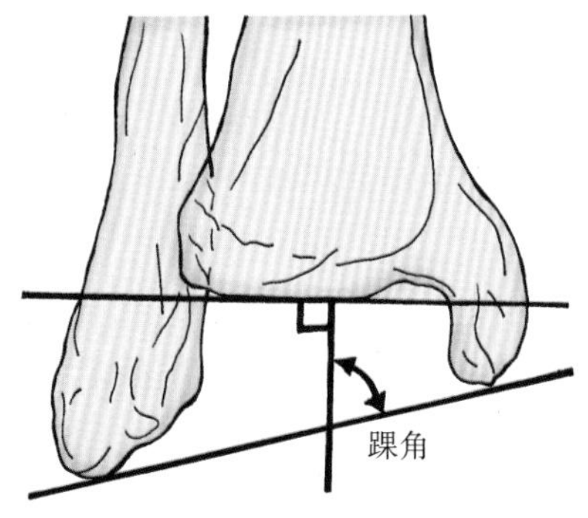

图 2.33　踝穴位 X 线下测量踝角的示意图

踝关节失稳征

比较内侧关节间隙和踝关节间隙，后者指的是距骨上表面和胫骨下表面之间的间隙。当内侧关节间隙大于踝关节间隙时，提示踝关节存在不稳（图 2.34）。

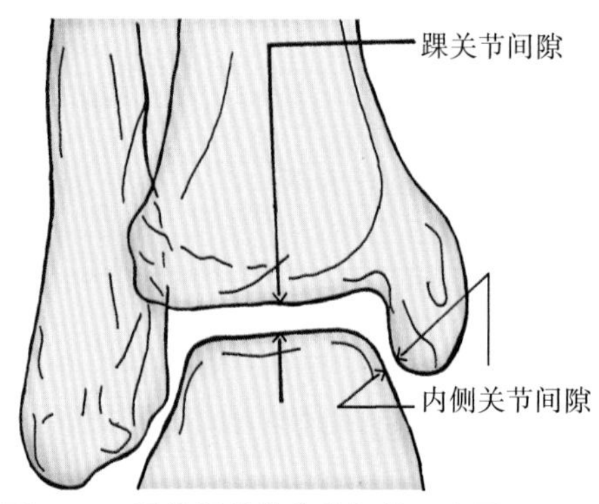

图 2.34　评价踝关节失稳征的示意图

跟骨放射影像学参数

在评价跟骨形态学时，有两个经常测量的角度：Bohler 角和 Gissane 角。

Bohler 角

这一角度是跟骨前部和后部切线形成的夹角。该角正常值介于 20~40 度。当出现跟骨骨折时，无论是否累计关节面，该角度均会出现异常（图 2.35）。

Gissane 角

这一角度是跟骨上表面向上和向下的斜坡形成的夹角。当该角度大于 130 度时，提示存在距下关节后侧关节面的压缩性骨折。这一参数是平角跟骨骨折复位效果的指标（图 2.36）。

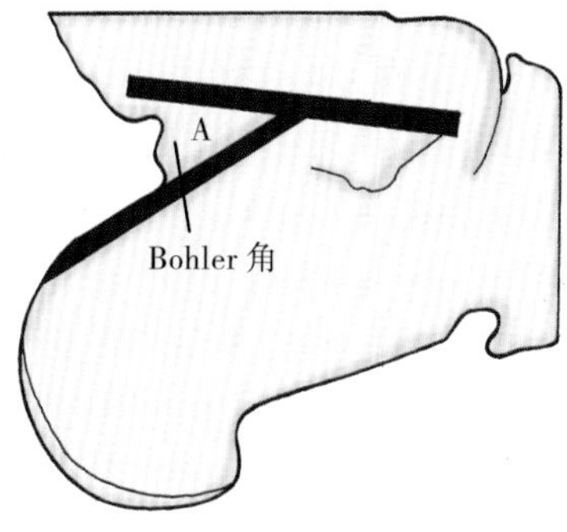

图 2.35　Bohler 角测量方法示意图

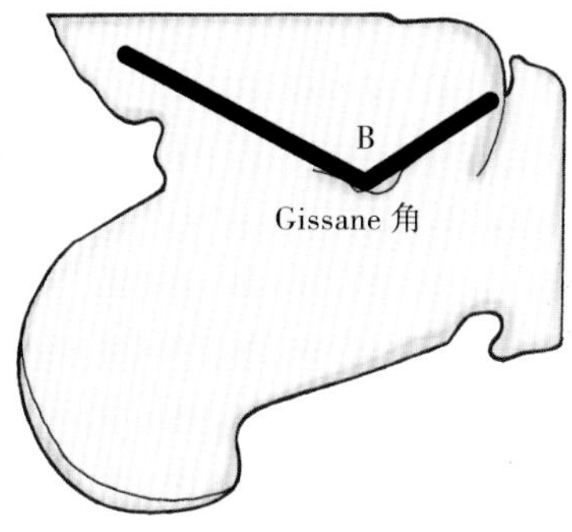

图 2.36　Gissane 角测量方法示意图

Lisfranc 损伤的放射影像学参数

诊断 Lisfranc 损伤的 6 个放射影像学参数如图 2.37 至图 2.42 所示。

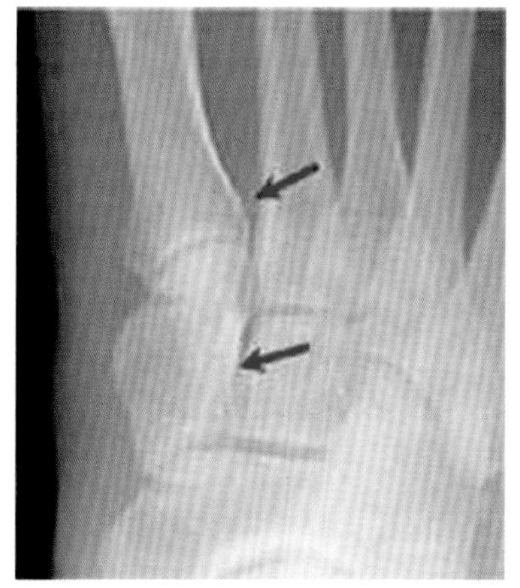

图 2.37　第一跖骨外侧边界应与内侧楔骨外侧边界在一条线上。这条线的任何连续性改变提示存在 Lisfranc 损伤

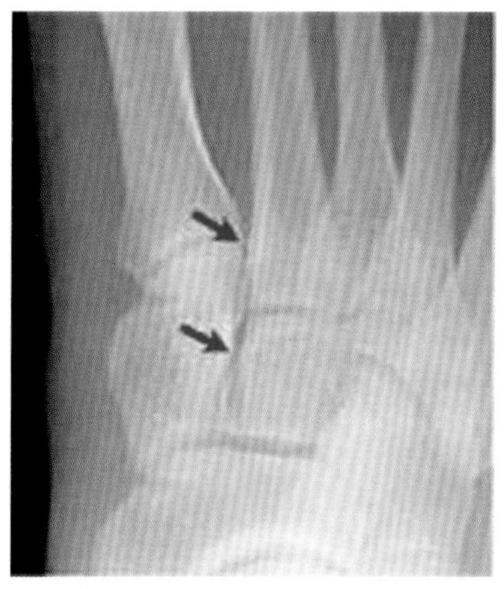

图 2.38　第二跖骨的内侧边界和中间楔骨的内侧边界应在一条线上。这条线的任何连续性改变提示存在 Lisfranc 损伤

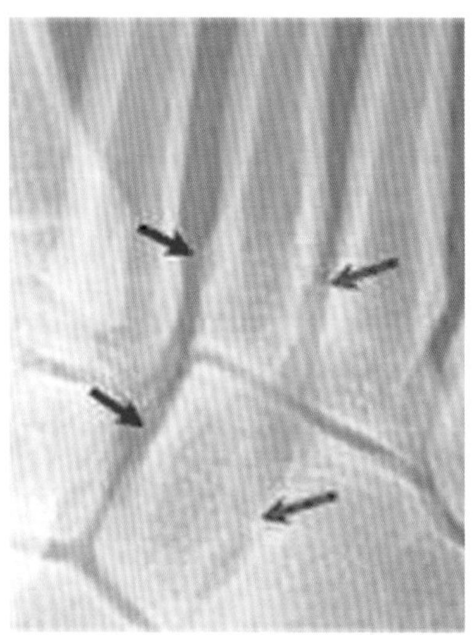

图 2.39　第三跖骨的内侧和外边界应与外侧楔骨的内侧和外侧边界分别在一条线上。这两条线出现任何连续性改变提示存在 Lisfranc 损伤

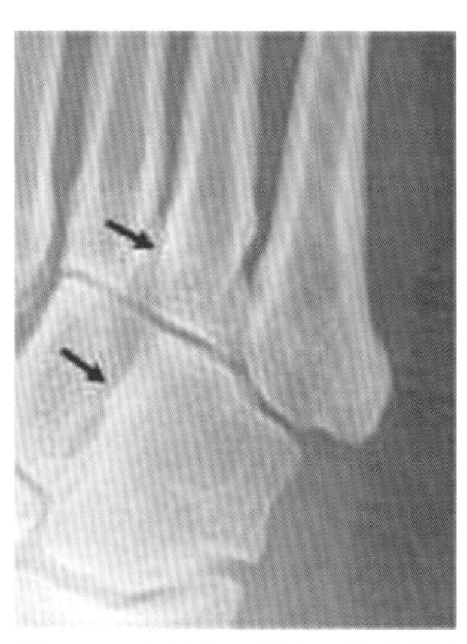

图 2.40　在斜位 X 线上，第四跖骨的内侧边界应与骰骨的内侧边界在一条线上。这条线的任何连续性改变提示存在 Lisfranc 损伤

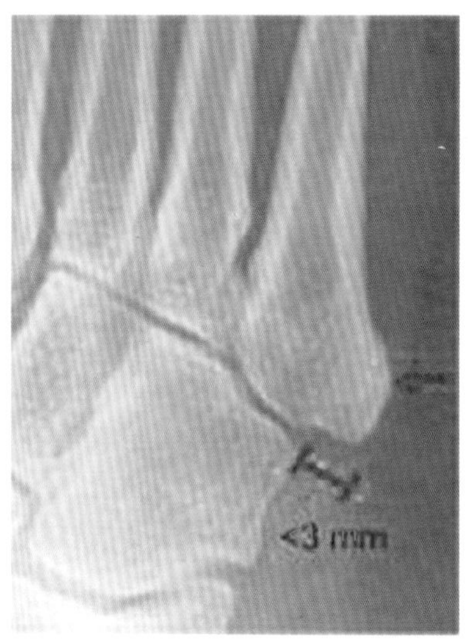

图 2.41　在斜位 X 线上，第五跖骨基底部外侧缘仅超出骰骨外侧边界 3~5mm。若这一距离出现任何的偏离即提示存在 Lisfranc 损伤

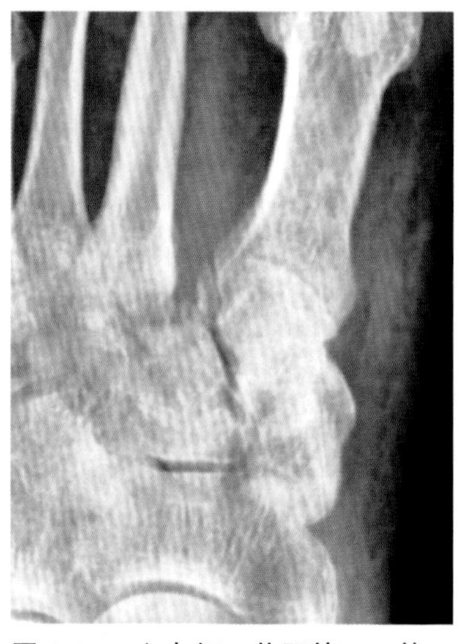

图 2.42　斑点征：若距第一、第二跖骨基底间隙出现任何骨性斑点影，提示存在 Lisfranc 损伤

获得性扁平足的放射影像学参数

距骨－第一跖骨线又称为 Meary 线。正常人的这条线呈一条直线。在获得性扁平足患者的负重位 X 线上，这条线出现扭曲。这一征象提示诊断扁平足（图 2.43）。

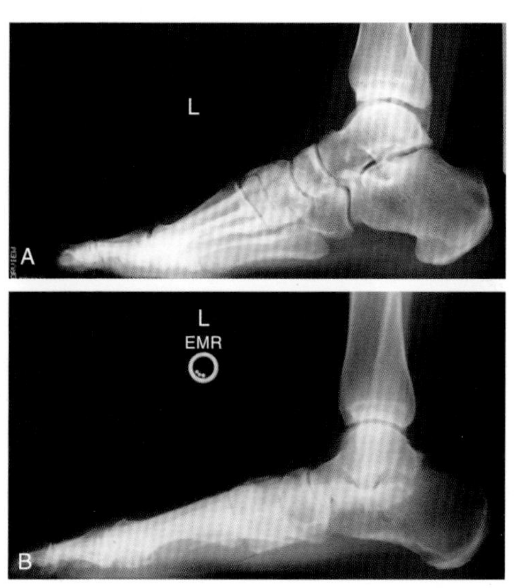

图 2.43（A 和 B）　在扁平足患者非负重位 X 线和负重位 X 线的对比图，Meary 线在非负重位提示正常（A），在负重位提示异常（B）

距骨－舟骨角有助于诊断前足外展和扁平足的严重程度。该角正常值应小于 7°，该角度增大时提示存在前足的外展（图 2.44）。

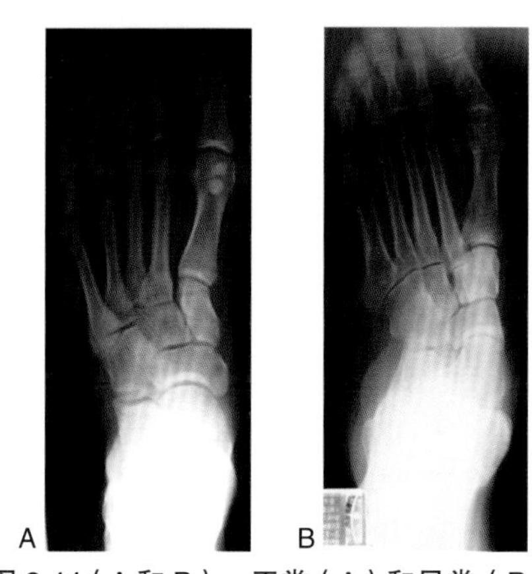

图 2.44（A 和 B）　正常（A）和异常（B）距骨－舟骨角的对比图

除过放射影像学检查之外，其他有助于诊断足与踝部疾病的检查如框表 2.2 所示。

框表 2.2　其他检查技术

- 超声检查（USG）
- 计算机断层成像检查（CT 平扫）
- MRI 检查（MRI）

超声检查

超声是一种廉价的、有效的、动态的检查技术。检查时对比健侧肢体可以使诊断更加简便。

有时需要使用高频探头（8~16 Hz）。对足踝外科医生进行超声技术规范培训是值得提倡的。

超声检查的不足是因其过分依赖检查者的技术。

表 2.2 列出了超声的优势与劣势。

表 2.2　超声的优势与劣势

优　势	劣　势
经济	检查视野小
快速	依赖检查者
可以经皮检查并得到高清的软组织和肌腱图像	无法完整呈现关节腔或滑膜的影像
动态检查	由于超声无法穿透骨皮质，所以无法评估骨性结构
通过彩超和多普勒技术可以在检查区域评估血管情况，而不需要静脉注入造影剂	
可以进行超声引导下的介入检查、治疗	
轻便，可以床旁进行	
存在金属内植物的踝关节术后患者也可行超声检查	

足与踝部超声检查的指征

肌腱病理改变：腱鞘炎，肌腱变性，肌腱损伤，不全脱位或完全脱位。

关节和滑囊的病变：关节积液，关节内游离体，关节滑囊炎。

软组织病理改变：软组织内异物，足底筋膜炎，Morton 神经瘤，神经节，蜂窝组织炎，脓肿。

当存在人工的金属植入物，并且影响 MRI 或 CT 成像时，可用超声检查。

引导介入操作：抽取关节腔积液，滑膜或软组织活检，关节或腱鞘注射。

图 2.45 至图 2.47 显示的是足与踝部的韧带和肌腱的超声影像。

计算机断层成像（CT）

CT 平扫是用于诊断和评估结构性异常、创伤、关节炎性皮疹、感染、骨与软组织肿瘤以及肌腱损伤。

CT 平扫对于低对比度目标有更强的展示能力，并且可以显示组织的特点以及组织的边界。

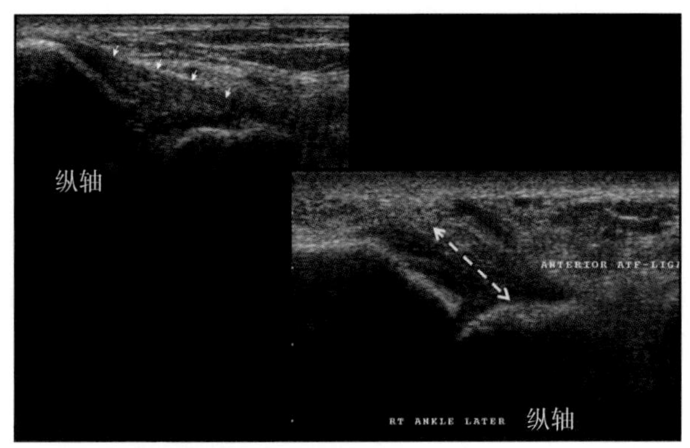

图 2.45　前距腓韧带的超声影像

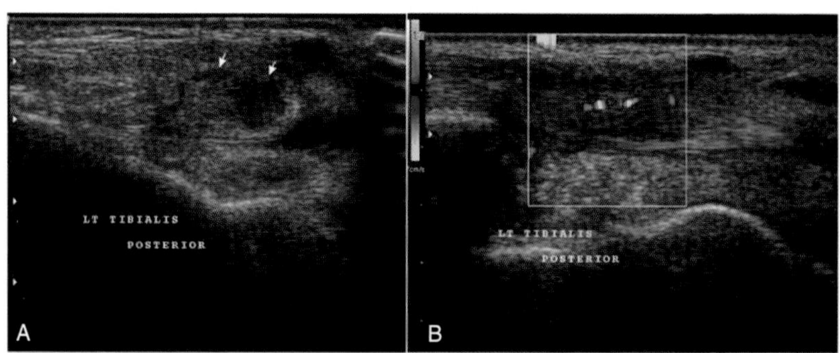

图 2.46（A 和 B） 正常（A）的胫骨后肌腱和炎症状态下（B）的胫骨后肌腱的超声影像

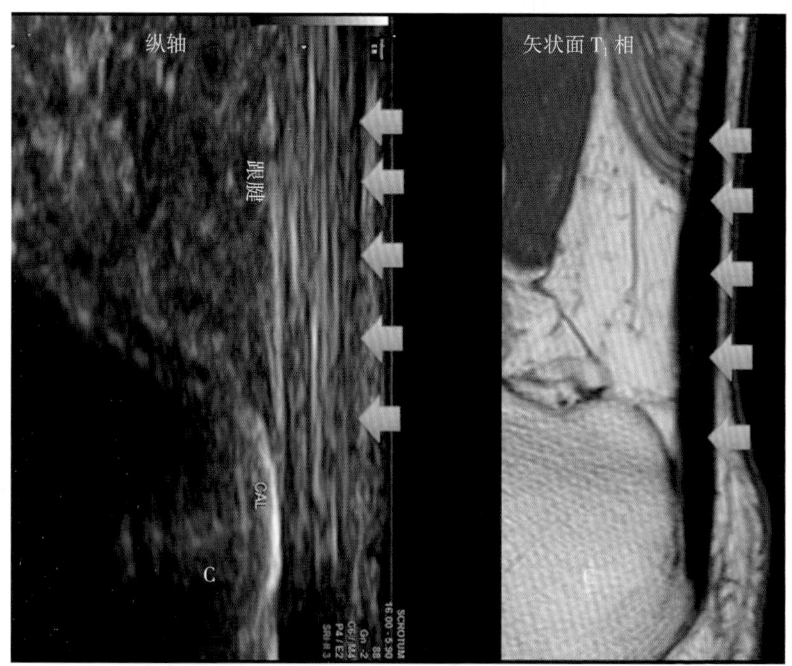

图 2.47 正常跟腱的超声影像

多平面重建有助于获得组织结构的三维图像。

由于在传统放射影像学摄片上，足与踝部的骨性结构和关节面存在大量的重叠，CT 平扫具有的断层成像能力在足踝外科领域是最有帮助的。

图像平面的可选择性在足踝外科领域是十分重要的，尤其是对足踝骨与关节的检查。

表 2.3 列举了 CT 平扫的优势与劣势。

表 2.4 列出了足与踝部不同疾病条件下所需的 CT 扫描模式。

表 2.3　CT 平扫的优势与劣势

优　势	劣　势
对于评价骨性解剖结构具有的多模式可选择性	电离辐射
在足与踝部的复杂骨折时，CT 扫描具有更好的可视性并有助于完成术前计划	骨髓显像不佳
可以在 CT 扫描引导下进行介入操作，如骨组织活检和射频消融治疗	
检查快速	
有助于发现异常钙化	

表 2.4　足与踝部不同疾病条件下所需的 CT 扫描模式

解剖结构	病例状态	最佳扫描模式
踝部	骨折，骨骺骨折	冠状位，横位
踝部	骨折，pilon 骨折	横位
距骨	骨折，骨软骨缺损	冠状位
距骨	距骨颈骨折	横位
距骨	距骨体骨折，赘生物	冠状位，横位
跟骨	骨折，压缩骨折，嵌插骨折	冠状位
跟骨	涉及跟骨骰骨关节的骨折，肿瘤	冠状位，横位

续表

解剖结构	病例状态	最佳扫描模式
舟状骨	骨折，完全骨折或压缩骨折	冠状位
距舟关节	关节炎	横位
跟骰关节	关节炎	横位
中足	骨折，脱位，分离	冠状位，横位
前足	跖骨头排列不呈线性	冠状位
籽骨	骨折，关节炎，缺血性坏死	冠状位，横位

核磁共振成像（MRI）

MRI 可以出色地显现软组织图像。

MRI 可以将软组织结构和损伤与骨性病变区分开来。

MRI 检查对患者来说可避免暴露于电离辐射环境中。

MRI 成像的局限性

MRI 成像的缺点是检查时间长和花费大。

超声影像学检查是动态检查，检查患侧的同时可以和健侧对比。

与CT和超声不同的是，患者体内存在金属对MRI成像有影响。

若存在肌腱在骨骼附丽点出现急剧扭转的情况，MRI 成像会表现为损伤，而超声影像学检查不会出现这种情况。

骨皮质的边界在 MRI 上成像效果较差，与 CT 和超声影像学检查不同。

软组织内的钙化灶以及在关节内的游离体，在 MRI 成像的 T1 和 T2 相上均表现为低密度信号，这与计算机体层扫描和 X 线平片不同。

如果出现以下情况，应行 MRI 成像和超声影像学检查：

- 三角骨综合征
- 踝管综合征
- Haglund 综合征
- 腓骨肌综合征
- 前外侧沟综合征
- 跗骨窦综合征

表 2.5 列举了 MRI 成像的优势与劣势。

表 2.5　MRI 成像的优势与劣势

优　势	劣　势
无电离辐射	检查费用昂贵
对关节内和关节外的软组织解剖结构具有出色的成像效果，对关节软骨的成像效果也好	植入心脏起搏器和人工耳蜗的患者禁忌
可以显示骨髓影像	检查时间长
对检查部位可以提供一个整体观	患者可能出现幽闭恐惧综合征
最新的成像序列可以进行功能成像，如软骨测绘	踝关节术后存在金属内植物时无法检查
	无法发现软组织内的钙化灶

如何解读和评价足与踝关节的 MRI？

存在问题的患者中，30% 的 MRI 报告为正常！

T1 相和压脂相片对于评估病情是最有价值的。

分辨解剖结构时最少需两个层面。

需和临床图片相结合。

必要时要结合超声影像学检查结果。

如表 2.6 所示，阅片者在读足与踝部 MRI 片时应严格遵循以下顺序。

如表 2.7 所示，阅片者必须懂得在对某一特定解剖结构成像方面，最佳的 MRI 序列。

如表 2.8 所示，阅片者必须知道，不同组织在 MRIT1 相和 T2 相上的信号类型。

足与踝部肌腱和韧带的 MRI 表现如图 2.48 至图 2.52 所示。

表 2.6 足与踝部 MRI 读片顺序

序　号	需要观察的结构
1	踝关节
2	距下关节
3	中足关节和 Lisfranc 韧带
4	胫腓骨间膜和下胫腓联合
5	韧带：外侧、后侧、内侧和前侧韧带
6	肌腱：跟腱、腓骨长短肌腱、胫骨后肌腱、趾长屈肌腱、踇长屈肌腱和胫骨前肌腱
7	跗骨窦
8	足底腱膜
9	骨骼、附骨和压缩性骨折
10	神经组织：踝管和 Morton 神经瘤

表 2.7 进行足与踝部 MRI 检查时，特定解剖结果所对应的序列

解剖结构	最佳的 MRI 序列
关节	冠状面和矢状面的 T1 相、T2 相和压脂相
肌腱	轴位和冠状位
韧带	轴位和冠状位
足底腱膜	和超声影像学检查联合判断

表 2.8　不同组织在 MRIT1 相和 T2 相上的信号类型

组织	T1 相	T2 相
皮质骨	低信号	低信号
韧带	低信号	低信号
关节软骨	中等信号	中等信号
红骨髓	中等信号	中等信号
陈旧性出血	高信号	高信号
骨髓炎	低信号	高信号
肉瘤	低信号	高信号
骨髓水肿	低信号	高信号
脂肪组织	高信号	中等信号
脓液	中等信号	高信号

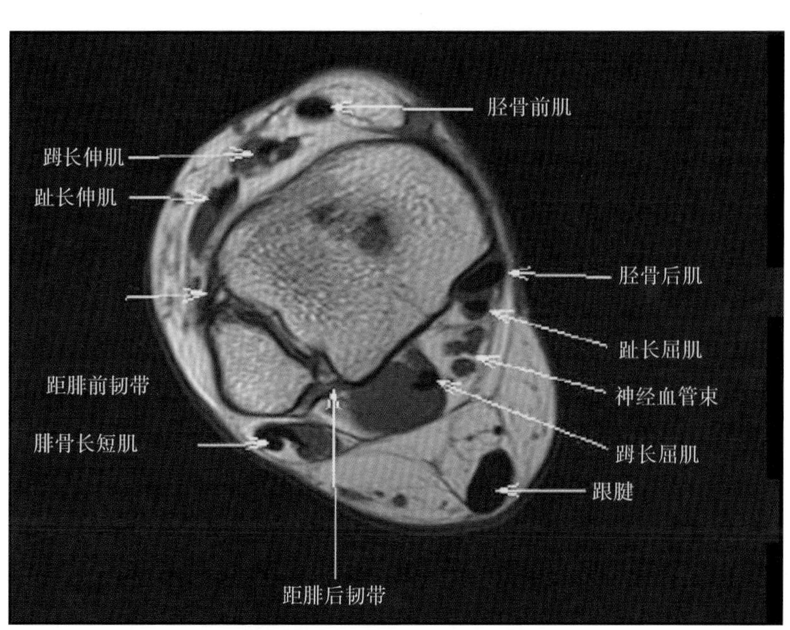

图 2.48　踝关节周围肌腱的 MRI 表现

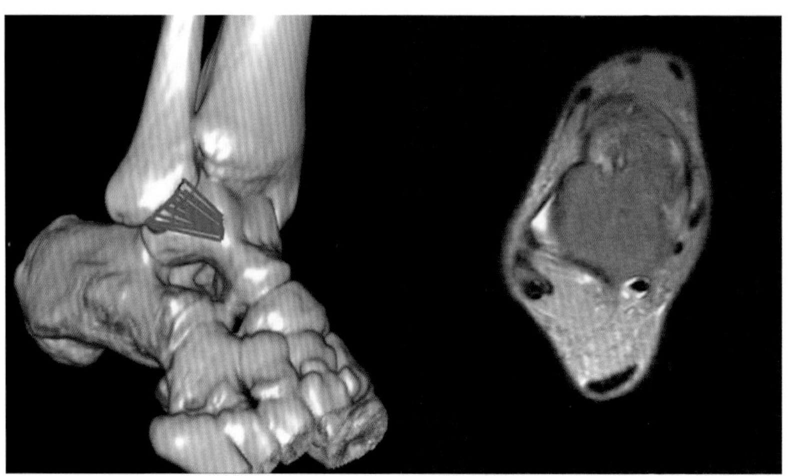

图 2.49　距腓前韧带的 MRI 表现

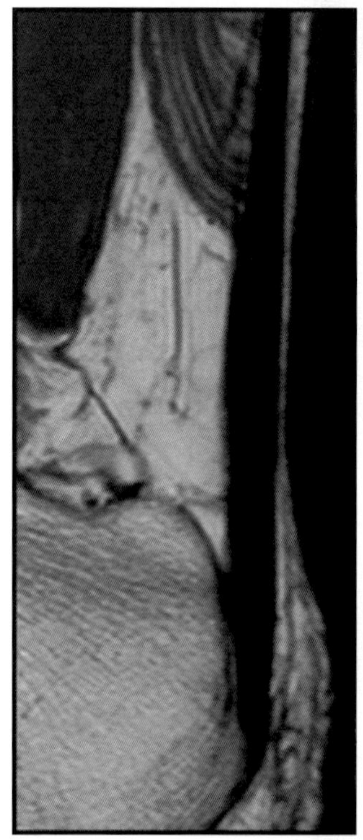

图 2.50　正常跟腱的 MRI 表现

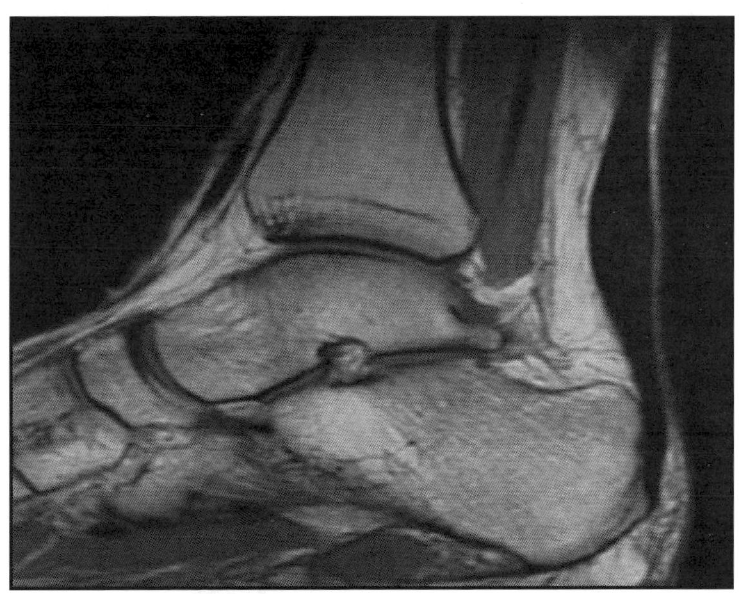

图 2.51　跟腱炎的 MRI 表现

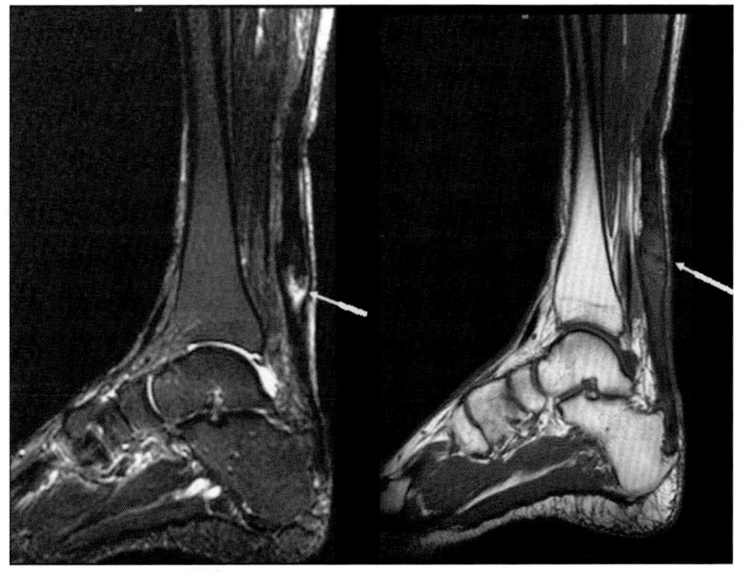

图 2.52　跟腱损伤的 MRI 表现

第 3 章

合理的足与踝矫形方法

矫形方法体现了足踝外科医生的专业水准！

矫形方法应具有一定的逻辑性和合理性，注意一些简单的要点可使矫形更加完美。

矫形方法和矫形鞋应用的原则

框表 3.1 列举了矫形方法的应用原则。

框表 3.1　矫形方法的应用原则

- 考虑患者的年龄
- 考虑患者的活动水平
- 注意出现畸形的部位和类型
- 足部感觉的状态
- 骨性凸起的体表投影点和局部皮肤破溃情况
- 研究并评估现有的矫形器使用情况

患者的年龄：对于年轻和活动量大的患者，矫形时需要应用坚强的和耐久的矫形器材。这类矫形器材需要较为轻便，以便更容易的放置于鞋中。用于女性患者的矫形器材需要考虑到美观方面的因素。在老年患者中，多存在其他合并症，例如视力减退，罹患关节炎等；在这类患者中，应用矫形器材需要首先考虑平衡问题。

患者的活动水平：患者的活动水平直接与矫形器材的承载和磨损程度相关联，这就需要反复调试、修整甚至更换矫形器材。

出现畸形的部位和类型？畸形是持续存在的还是可以恢复的？对于畸形的详细描述是必需的。对于可以恢复的畸形，需要使用可以使畸形纠正的矫形器材。若畸形无法恢复，则需要一种适应畸形并能提高生活质量的矫形器。

足部感觉的状态：应特别关注足部存在感觉损害的患者，这样可以避免足部受到来自矫形器材的压迫。患者自己、门诊医生、矫形器修配技师都应经常检查矫形器材，以确保患者所配矫形器合适，并且矫形器材没有对足部感觉损害的区域产生压迫。

骨性凸起的体表投影点和局部皮肤破溃以及其位置和其他细节：建议将患者的骨性凸起的体表投影点和皮肤破溃绘于纸上，标注出凸起的高度和破溃的深度。皮肤破溃渗出物的多少决定了是否需要局部衬垫特殊敷料。

研究并评估现有的矫形情况：患者现有矫形器材或鞋子的穿戴情况和磨损情况都可以为我们提供以下信息：患者使用习惯、行走习惯和患者的卫生习惯。我们建议在为患者准备新的矫形器材之前，将患者之前用过的所有矫形器材或鞋子交予矫形器修配技师进行评估。

矫形器材或矫形鞋的构成

以下问题的答案是关键点：

为什么患者需要佩戴矫形器材或调整鞋子？哪一种矫形器可以满足上述需要？这一矫形器可以达到下列任一目的：

- 减少冲击并且增加震动吸收

· 缓解敏感部位的压力

· 纠正可复性畸形

· 适应无法恢复的畸形并能够补偿活动受限

· 能够支撑并维持中立体位

· 限制畸形进展或者增加活动度

患者需要个体化的矫形器材吗？还是预制的矫形器材也能起作用？

若患者存在畸形以及足部大小和形状的异常，都应使用个体化的矫形器材。

有没有其他需要注意的因素？年龄、活动力水平、美观要求、敏感程度都是需要关注的因素。

表 3.1 列出了各种足与踝部的情况，以及与之对应的常见的矫形器材或矫形鞋。

表 3.1　畸形及常见矫形策略

足与踝部畸形	矫形目标	矫形策略 / 鞋子的调节方法
踇外翻	恢复足内侧力线 减轻跖踇关节负重	夜间夹板 足趾分隔器 鞋或鞋垫内插入凝胶垫 带有底部凸起的鞋或鞋垫 碳纤维鞋垫
踇趾强直	足底表面作为一个整体负重以减少跖踇关节负重	硅胶趾套 低足跟高足趾的铸型矫形鞋带有底部凸起的鞋 碳纤维鞋垫
锤状趾、爪形趾和杵状趾	使足表面均匀负重 足趾尖无压力 伸展已经挛缩的屈肌	可屈伸的： 跖骨棒 夜间夹板 刚性矫形器 患者个体化塑模的全接触矫形器 足趾铸型板

续表

足与踝部畸形	矫形目标	矫形策略 / 鞋子的调节方法
Morton 神经瘤	减少神经瘤疼痛区域的负重	硅胶板 跖骨板 碳纤维足底垫
跖痛症	维持抛物线状的足弓	跖骨弓状垫 碳纤维足底垫 全接触式矫形器
足底硬结 / 胼胝体	去除疼痛区域的压力	减压板 扇形鞋垫 硅胶垫
1~2 级扁平足	恢复足弓 防止畸形	带有 C 和 E 足跟的外翻垫 UCBL 足托 髁上矫形器
3 级扁平足	适应畸形	全接触式矫形器 / 鞋垫 足部倒模的矫形器
足跟内翻	保证距下关节中立位	外侧鞋型鞋跟 反 C 和 E 足跟 高帮 UCBL 足托
高弓足	用全表面接触使足部疲劳最小化	患者个体化塑模的全接触矫形器
中足关节炎	抑制畸形进展 去除疼痛区域负重	髁上矫形器 短踝 – 足矫形器（AFO） 坚实的足纵弓支撑器
足底筋膜炎	缓解炎性筋膜的负重	硅胶足跟垫 中空足跟垫 足弓支撑
足跟部滑囊炎，跟腱末端炎	降低跟腱张力	足跟抬高 / 升高最少 3cm 硅胶跟垫（环形）
足下垂	防止足部由于重力作用的下垂 在步态上给予协助	使足趾升高的夹板 动力 AFO（踝足矫形器） 静态 AFO（踝足矫形器）
Charcot（夏科）神经性关节病	足部稳定	Charcot 限制性行走矫形器

值得推荐的矫形器 / 鞋类处方实例

一种矫形器处方的实例如图 3.1 所示。

患者姓名：

年龄：　　　　　　　　　　职业：

临床诊断：

感觉：

畸形 / 皮肤破溃：

足部图绘：

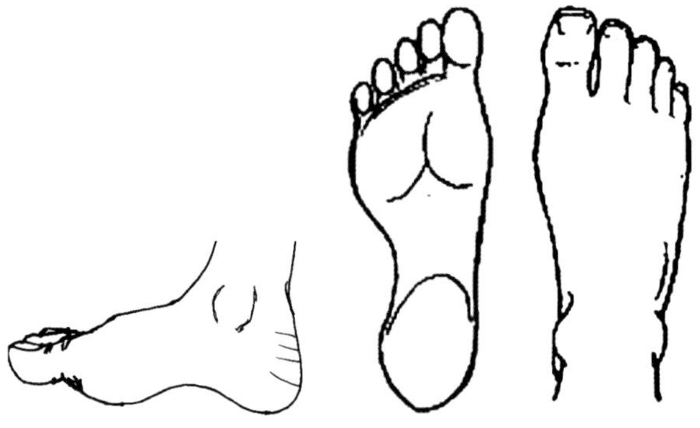

矫形器 / 鞋类调整的目的：

震荡吸收，压迫缓解，畸形矫正，适应畸形，保持姿势，活动限制

矫形器描述：

其他医嘱：

签名：

图 3.1　矩形器处方实例

框表 3.2 列出了一旦矫形器或矫形鞋佩戴到位后，需要再次检查的要点。

框表 3.2　矫形器佩戴后检查

- 患者舒适度
- 压迫部位
- 佩戴矫形器时的步态
- 佩戴矫形器时的 X 线

第 4 章

在足与踝的专用手术室中

术前准备的时间就是手术中缩短的时间。

局部麻醉和神经阻滞

提示和窍门

麻醉后至少等待 30min 以便麻醉起效。

长效麻醉药也需要较长的时间才能起效。

用带有 22 号针头的注射器抽取 10mL 利多卡因和 20mL 布比卡因组成溶液共 30mL。

不要使用肾上腺素。

使用碳酸氢钠可以加速麻醉药起效。

使用神经刺激仪或者超声定位有助于精确定位。

在每次注射药物前务必回抽注射器。

注意止血带作用。

注意存在的外周血管疾病和糖尿病的情况。

注意存在局部感染的情况下，由于局部代谢性酸中毒，可以使局部麻醉无法起效；这种情况下进行局部麻醉也有使感染扩散至健康组织的风险。

踝部神经阻滞

足与踝部的神经体表投影如图 4.1 和图 4.2 所示。踝部神经阻滞所需注意的要点如下：

用于踝部及肢体末梢的神经阻滞。

需要阻滞的 5 条神经：

- 胫神经
- 腓肠神经
- 腓深神经
- 腓浅神经
- 隐神经

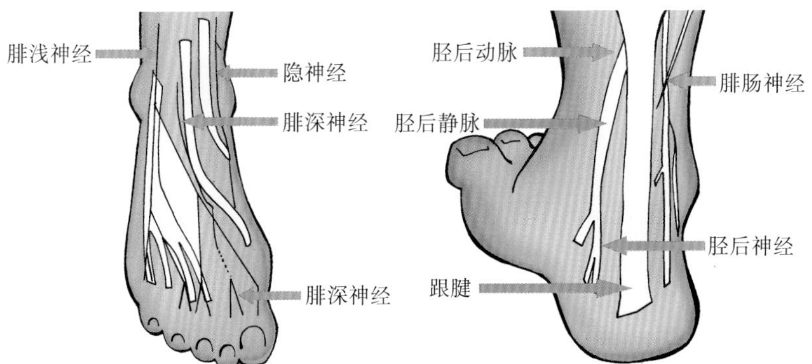

图 4.1　足部神经的体表投影　　**图 4.2　踝部神经的体表投影**

胫神经阻滞

背屈踝关节，于踝关节水平，跟腱旁进针；针头由后侧指向前侧，直达骨面，针头回退约 5mm 后注射麻醉剂 10mL（图 4.3）。

腓肠神经阻滞

于跟腱外缘与腓骨肌腱之间中点进针，皮下注射麻醉剂 5mL（图 4.4）。

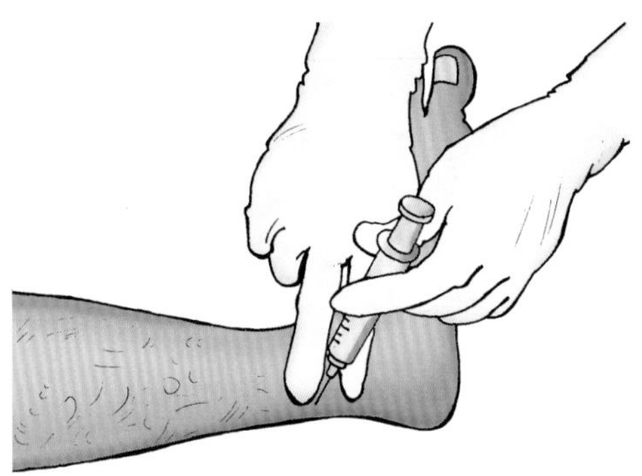

图 4.3　胫神经阻滞方法

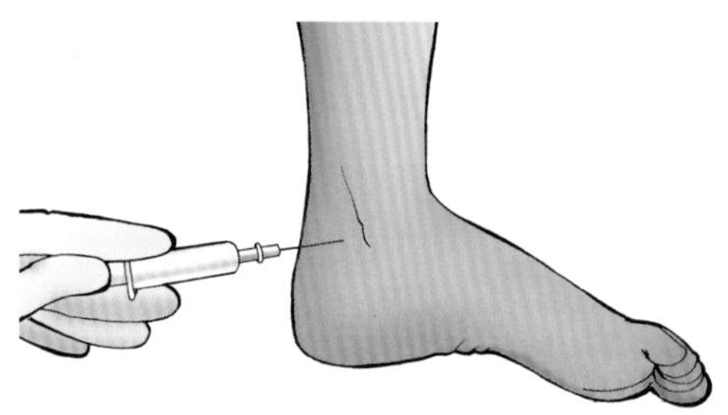

图 4.4　腓肠神经阻滞方法

腓深神经 / 腓浅神经 / 隐神经阻滞

以皮下注射麻醉剂形成皮丘的方式，在接近踝关节水平，从内踝开始直至腓骨，注射 10~12mL 麻醉剂于浅层组织（图 4.5 至图 4.7）。

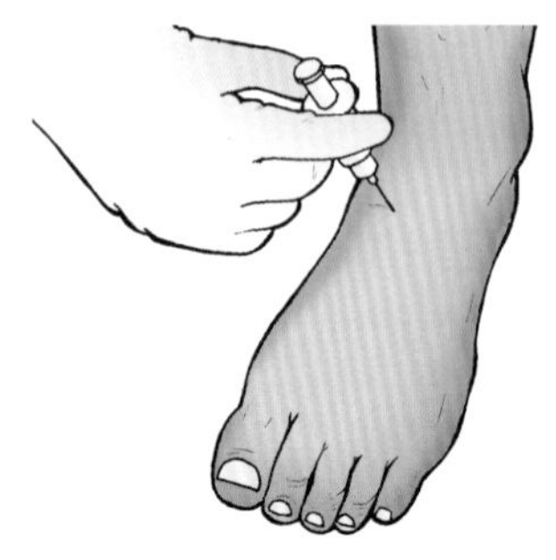

图 4.5　腓深神经阻滞方法

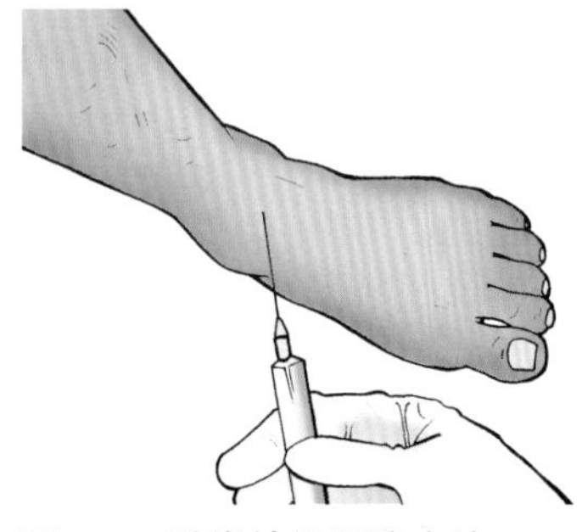

图 4.6　腓浅神经阻滞方法

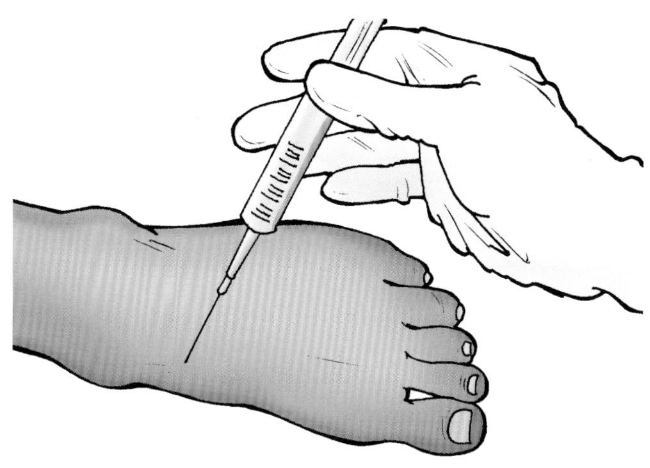

图 4.7　隐神经阻滞方法

前足神经阻滞

前足神经阻滞所需注意的要点如下：

- 适用于前足和足趾的手术
- 需要阻滞的神经是趾间神经（图 4.8）
- 麻醉剂常常注射于趾蹼间隙和跖骨基底周围。注射器针头一般由背侧刺入趾蹼间隙，针尖接近掌侧。在掌侧可见针头即将穿出皮肤，麻醉者一边注射麻醉剂一边退出针头

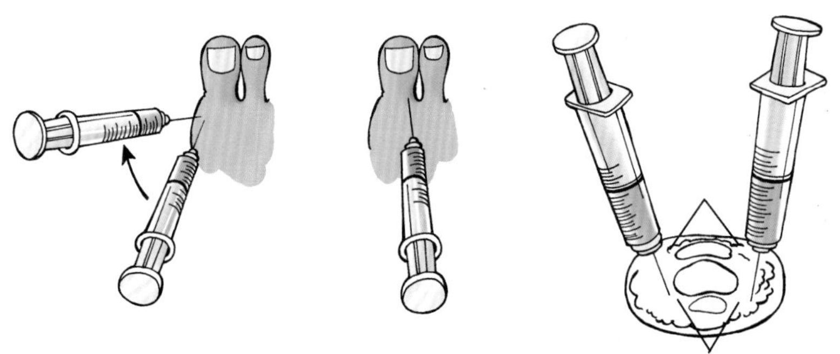

图 4.8　趾间神经的毗邻关系和趾间神经阻滞方法

足与踝部手术所需的特殊手术器械

一些在足与踝部手术中所需的特殊手术器械在框表 4.1 中列出，并如图 4.9 至图 4.15 所示。

框表 4.1　足与踝部手术器械

- Weitlaner（韦特莱纳）撑开器
- Gelpi（捷尔比）撑开器
- Cobb（科布）剥离器
- Key（基）剥离器
- Freer（弗利尔）撬拨器
- 叶片分开器
- Hintermann 牵引器

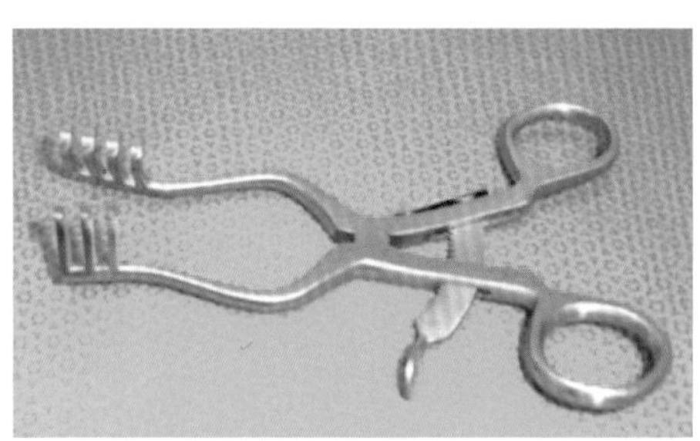

图 4.9　Weitlaner 撑开器

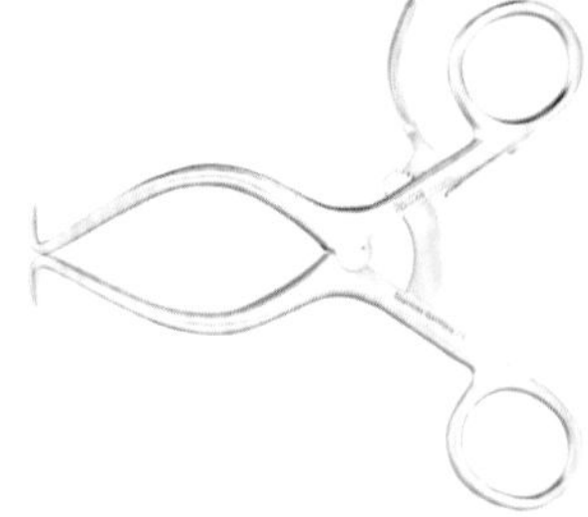

图 4.10　Gelpi 撑开器

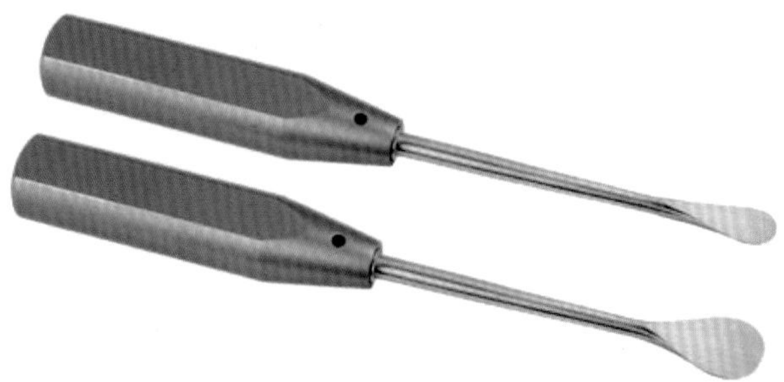

图 4.11　Cobb 剥离器

图 4.12　Key 剥离器

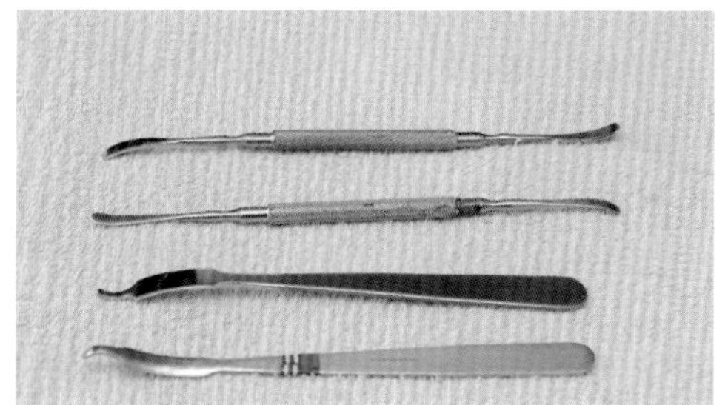

图 4.13　Freer 撬拔器

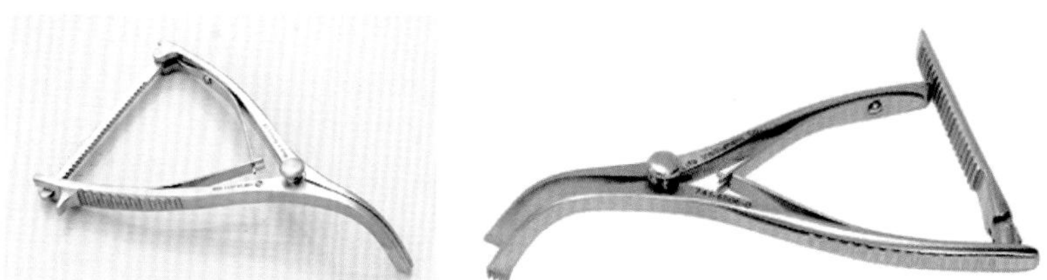

图 4.14　平滑和带齿的叶片状分开器

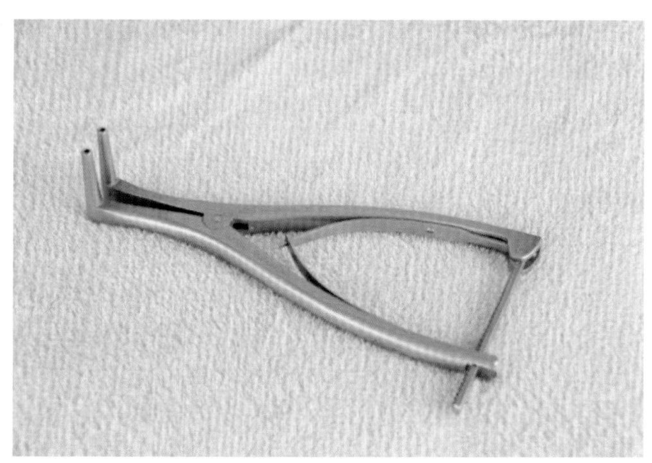

图 4.15　Hintermann 牵引器

足与踝部手术术中患者体位

足与踝部手术常用如框表 4.2 所描述的六种不同体位。

框表 4.2 足与踝部手术术中体位

- 仰卧位
  - 仰卧时臀部下垫小枕
  - 仰卧位时膝关节及下肢下方衬垫，使踝部抬离手术床（图 4.16）
  - 反 Trendelenburg 位
- 侧卧位
- 俯卧位
- 患足平放于手术床上（图 4.17）
- 术中翻转 C 型臂，使接收器在下，患足至于接收器上（图 4.18）

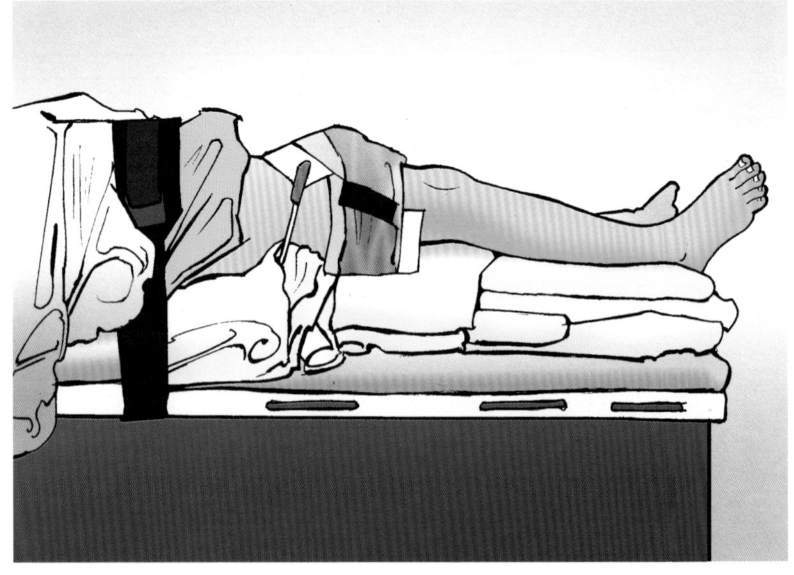

图 4.16 仰卧位，膝关节及下肢下方垫衬垫，衬垫止于踝关节近端，使踝关节抬离手术床面

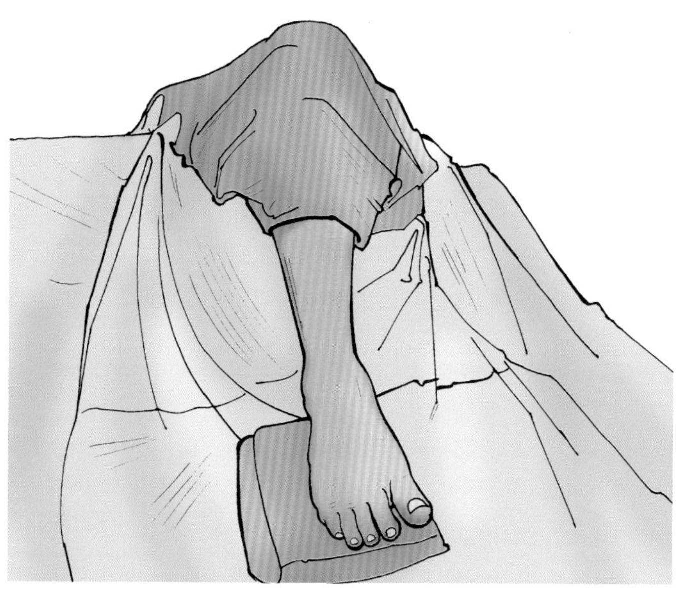

图 4.17　足部平放于手术床上

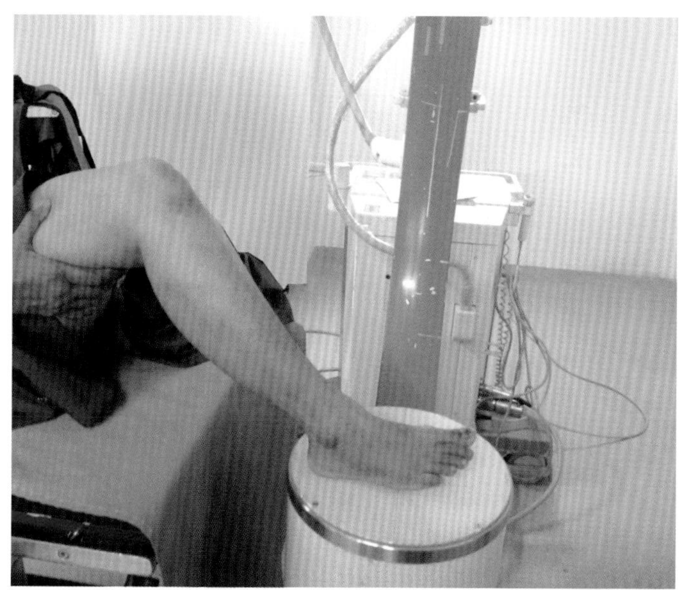

图 4.18　C 型臂翻转如图所示，患足放置于 C 型臂接收器一侧

流程图 4.1 展示了足与踝部手术术中不同仰卧位及其各自的适应证。

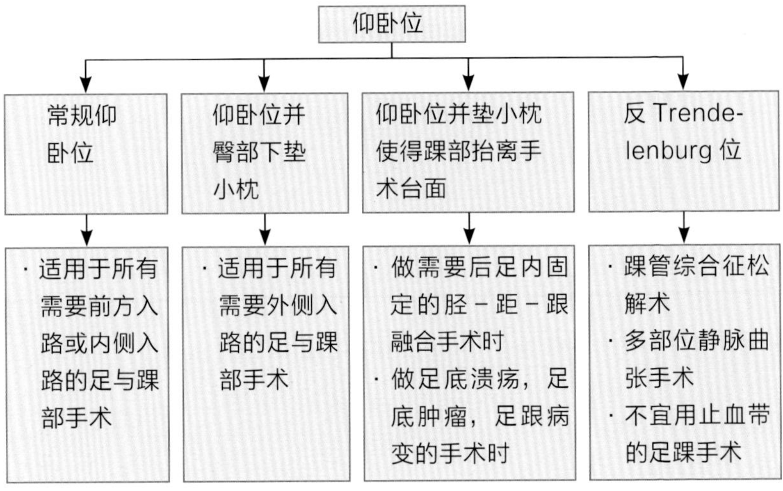

流程图 4.1　各种仰卧位及其适应证

流程图 4.2 展示了其他足与踝部手术术中体位及其各自的适应证。

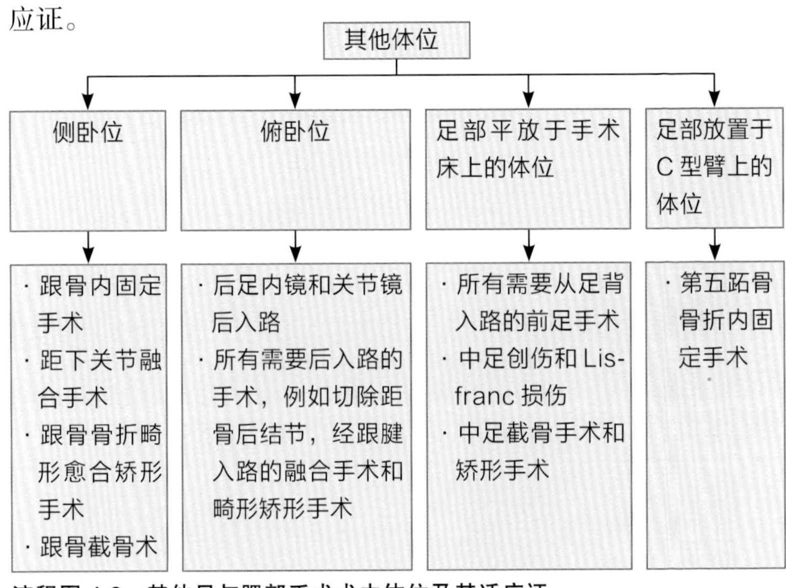

流程图 4.2　其他足与踝部手术术中体位及其适应证

框表 4.3 展示了三种基础的 C 型臂投射位置。

框表 4.3　C 型臂投射位置

- C 型臂位于术者对侧
- C 型臂位于术者同侧
- C 型臂射线斜穿过手术床（图 4.19）

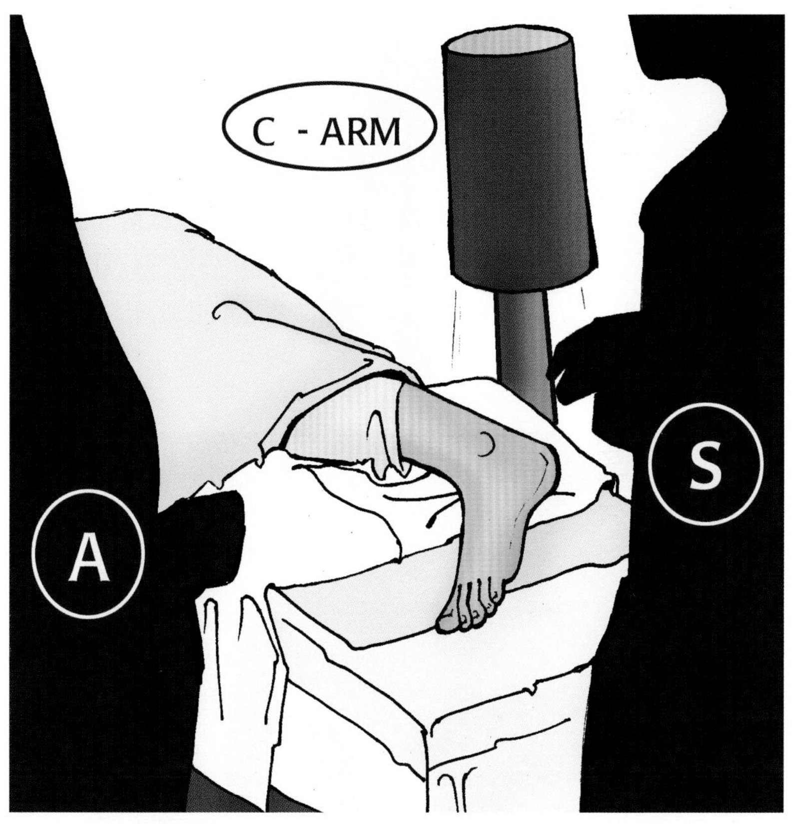

图 4.19　C 型臂射线斜穿过手术床
A，助手位置；S，术者位置

流程图 4.3 展示了 C 型臂位置及其适应证。

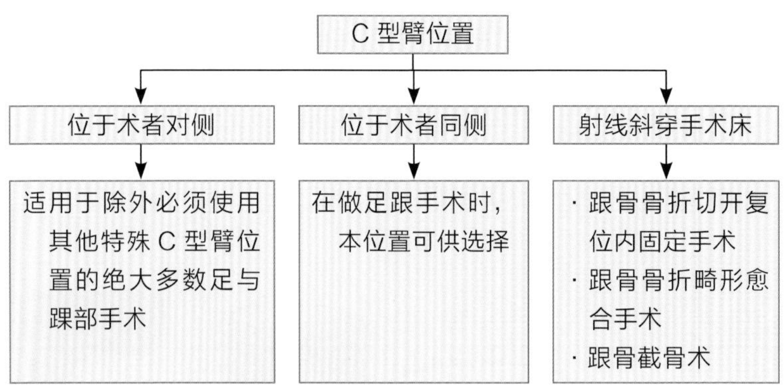

流程图 4.3　C 型臂位置及其适应证

在做第五跖骨骨折切开复位螺钉内固定手术时需要一种特殊的 C 型臂位置。该体位需要屈曲膝关节，调节 C 型臂位置，C 型臂接收器位于下方，患足下垫以折叠的无菌巾并放于接收器上（图 4.20）。

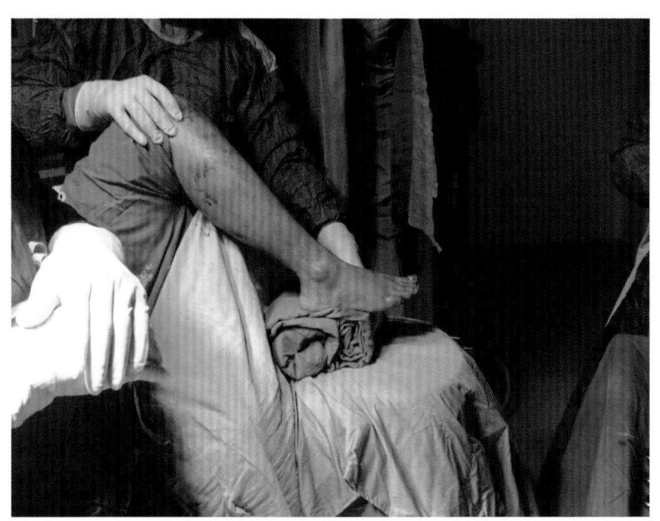

图 4.20　第五跖骨手术中患足与 C 型臂的位置

第 5 章

足与踝创伤应对的十条原则

足与踝的创伤是不同的！

为了使足与踝的创伤获得良好预后，必须严格遵循一些处理原则。我们将其概括为“足与踝创伤应对的十条原则”，并呈现于图 5.1 中。

第一条原则：保持高度警惕

如果警惕性不足，很多足与踝部的骨折会被遗漏！保持高度的警惕性可以在很多情况下挽救外科医生，因为一些损伤如果被忽略，将会导致患者出现长期的功能障碍。

· 下胫腓联合的扭伤
· 距下关节的扭伤
· 跟骨前部骨折
· 距骨外侧骨折
· 距骨后侧骨折
· 距骨的骨软骨骨折
· 第五跖骨基底骨折
· 跟腱断裂

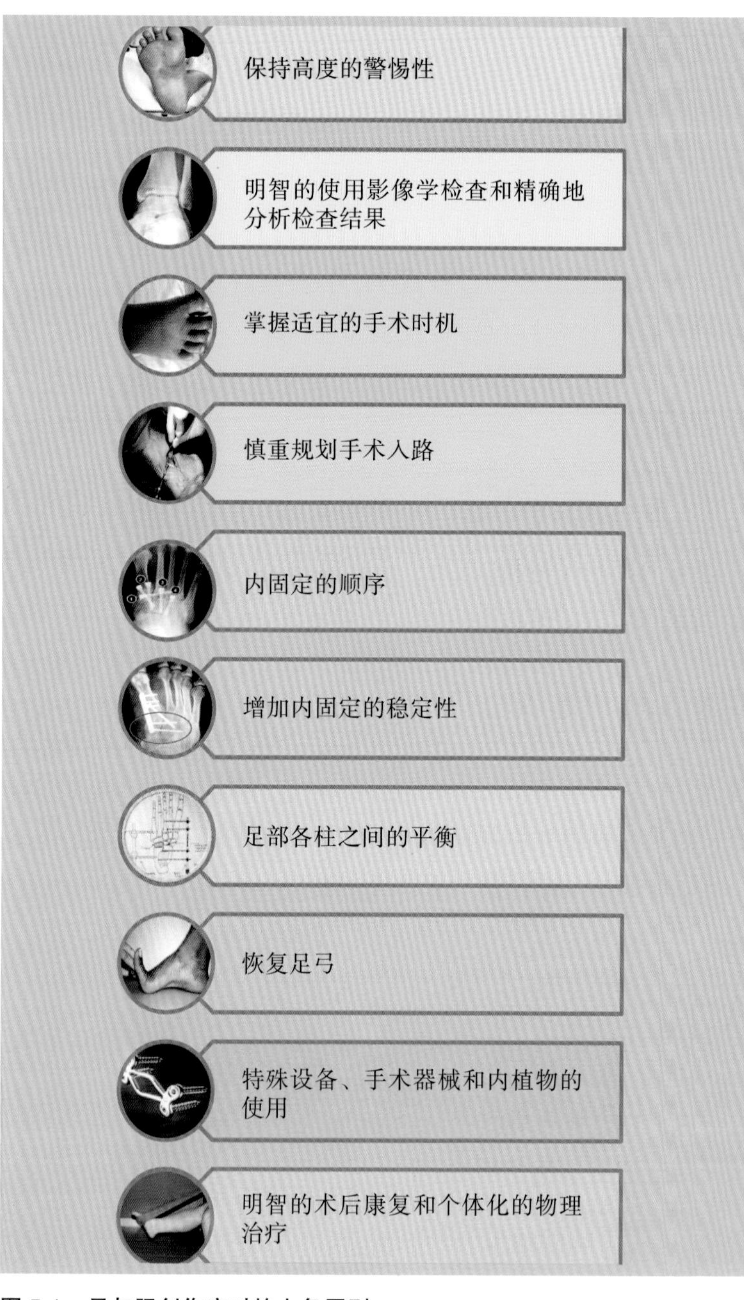

图 5.1　足与踝创伤应对的十条原则

· 腓骨肌腱损伤（所有上述的情况均可能被误诊为踝关节扭伤）

· 踝关节以及中足部骨折合并有神经病变的（详细采集病史，临床体格检查以及特殊检查可以鉴别伴有神经病变的骨折）

· Lisfranc 损伤（该损伤可能被误诊为中足部的扭伤。足底瘀斑，临床体格检查，负重位 X 线检查以及应力试验有助于明确诊断）

· 骰骨骨折（中足部的骨骼就像前臂的骨骼一样，孤立的单一部位损伤很少见；大多数的损伤情况下，都会伴有邻近骨骼的微小的、X 线不易发现的损伤。专业的临床体格检查结合 X 线检查有助于明确诊断）

· 籽骨损伤（分析损伤类型，仔细的临床体格检查以及专业的放射影像学检查可以助诊疑似病例）

· 应力骨折（当怀疑存在应力骨折时，应完善例如 CT 平扫、全身骨扫描以及 MRI 成像等特殊检查，尤其是在患者是运动员的情况下）

第二条原则：明智地使用影像学检查和精确地分析检查结果

放射影像学检查在足与踝部创伤的诊断中扮演着十分重要的角色。熟悉一些特殊的放射影像学检查是必备技能。仔细分析放射影像学结果同等重要。

在足与踝部创伤的诊疗过程中，不能过分强调负重位放射影像学摄片的重要性。读者可以参阅本书的第 2 章了解进一步信息。

表 5.1 总结了放射影像在足与踝的不同创伤的诊断和管理中的关键作用。

表 5.1　创伤及其对应的放射影像学检查

损伤情况	对应的放射影像学检查	关注点
踝部骨折	踝关节前后位，侧位，斜位摄片	寻找 9 个踝关节放射影像学征象
跟骨骨折	轴位，Broden 位摄片	有助于评估术中距下关节复位情况
距骨骨折	Kelly 化 X 线	在术前和术中观察内侧的粉碎情况
中足部骨折	内侧斜位摄片 外侧斜位摄片 牵引应力位摄片 对比位摄片	用于观察足骨各柱的情况以及骰骨的细微压缩骨折
Lisfranc 损伤	足部前后位，斜位和侧位摄片 负重位摄片 应力位摄片	寻找 5 个 Lisfranc 损伤的征象和 Fleck 征
籽骨损伤	籽骨位摄片	

第三条原则：掌握适宜的手术时机

足与踝部的骨骼都位于皮下，且在各个封闭的间室内，所以缺乏良好的软组织覆盖。足与踝部的创伤会产生大量的肿胀和水泡。适宜的手术时机对于避免如伤口裂开、无法缝合以及延迟愈合等一系列皮肤问题是至关重要的。以下是一些关注的要点：

· 足踝创伤后出现局部皮纹意味着可以考虑进一步手术治疗。这一征象对于胫骨远端累及关节面的骨折、踝部骨折、跟骨骨折以及中足骨折治疗中的手术时机选择尤应严格遵守

· 在一些足与踝部损伤的治疗中，应严密观察 5~7d 再做决定；例如中足部的创伤，Lisfranc 损伤以及前足部创伤。对于后足部创伤普遍共识是术前准备应最长至 3 周时间

· 在手术医生等待肿胀消退的过程中，可以使用外固定支架来保持软组织的张力以及整复肌腱

· 伺机而为、条分缕析、周密计划是足部创伤的治疗哲学，对于高能创伤尤其如此

第四条原则：慎重规划手术入路

足与踝部创伤的治疗中，术前设计手术入路必须做到谨小慎微。

切口应避开水泡。

在需要建立两个手术入路的病例中，保证切口之间合适的距离对于避免伤口愈合障碍是十分重要的。

在中足部手术，为了显露某一特定骨骼，需要在分析放射影像学检查后再决定入路。

Lisfranc 损伤涉及面不同决定了手术切口的多变。

当手术切口经过中足部时，皮肤切口完成以后，接下来应用止血钳钝性分离深层组织，这样可以避免损伤皮神经以及术后形成痛性神经瘤。

在计划距骨骨折手术入路时，应考虑到是否需要扩大切口以满足截骨。

第五条原则：内固定的顺序

在足与踝部创伤的固定时应遵循一定的顺序，这样可以避免骨折移位的问题。

在大部分涉及关节面的距骨远端骨折中，腓骨的固定应该先于胫骨的外固定，这样做是因为保持腓骨长度是具有最重要意义的。

在跟骨骨折手术中，复位跟骨内侧壁和关节下骨应在关节面复位前完成。

距骨颈骨折手术中应先旋入外侧螺钉，因为外侧骨质致密并且组织附着少。这样做有助于防止骨不连的发生。

在骰骨重建中，内固定的第一步应从重建关节面完整的一侧开始，再到损毁较重的一侧关节面；重建由内及外。

第二跖骨是中足部损伤修复的关键，应优先重建并固定。

不稳的内侧柱通常应优先坚强固定，外侧柱则柔性固定。

为了维持距骨的弓形结构，要求手术医生做内固定应从第二跖骨开始，依次至第五跖骨。

第六条原则：增加内固定的稳定性

在所有中足部骨折，前足的骨折以及存在神经病变的骨折的手术中，增强内固定的稳定性是必需的。

建议采取经过甚至跨越关节的固定方式。在内固定方式的规划中需要考虑到骨折愈合后如何取出内固定物。在处理前足和中足部的骨折时，跨越关节的接骨板是最佳选择，采用时应避免损伤关节面软骨。

采用外固定架同样可以增强固定的稳定性，根据不同的需要，外固定可以保留 4~6 周。

在神经病变性关节固定中，有时会用到多种固定方式以及更长、更坚强的固定器材。

第七条原则：足部各柱之间的平衡

足部内侧柱和外侧柱的长度对于复原足部生物力学性能是至关重要的。如果各柱长度无法恢复，前足就会内收或外展，这样可以引发疼痛、僵硬、行走困难以及创伤性关节炎。因此需要在中足及前足创伤治疗中应用临时性的外固定架或外固定板。

第八条原则：恢复足弓

在创伤后重建的过程中，纵向以及横向的足弓应做到完美的复位。扁平的足弓会引发一系列问题，如步态和压迫的问题，以及迟发的关节炎。

在足与踝部的创伤应对中，保留或重建胫骨后肌在足舟骨的附丽是最为重要的。

如果跖骨的抛物线样的弓形结构没有得到恢复，会出现不正常的足底压力，进而引发跖痛症、胼胝体和鸡眼的形成。

每一个跖骨的骨折都需要精准的恢复其长度，这也是术中处理跖骨的成角和侧向移位的唯一原因。

第九条原则：特殊设备、手术器械和内植物的使用

一些特殊手术器械，如叶片状撑开器、Hintermann 牵开器、电钻克氏针和骨折复位钳等，常用于无移位的足与踝部骨折治疗。

应选择贴附性良好的解剖型接骨板。

应用空心螺钉沿导针进行固定。

在涉及关节面的固定时，需要埋头或无头螺钉。

第十条原则：明智的术后康复和个体化的物理治疗

在足与踝部创伤的治疗中，不存在一个普遍适用的术后康复方案。

中足部骨折固定术后，对足弓的支持需要持续 6~8 周。

术后如何去除内固定螺钉、外固定架、骨牵引、跨越关节接骨板，应预先规划并与患者沟通。

内固定物的断裂移位十分常见。

术后的物理治疗更多聚焦于异常的肢体僵硬和异常的本体感觉。

弹力绷带在术后理疗中扮演者重要角色。

静脉回流障碍所引起的水肿会长期存在，这一点应提前告知患者。

第 6 章

足与踝损伤的提示、技巧和应对法则

足与踝部创伤应对的成功之道：足与踝创伤应对的十条原则。

踝部骨折

到目前为止，在足踝外科领域，踝部骨折仍是极具争议的骨折类型之一！依据患者出现踝部骨折时间的不同，应采取相应的应对措施，详见流程图 6.1。

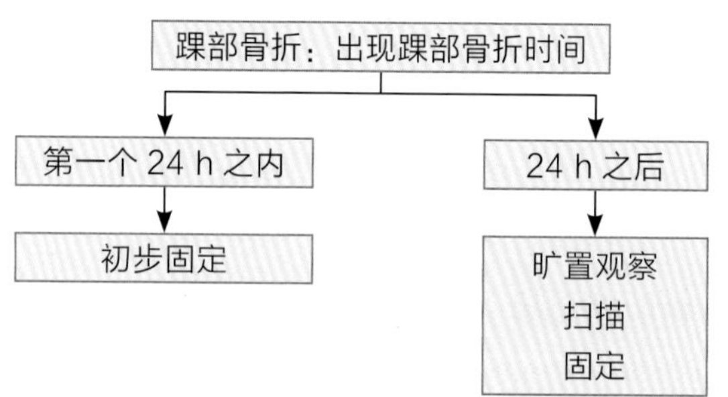

流程图 6.1　依据踝部骨折出现时间而采取的应对方案

踝部骨折应按照阶梯式固定方法治疗。流程图 6.2 列举了这种阶梯式固定方法。

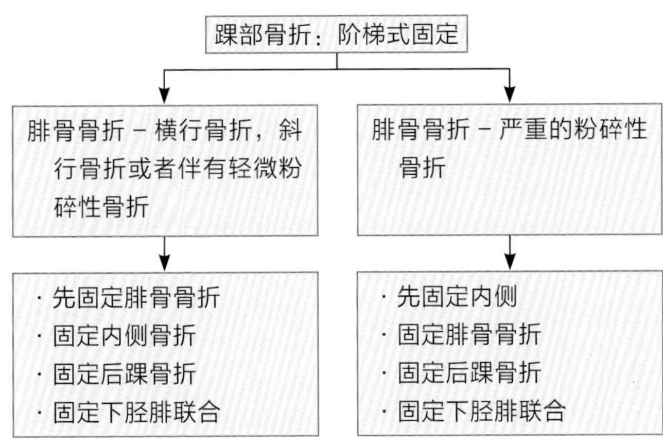

流程图 6.2　踝部骨折的阶梯固定方案

伴有三角韧带损伤的踝部骨折治疗方式有所不同（流程图 6.3）。

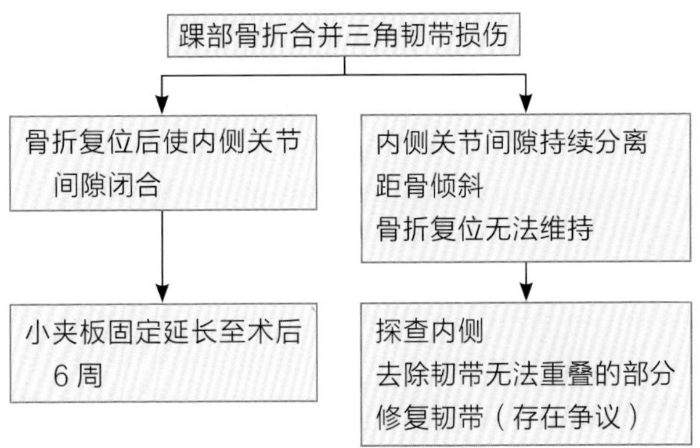

流程图 6.3　合并三角韧带损伤的踝部骨折的治疗方案

提示和技巧

骨折的早期固定（损伤后 24 h 以内）可以得到更好的预后。

受伤时间较长，需要采取旷置长达 1 周的策略，期间可以再评估伤情并且充分进行术前计划。

受伤时间较长，可以采用临时性的关节的外固定数天。

局部皮肤出现清晰的皮纹是采取外科干预的标志。

早期的外科干预可以防止局部张力性水泡的形成。

如果局部已经形成张力性水泡，医生应该等到水泡自愈后再手术，并且避免手术切口经过水泡。

在合并有糖尿病和外周血管疾病的病例中应避免使用止血带。

术中使用止血带往往伴随有术后疼痛、肿胀的增加，并会延迟关节活动度的恢复。如果可能的话，在绝大多数病例中应避免使用止血带！

除外腓骨严重粉碎性骨折的情况，应采取的固定步骤：保证腓骨长度的恢复，内侧的探查以及骨折固定，后踝骨折的固定，下胫腓联合情况的评估和固定。

恢复腓骨的长度和完美的腓骨旋转对位是获得良好预后的重要因素。

骨折固定的顺序可以依据骨折的几何形态不同而灵活掌握。在腓骨粉碎性骨折的病例中，可以优先探查内侧结构并妥善固定骨折。

· 下胫腓联合水平以下的腓骨骨折——螺钉内固定或张力带内固定

· 经过下胫腓联合水平的腓骨骨折——接骨板内固定，螺钉内固定或者张力带内固定

· 下胫腓联合水平以上的腓骨骨折——接骨板内固定

对于所有单发的腓骨骨折，应做重力应力位 X 线摄片，用以评估下胫腓联合的完整性以及决定是否应行下胫腓联合的固定（图 6.1）。

防滑接骨板（接骨板放置于腓骨的后表面）可以提供坚强的内固定，在骨质疏松患者尤为推荐。

髓内钉只用于腓骨骨折线经过或高于下胫腓联合平面的病例中。

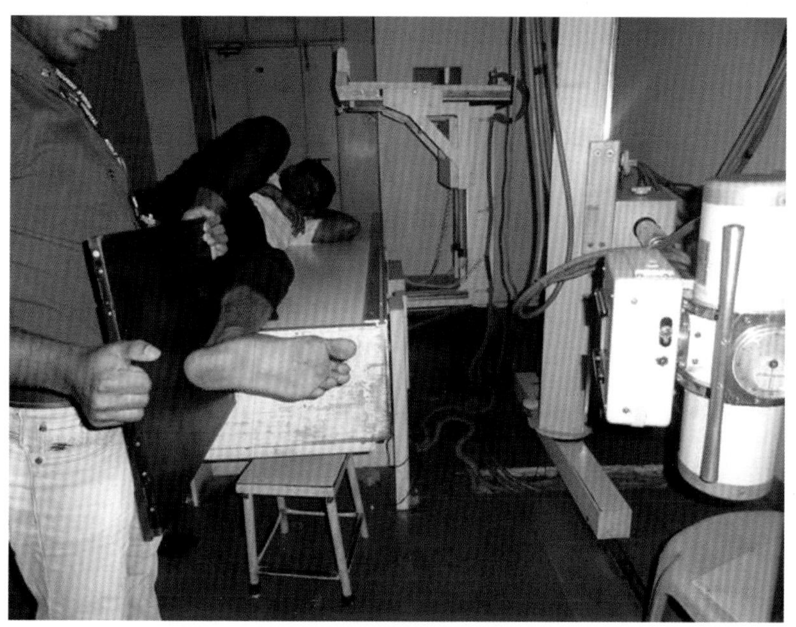

图 6.1　患者接受重力应力位 X 线摄片的体位

偏前的踝关节内侧切口可以有机会显露踝关节，并且可以探查是否存在骨软骨损伤，这样做也是必需的（图 6.2）。

不提示常规修复三角韧带。

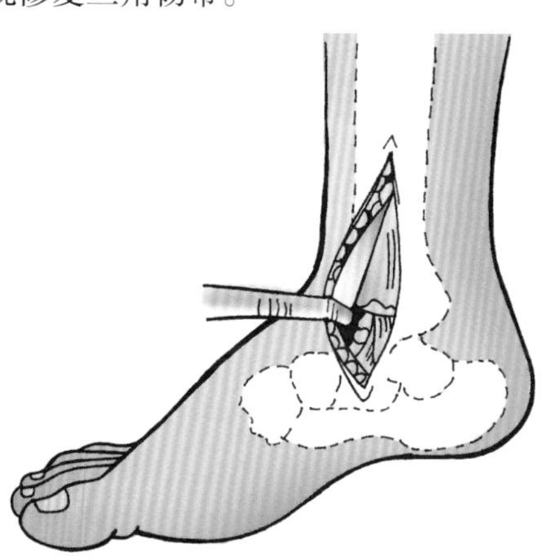

图 6.2　偏前方的踝关节内侧切口有助于探查踝关节

如果出现腓骨骨折复位后内侧关节间隙仍很宽或者腓骨骨折复位无法维持的情况，都需要探查三角韧带并且去除其伸展的部分。

巨大的内踝骨折块需要用接骨板固定（图 6.3）。

无论后踝骨折块的大小都应该固定，这样有助于更好地重建后踝的切迹，同时可以避免下胫腓联合的螺钉固定（图 6.4）。

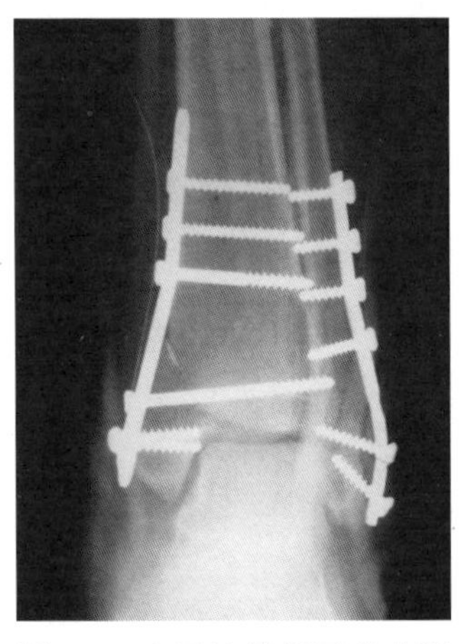

图 6.3　应用接骨板固定内踝巨大骨折块病例的术后 X 线摄片

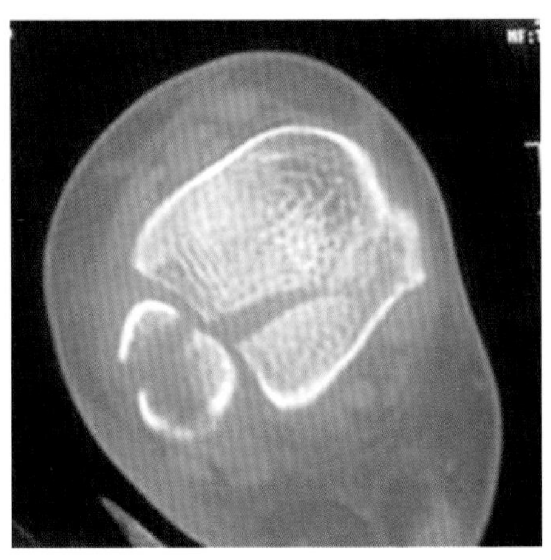

图 6.4　踝部轴位 CT 扫描展示了后踝骨折，骨折线延长至腓骨切迹

对于后踝的骨折，用具有足够生物力学强度的螺钉由后向前固定效果较好。

对于较大的后踝骨折块来说，必须用具有支撑作用的接骨板固定（图 6.5）。

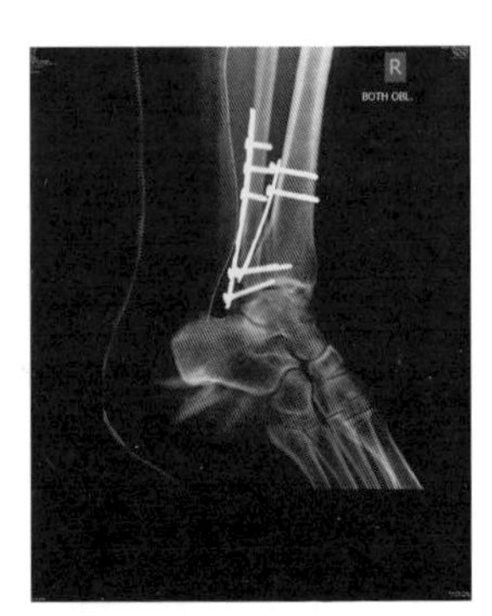

图 6.5　1 例存在后踝较大骨折块的术后 X 线，可以看到后踝骨折用支撑接骨板固定

踝部骨折治疗方案：

术前：双侧肢体消毒铺巾。

术中：遵从六步踝部骨折治疗方案。

通过穿过踝穴位 X 线仔细分析踝关节内侧间隙，Dime 征（10 美分征）以及踝关节不稳征。

拉钩试验：将一个骨拉钩放置于胫腓骨下段骨间膜腓骨一侧，牵拉拉钩使得腓骨向外侧移位，用来探查下胫腓联合是否存在不稳（图 6.6）。

阀门试验（Tap 试验）：经由腓骨接骨板位于下胫腓联合水平的钉孔放置一个探子，推动探子时观察到腓骨相对于胫骨发生分离移位，则指示存在下胫腓联合不稳（图 6.7）。

前后位冲击触诊试验（漂浮试验）（图 6.8）：做本试验时，检查者使腓骨相对于胫骨做前后方向的翻滚运动，本试验可以发现大多数下胫腓联合不稳的情况。

重力应力试验。

如果怀疑存在下胫腓联合不稳，最好做下胫腓联合的固定。

作者推荐使用两枚 3.5mm 螺钉经四层皮质骨固定下胫腓联合，若患者术后 3 个月后出现患踝背屈受限，应取出上述固定螺钉。

在下胫腓联合不稳、糖尿病、内固定翻修以及骨质疏松症患者中，为达到更坚强的固定，应该用两枚螺钉并穿透四层皮质骨。

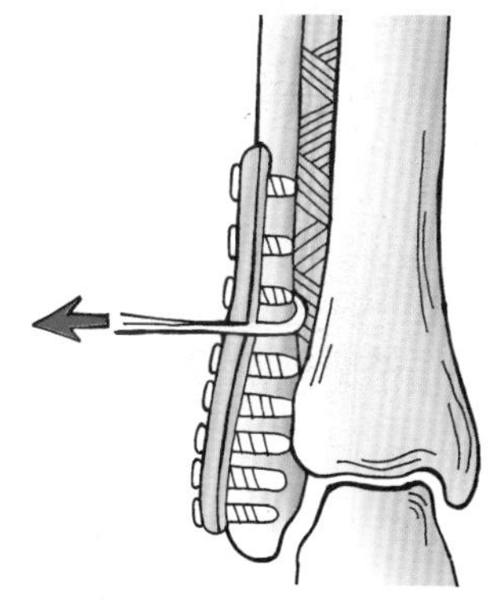

图 6.6　拉钩试验

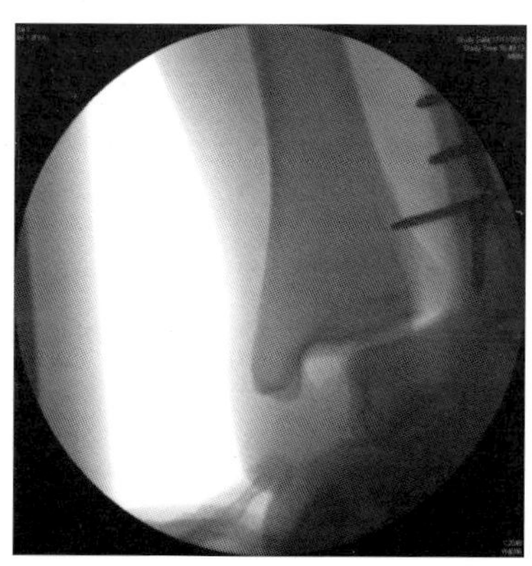

图 6.7　阀门试验

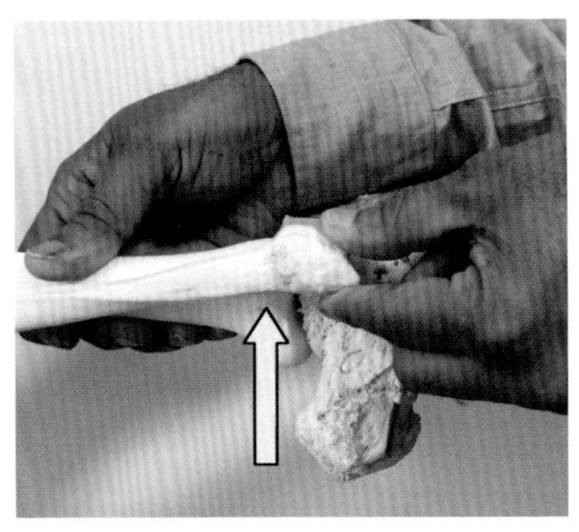
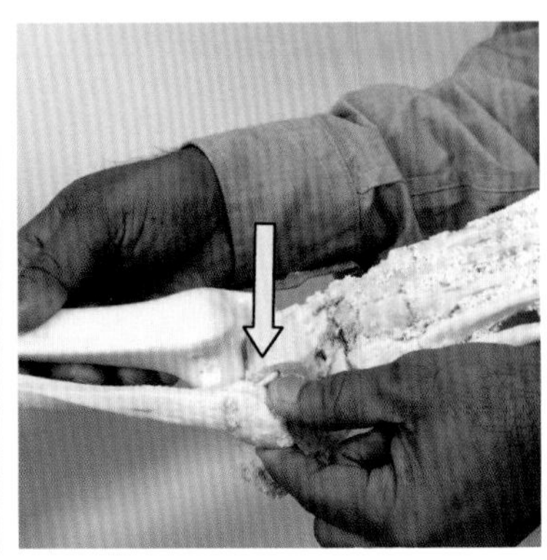

图 6.8　前后位冲击触诊试验（漂浮试验）

在螺钉固定下胫腓联合时，患足应保持中立位。

在骨质疏松症并发踝关节骨折的病例中，推荐使用防滑接骨板，螺钉经双层皮质骨固定，也可用多重内固定器材联合固定。

在合并骨质疏松症的病例中，可以应用髓内固定（K 钉），并辅以接骨板固定，锁定接骨板固定，骨替代治疗，骨水泥强化等。

在合并神经病变的骨折病例中，建议应用更坚强的、更长的内固定器材，也可应用桥接固定和多种器材联合固定。建议螺钉由腓骨向胫骨进行固定（图 6.9）。

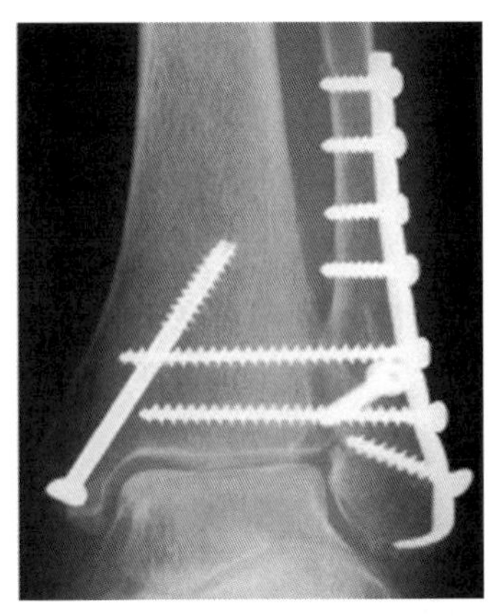

图 6.9　由腓骨向胫骨做螺钉固定的 X 线

踝关节扭伤

每例踝部损伤不可以简单称为踝关节扭伤！

没有妥善处理的踝关节扭伤对于矫形外科医生来说都是致命的敌人！

流程图 6.4 和流程图 6.5 展示了急性和慢性踝关节外侧韧带损伤的处理办法。

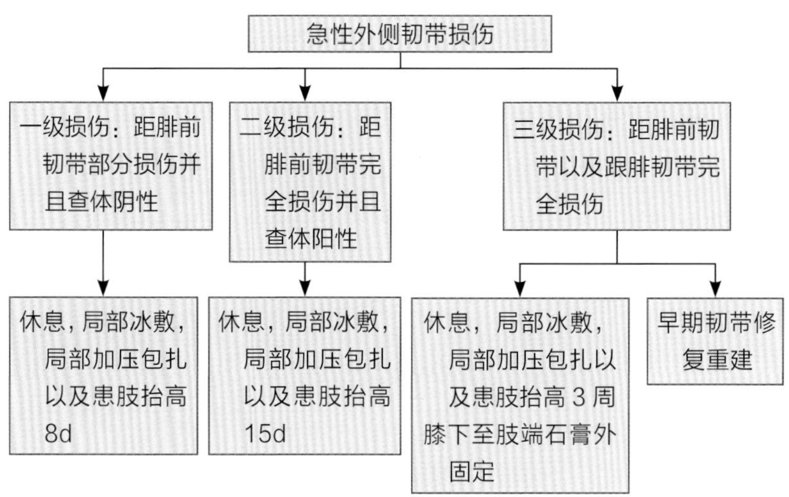

流程图 6.4　急性踝关节外侧韧带损伤的治疗方法

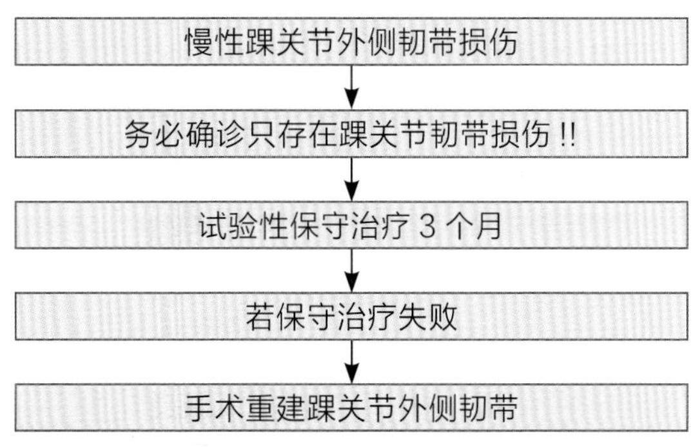

流程图 6.5　慢性踝关节外侧韧带损伤的治疗方法

提示和技巧

对于每一例踝关节扭伤病例都应模拟其损伤产生的后果，以下列出了一些踝关节扭伤的后果：

- 跟骨前结节骨折
- 距骨外侧结节骨折
- 距骨后结节骨折
- 距骨与软骨损伤
- 第五跖骨基底部骨折
- 跟腱损伤
- 腓骨肌腱损伤
- 下胫腓联合损伤合并高位腓骨骨折

处理踝关节扭伤时可遵循以下五个步骤（流程图 6.6）。

第一步
急性期
保护患踝 + 休息，局部冰敷，局部加压包扎以及患肢抬高
保持踝关节最大限度地背屈
第二步
亚急性期
非负重踝关节活动度锻炼
平衡板踝关节负重锻炼
第三步
康复期
在护具保护下开展踝关节负重锻炼
肢体拉伸以及踝关节活动度锻炼
第四步
功能重建期
多方向负重功能锻炼
仅在踝关节疼痛时进行局部保护
第五步
预防再损伤期
防止踝关节扭伤再发
治具保护

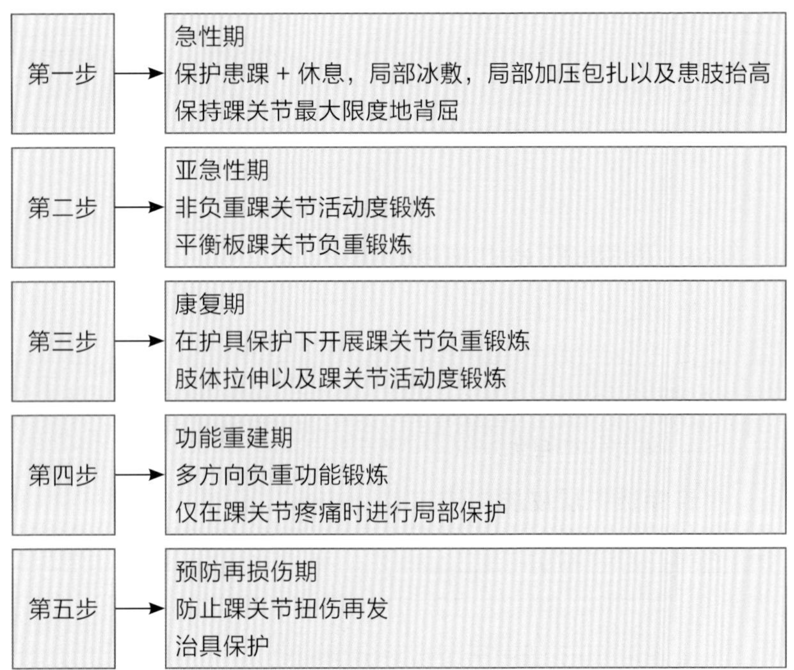

流程图 6.6　踝关节扭伤处置步骤

完整和强壮的胫骨肌群是避免踝关节发生不稳的最好的保护结构！

在踝关节扭伤康复过程中，应合理应用平衡板、本体感受锻炼和橡皮筋带。

每例踝关节扭伤病例都应在伤后 6 周再次进行评估，因为有 20% 经过正规治疗的踝关节扭伤病例最终发展为功能性踝关节不稳。

如果症状持续超过 10 周，应做 MRI 检查。

踝关节外侧韧带的解剖重建总是优于非解剖重建。

在踝关节外侧韧带重建手术中，应纠正骨性结构的畸形，如后足内翻或前足内翻。

下胫腓联合损伤

下胫腓联合损伤在足踝外科领域是一个极富争议的话题！

在当前对于下胫腓联合损伤的治疗领域，我们应认清以下现实。

螺钉在下胫腓联合损伤治疗中的应用

材料：不锈钢、钛合金以及可吸收生物活性材料，所有上述材料的应用效果相当。

位置：距骨远端关节面上方 2~5cm（图 6.10）。

螺钉数量和规格：两枚 3.5mm 螺钉或一枚 4.5mm 螺钉。应用 3.5mm 螺术钉后早期效果好，但术后 1 年时两者效果无差别。

螺钉穿透三层皮质骨和穿透四层皮质骨的固定效果没有差别，但是对于术后螺钉断裂并产生症状的病例，穿透四层皮质骨所螺钉更易于取出。

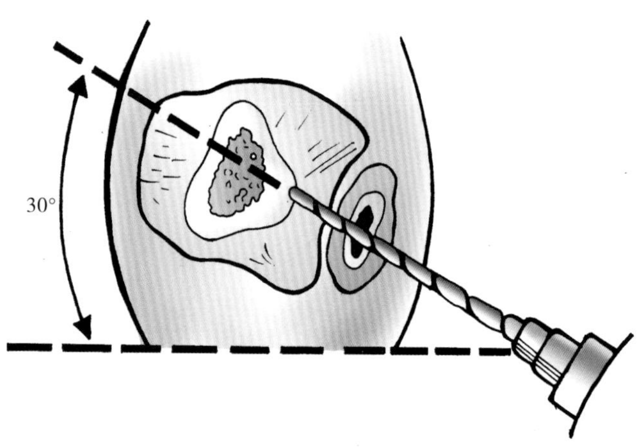

图 6.10　下胫腓联合固定螺钉的进钉方向

下胫腓联合损伤的诊断

四项临床试验：

· 直接触诊时在下胫腓联合处产生疼痛

· 外旋足部时产生疼痛

· 挤压小腿后侧时产生疼痛

· 踝部叩击时产生疼痛，但当背屈踝关节后，再次叩击或挤压踝部时疼痛减轻

外旋试验是最敏感的。

任何用单一的试验试图诊断下胫腓联合不稳都是不可靠的。临床工作中遇到有症状的疑似病例，都建议做高敏感性和高特异性的 MRI 扫描。

X 线摄片：前后位 X 线和踝穴位 X 线。

胫骨后外侧边界和腓骨内侧边界的重叠影，在前后位 X 线上应大于 6mm，在踝穴位 X 线上应大于 1mm。

腓骨内侧边界和胫骨前结节之间的间隙，在前后位和踝穴位 X 线上都应大于 6mm。

踝穴位 X 线上，踝关节内侧间隙应小于 4mm，或者等于胫骨下端和距骨上端之间的间隙。

术中试验：

· 棉花试验（Cotton 试验或拉钩试验）：向外侧牵拉腓骨远端并拍摄前后位 X 线

· 外旋试验：保持肢体伸直并且外旋患足，同时拍摄前后位 X 线

· 改良棉花试验（改良 Cotton 试验）：向后牵拉腓骨远端并拍摄侧位 X 线

· 冲击触诊试验：向前方和后方交替震荡腓骨远端

最新的基于 CT 扫描的评价方法：在术前、术后及全部治疗结束后检查胫腓骨线（图 6.11）。

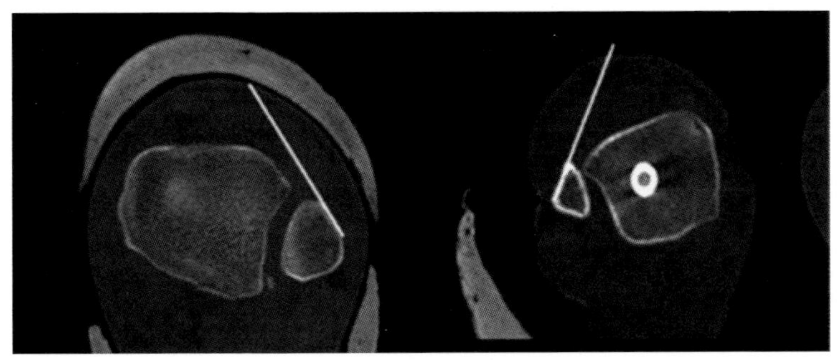

图 6.11　CT 扫描图像上的胫腓骨线，该线用于诊断下胫腓联合的损伤

在胫骨远端关节面近端 1cm 水平的 CT 横断面图像上，测量腓骨前外侧平直部边界到胫骨前结节距离。若从胫骨前表面算起应小于 2mm。

下胫腓联合螺钉的使用技巧

复位钳于固定螺钉同水平固定下胫腓联合。如果复位钳倾斜放置，会使腓骨从与其对应的胫骨解剖切迹中移位。

从腓骨侧钻孔时，应从后向前瞄准，否则可能无法穿透胫骨。

钻孔时患足的体位并不重要，可以使患足处于休息位。

使下胫腓联合恢复其原有关系，并且在踝关节活动时允许腓骨远端存在自然微动。

近期的研究显示，在术后 1 年的症状和功能评分中，是否取出下胫腓联合固定螺钉无明显差别。

下胫腓联合损伤修补不会短于 3 个月，过早的取出固定螺钉会引发新的移位。

Pilon 骨折（累计关节面的腓骨远端骨折）

流程图 6.7 和流程图 6.8 展示了不同种类的闭合性 Pilon 骨折以及其相应的治疗方法。

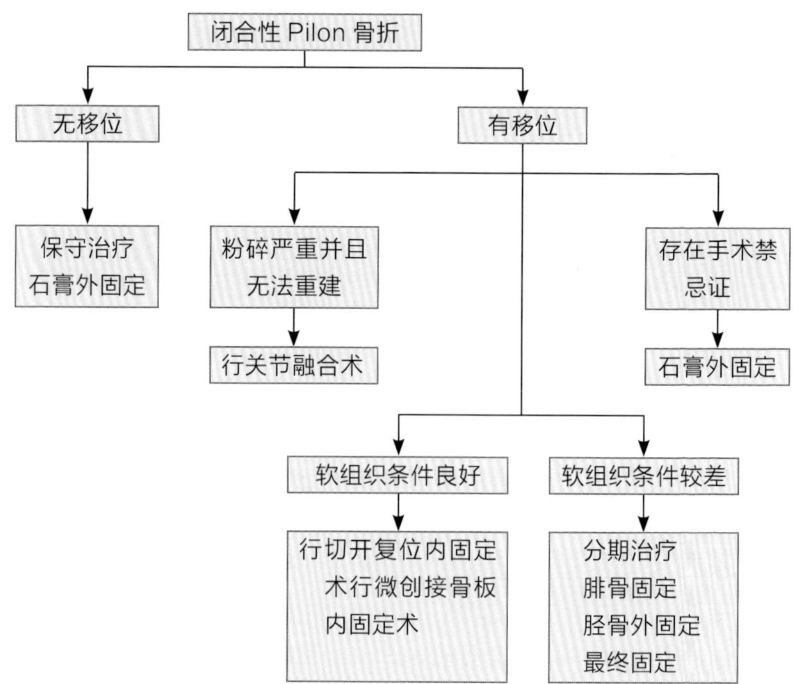

流程图 6.7　不同种类的闭合性 Pilon 骨折以及其相应的治疗选择

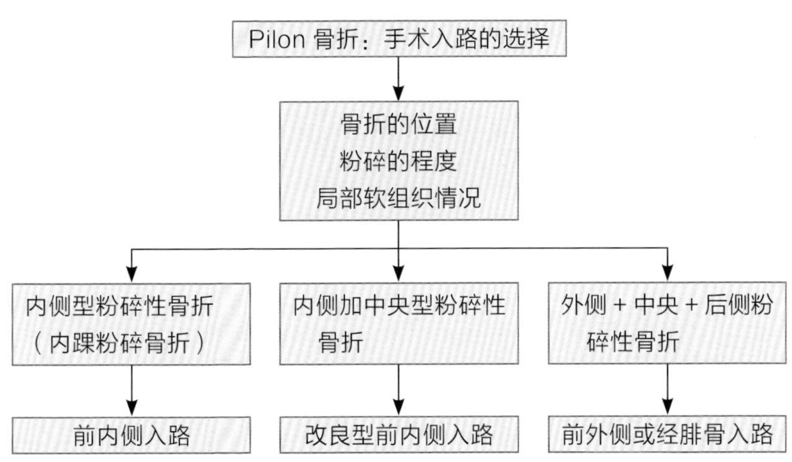

流程图 6.8　Pilon 骨折的手术入路选择

提示和技巧

手术计划的确定应基于以下 5 个问题的答案：

· 问题 1：损伤是低能损伤还是高能损伤？

既往史中损伤的类型以及现病史中的合并损伤能够回答这个问题。巨大的、矢状走行的骨折线表示骨折由高能损伤造成，而冠状走行的骨折线提示低能损伤。

· 问题 2：局部软组织情况怎么样？

· 问题 3：创伤能成功重建吗？

骨折粉碎的程度和骨丢失的量可以帮助我们评估能否重建。

· 问题 4：创伤是有移位的创伤还是非移位的创伤？

· 问题 5：存在合并症吗？

腓骨骨折最好用接骨板固定，这样可以保持骨的长度并能维持旋转对线。髓内钉仅用于短斜行或者横行的腓骨骨折。

应用带有三角支架机构的跨关节外固定架可以获得最佳的稳定性。有些情况下，局部软组织条件并不是是否内固定的决定因素。同一固定物的持续固定可能是必要的，也是有效的。

遵循旷置，再评估和详尽术前计划的原则。

想得到越小的手术创伤，就要越详细地进行术前计划。

阅片，再阅片，重复再阅片，尤其是 CT 片。

确保将 CT 扫描结果带到手术室。

在重建带有关节面的骨折块时，CT 扫描可以帮助确定螺钉的方向和位置。

常规选择直接入路。

放置外固定前应常规标记可能的骨折切口的位置。

接骨板应常规放置于不稳定的一侧。

必须保证最少有一个坚强的内固定装置。

将距骨作为骨折复位的参照物。

切开复位应保存关节面，大多数情况下，干骺端骨折块的固定应由微创生物固定完成，这也是目前的主流做法。

跟骨骨折

流程图 6.9 展示了不累及关节面的跟骨骨折的治疗方法。

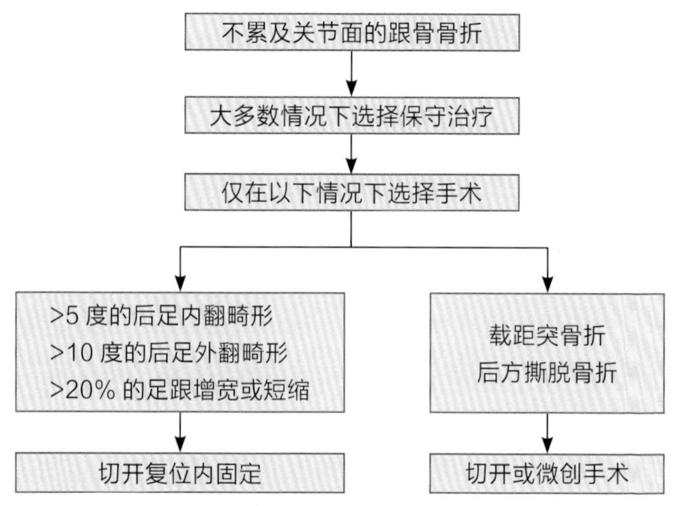

流程图 6.9　不累及关节面的跟骨骨折治疗方法

流程图 6.10 展示了依据 Sander 氏分型，各种不同类型累及关节面的跟骨骨折的固定方法。

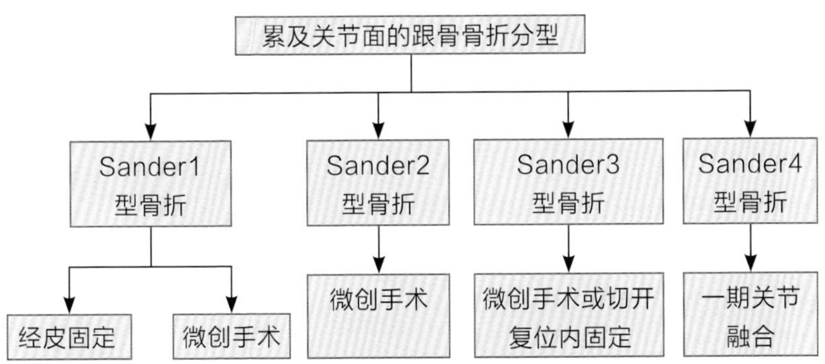

流程图 6.10　Sander1 型到 4 型跟骨骨折的固定方法

提示和技巧

跟骨骨折的保守治疗必须在 3 周内反复复查 X 线检查。

在术前准备阶段，应根据 X 线检查或 CT 扫描评估以下参数后，再制定手术方案。

· 跟骨内侧粉碎情况
· 跟骨内侧壁破碎情况
· 骨折是否累及跟骰关节
· 跟骨后侧关节面的粉碎情况
· 足跟的位置
· 跟骨的短缩畸形
· 跟骨变宽的情况
· 手术切口应避开水泡

浆液性水泡内容物应及早抽出，以避免水泡影响手术计划；但是血泡必定推迟手术等有创性治疗。

皮纹试验：背屈及外翻患足时，足背与足掌交界处出现皮肤褶皱，提示进行手术等有创性治疗是安全的（图 6.12）。

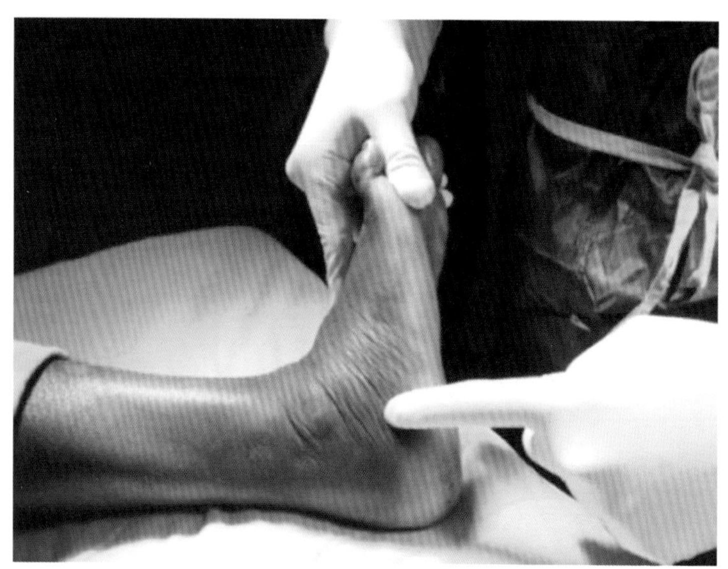

图 6.12　皮纹试验，通过背屈和外翻足部，在足跟处出现皮纹

受伤超过 3 周，治疗跟骨骨折应遵照畸形愈合的跟骨骨折的治疗原则。

在手术之前，应确定载距突骨折或跟骨内侧壁骨折是否需要复位。如果需要，足跟内侧的独立切口应纳入术前计划。

在术中，术者应站立于足跟末端附近，手术助手应站立于前足末端附近，同时术中透视设备应相对于患足呈对角线放置；术中依据情况，调节透视设备投照方向，可以获得跟骨侧位以及轴位图像（图 6.13）。

为了获得清晰的跟骨轴位片，手术助手应将前足维持在背伸位。

平行于肢体长轴的手术切口应尽量偏后，这样可以避免损伤腓肠神经（图 6.14）。

在骨折累及跟骰关节的病例中，垂直于肢体长轴的手术切口应尽量偏远端，手术切口也可以弧形向近端延长（图 6.15）。

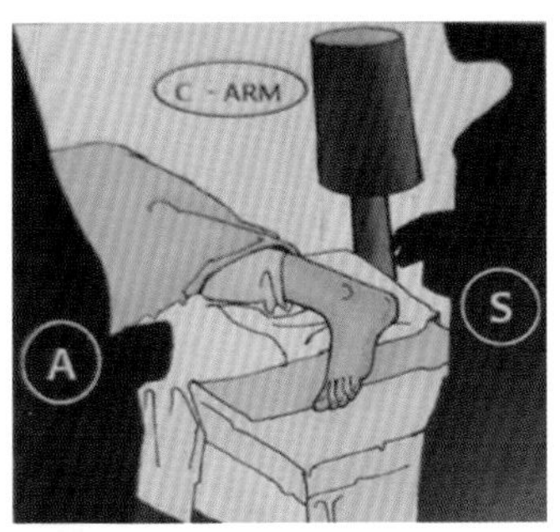

图 6.13　跟骨骨折术中患者体位

A. 手术助手位置；S. 术者位置

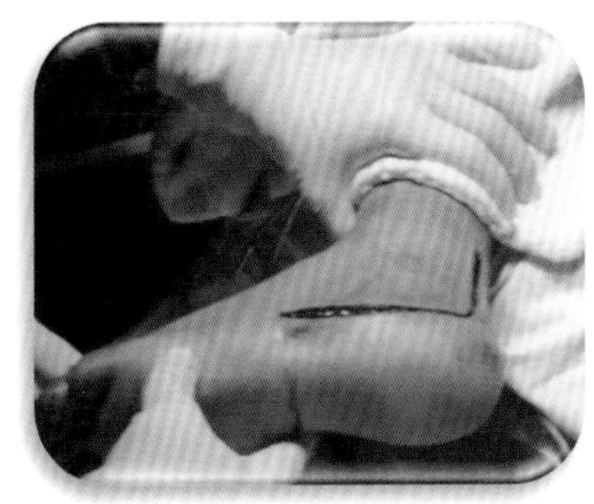

图 6.14　跟骨骨折手术中，扩大外侧入路的手术切口

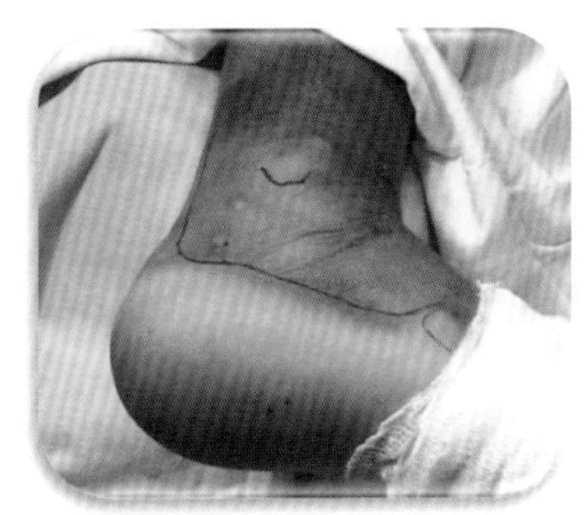

图 6.15　累及跟骰关节骨折的改良型手术切口

可以用手术钳游离皮瓣，并用钝性皮肤拉钩进行牵拉。

近端（距骨侧）皮瓣用丝线固定时应使足跟内翻，远端（骰骨侧）皮瓣用丝线固定时应使足跟外翻。

跟骨骨折的复位应遵循由内到外的原则，应从复位跟骨内侧壁和载距突开始，逐渐向外侧进行。

用剥离子、止血钳或克氏针从外侧进行操作，可以使跟骨内侧的复位变得容易。

对于跟骨后侧关节面的两部分骨折，通常采取加压原则；但是对于后侧关节面的大于两个骨折块的骨折类型，通常采用的原则是原位螺钉固定。

对于跟骨后侧关节面的多发骨折块，可用克氏针临时固定，固定顺序应由外向内（图 6.16）。

在骨折粉碎严重的情况下，其临时稳定作用的克氏针可以穿至距骨或骰骨。

为了维持跟骨后侧关节面的复位，可在接骨板以外旋入加压螺钉或普通支撑螺钉，这样可以使手术更简单。

若术中不慎切开腓骨肌的鞘膜，应确保在关闭切口前将其严密缝合。

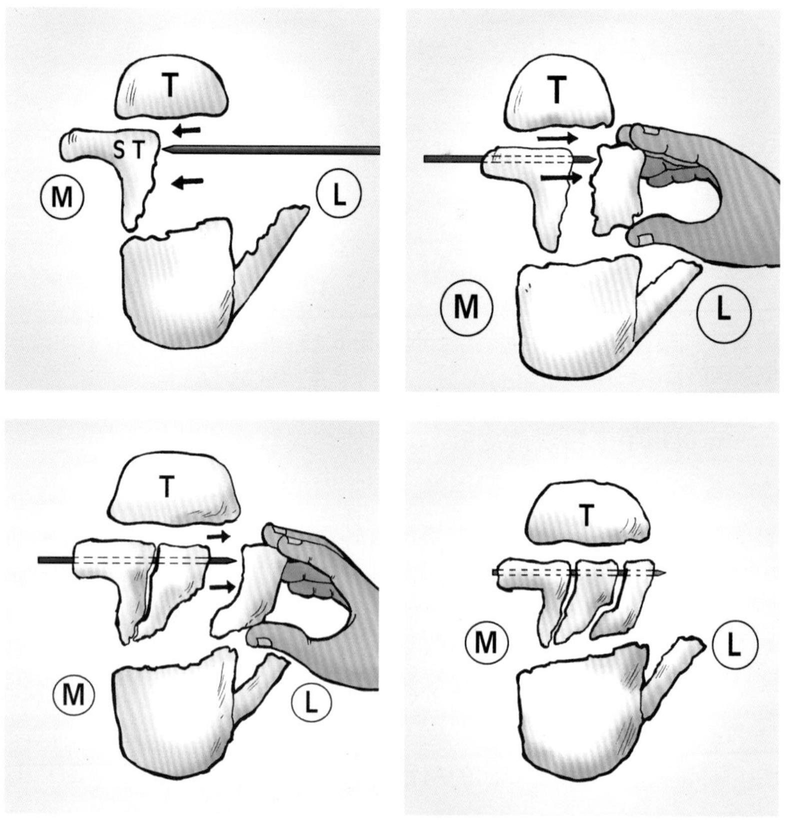

图 6.16　克氏针固定跟骨后侧关节面的示意图　M，内侧；L，外侧；T，距骨；ST，载距突

不需缝合跟腓韧带。

所有缝合线结都应该位于皮瓣的外侧（图 6.17）。

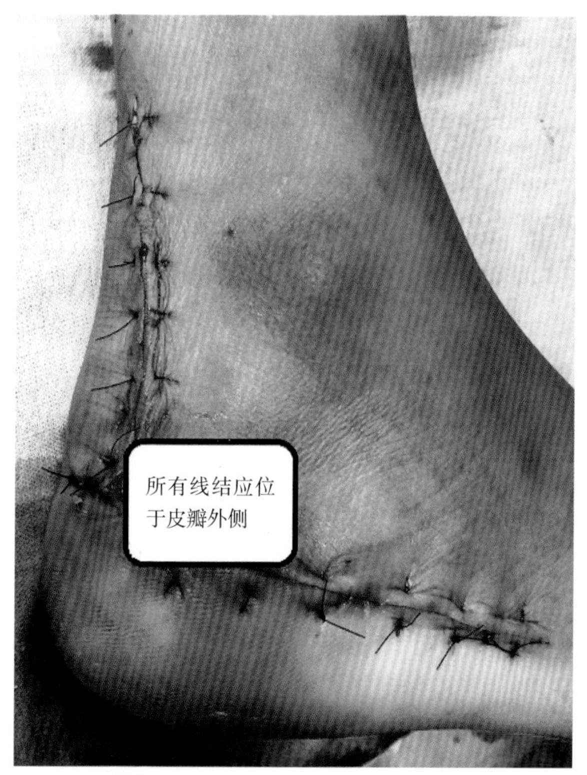

图 6.17　图片展示了缝合线结的位置

缝合伤口时应从切口两端开始，逐渐缝合至切口拐点。

微创内固定时，使用操纵杆和影像辅助系统是两项最重要的先决条件。

在微创手术操作中，无论应用外固定器械或 JESS 固定系统都有助于骨折复位。

在做附骨窦入路时，腓骨肌腱鞘膜应从骨质上剥离下来并牵开。

达到完美的骨折复位是做一期融合手术的第一步，因为不能在骨折移位的情况下做融合手术，首先要恢复足跟的高度，纠正跟骨增宽畸形以及各种骨性突起。

当术前考虑做一期跟骨融合手术时，应做双侧髂嵴的准备，以备术中取自体骨。

距骨骨折

流程图 6.11 展示了距骨结节骨折的处理方法。流程图 6.12 到流程图 6.14 展示了各种距骨骨折各自的处理方法，包括距骨头骨折、距骨体骨折、距骨颈骨折。流程图 6.15 展示了距骨骨折脱位的闭合复位方法。

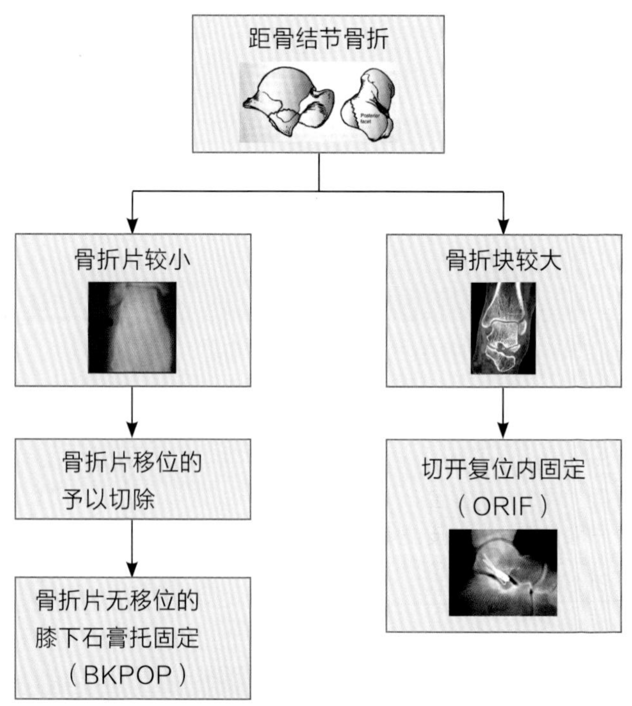

流程图 6.11　距骨结节骨折处理方法

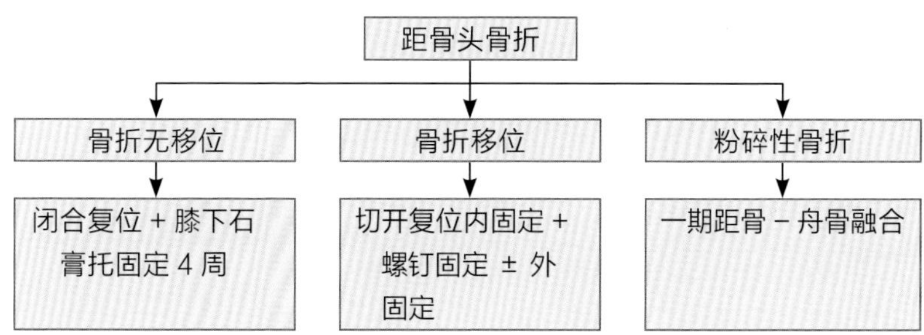

流程图 6.12　距骨头骨折的处理方法

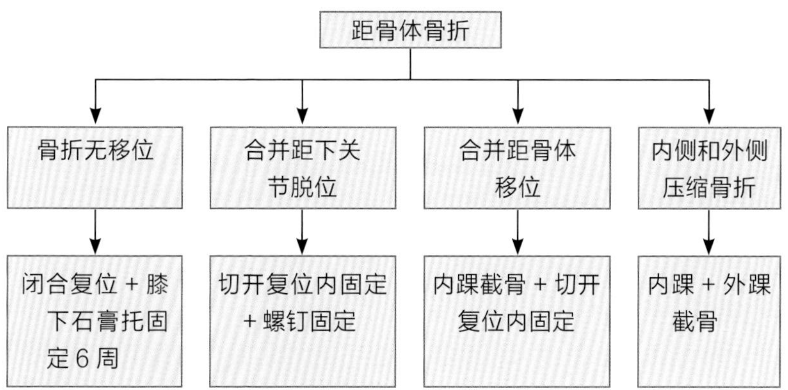

流程图 6.13　距骨体骨折的处理方法

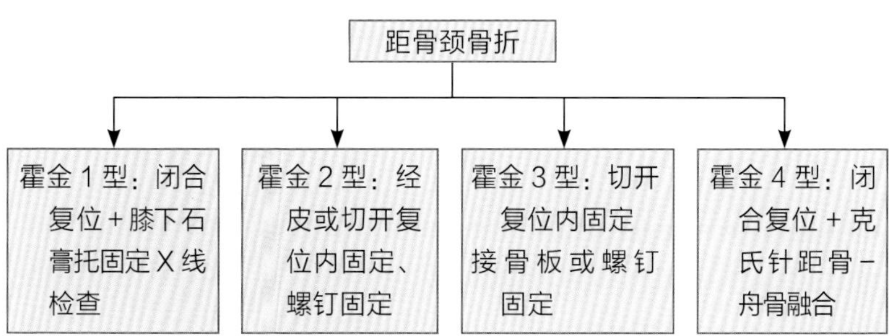

流程图 6.14　距骨颈骨折的处理方法

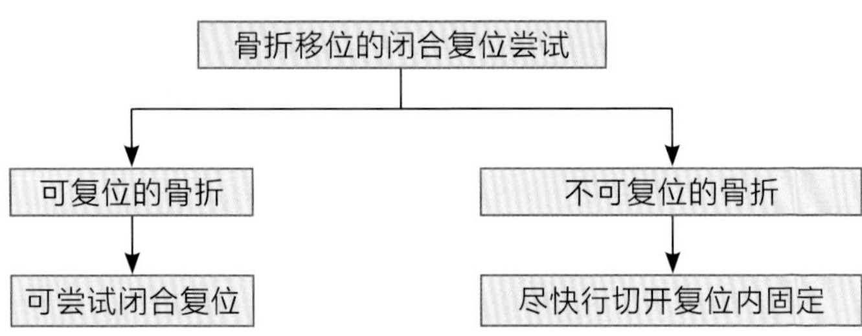

流程图 6.15　距骨骨折伴移位的处理方法

提示和技巧

时刻保持警惕性，时刻保持积极性。

在应对每一例后足创伤的病例和每一例足部多发创伤的病例时都应考虑到是否存在距骨骨折。

如果怀疑存在骨折脱位和粉碎性骨折，在治疗该创伤之前，都应行 Canale 位和 Kelly 位 X 线片检查，以及 CT 平扫。

任何踝部损伤后无法缓解的疼痛，都应该考虑到是否存在距骨的骨与软骨骨折。

踝部扭伤后症状无缓解，都应考虑到是否遗漏距骨外侧或后侧结节的骨折。

骨折保守治疗时，必须定期复查影像学检查。

临床医生，在做 CT 平扫之前，应该更加积极地纠正任何距骨脱位或半脱位。

积极治疗措施体现在，遇到合并血管危象、骨筋膜室综合征和骨折块突入皮下的病例时，积极急诊复位或手术（图 6.18）。

只要存在疑问，就可以建立双侧入路（图 6.19A，图 6.19B）。

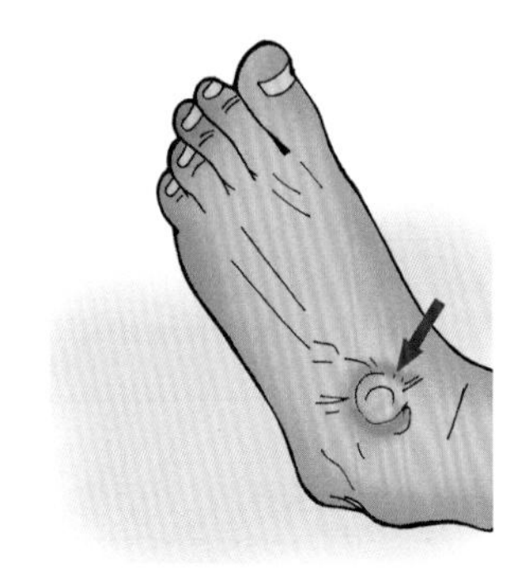

图 6.18　位于皮下的距骨骨折块

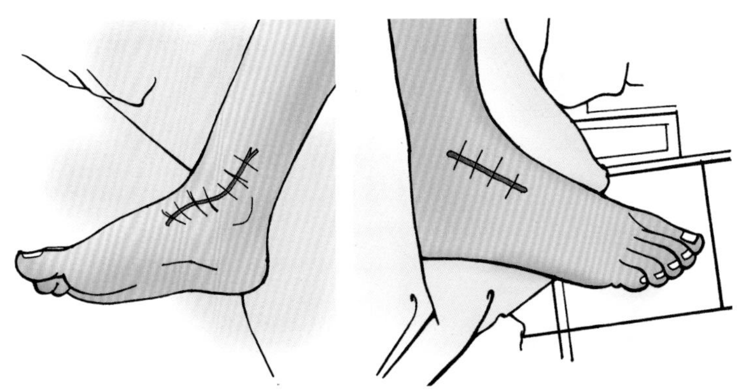

图 6.19（A 和 B）　双侧入路（前内侧和前外侧）治疗距骨骨折

前侧入路可以更好地显露距骨，但是存在如伤口延迟愈合、伤口问题、无法显露距骨下关节等缺点。

为了便于骨折复位，应随时做好增加内踝或外踝截骨的准备（图 6.20）。

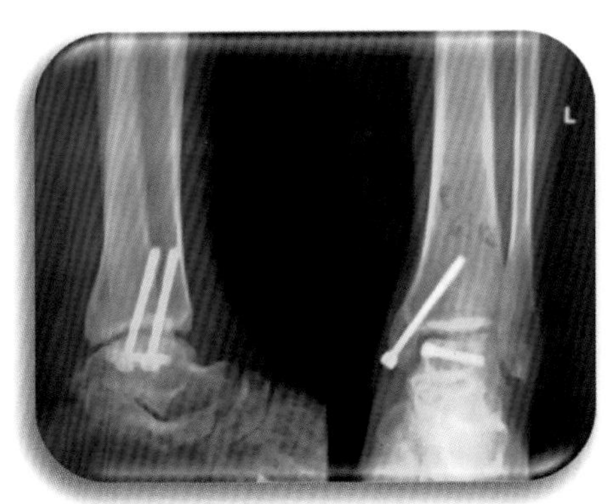

图 6.20　治疗距骨骨折时行内踝截骨病例的 X 线

在内踝截骨的过程中，可以用止血钳保护软骨（图 6.21A，图 6.21B）。

不要用力下拉内踝截骨块，否则就会损伤距骨头和距骨颈的唯一血供通路。

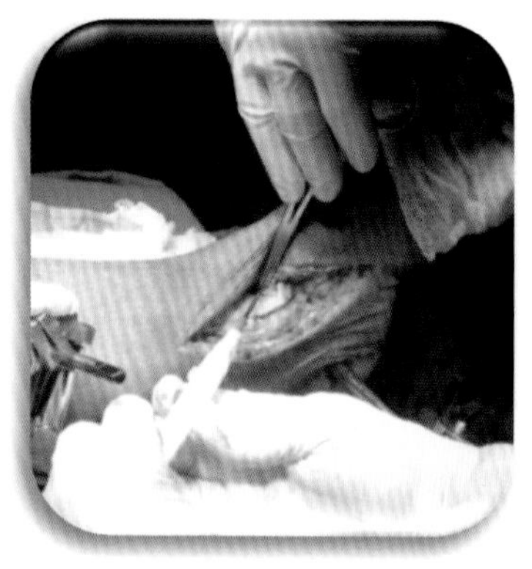

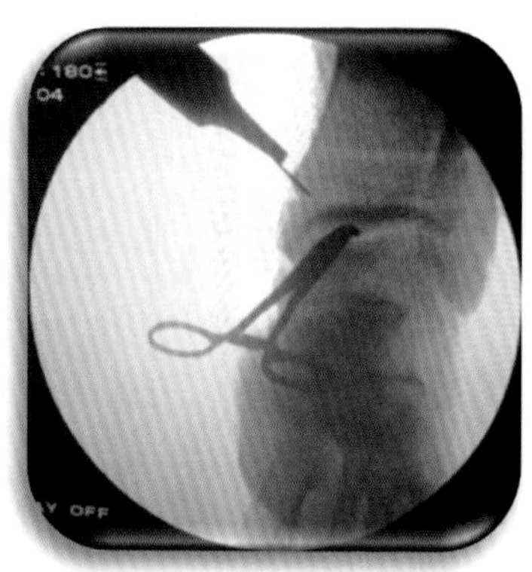

图 6.21（A 和 B） 在做内踝截骨时，在踝关节内插入一把止血钳，这样不仅可以保护软骨，还可以为截骨导向

建议在内踝截骨后的骨块上留一股缝线，以此来牵引骨块（图 6.22）。

· 在复位外踝截骨块后一定要缝合相关韧带

· 在做截骨术前一定要在截骨块上预钻孔

· 行（内踝或外踝）截骨术时，截骨平片应高于距骨顶部穹隆，并且避免损伤距骨关节面（图 6.23）

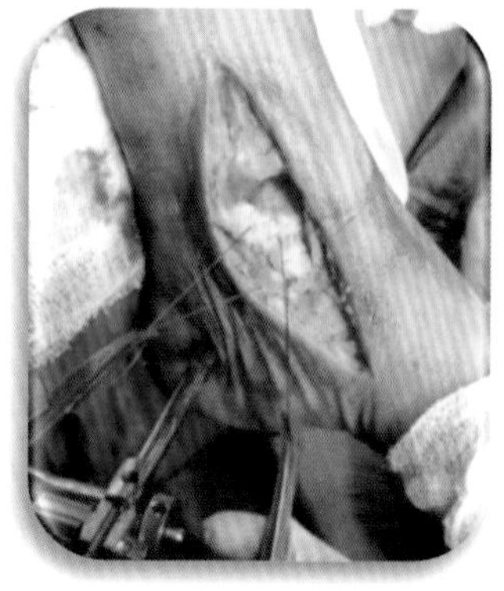

图 6.22 行内踝截骨术时，用缝线做牵引

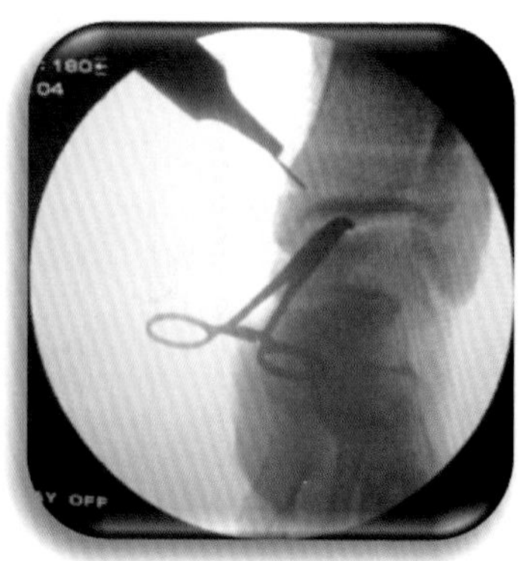

图 6.23 术中透视显示内踝截骨方向

由后方向前方旋入的螺钉具有足够的生物力学强度，但后方入路只有很小的显露空间来旋入螺钉。

骨折块的大小以及位置都决定了螺钉的放置，无论是后前方向或前后方向（图 6.24）。

撬拨复位棒应平行于骨折两侧的断面，避免在冠状位或矢状位上增加骨折的张角（图 6.25）。

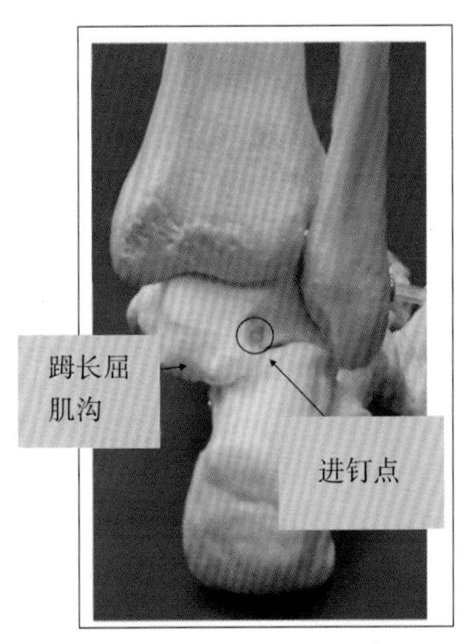

图 6.24　适宜旋入后前方向固定螺钉的示意图，旋入固定螺钉入点位于跗长屈肌（FHL）沟的外侧

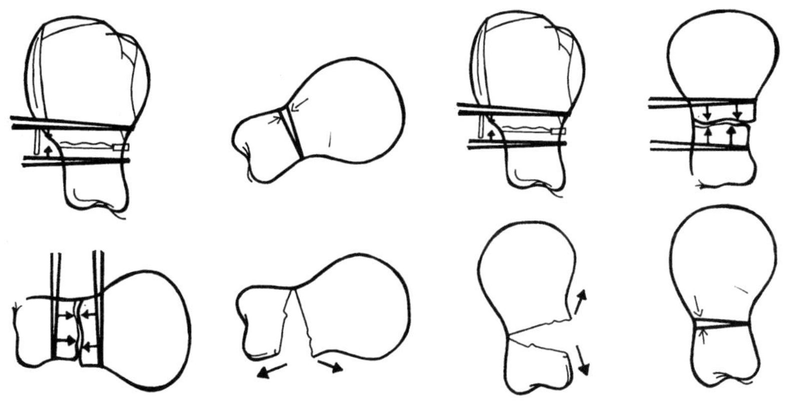

图 6.25　展示了放置撬拨复位棒的位置以及与位置不良相关的问题

在做显露距骨的手术入路时，应注意保护腓浅神经、隐神经以及腓肠神经。

中足部骨折

流程图 6.16 至流程图 6.18 展示了重建中足部损伤、骰骨损伤的重建以及骰骨空虚的治疗顺序。

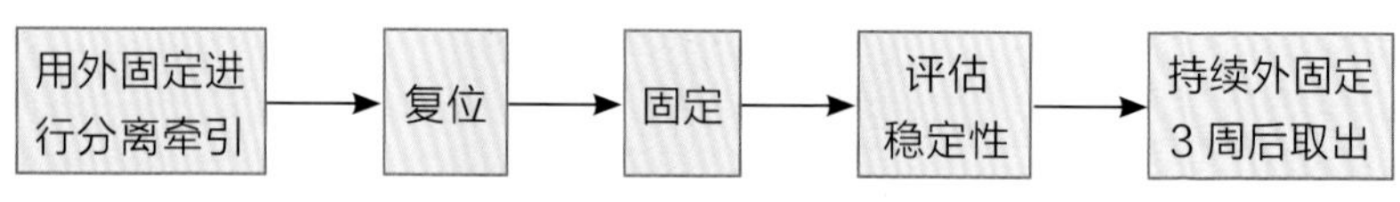

流程图 6.16　中足部损伤的重建流程

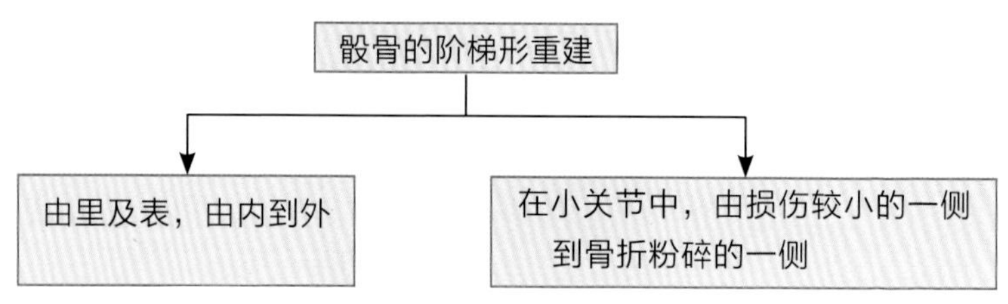

流程图 6.17　骰骨重建的顺序

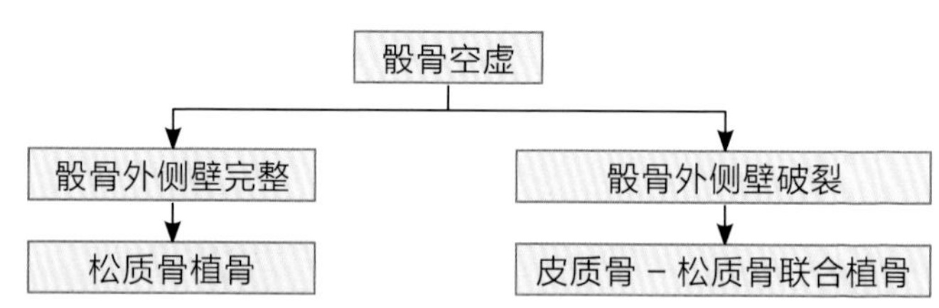

流程图 6.18　骰骨空虚的治疗原则

提示和技巧

发现中足部的损伤需要保持高度的警惕性，尤其要警惕所有的高能损伤。但在如扭伤、牵拉损伤、坠落伤以及扭转损伤的低能损伤中也应注意鉴别。

在喜爱运动的人群中，应注意中足部的压缩损伤（图 6.26）。

时刻要警惕并仔细探查是否存在中足其他骨与关节的损伤。

在中足部损伤中，有可能伴发足背动脉、胫骨后肌腱、伸肌腱的损伤。应高度警惕上述这些情况。

中足部的诸骨有些类似于前臂部骨骼，孤立的损伤十分罕见。往往需要排除一些放射影像学无法显影的其他骨骼的损伤（图 6.27）。

为了准确诊断以上损伤，需要一些特殊的 X 线检查，如内侧斜位片、牵拉位片、对比位片。

有时必须做 CT 扫描。

只要条件允许，都应做应力位 X 线和负重位 X 线片的助诊。

在糖尿病患者中，微小的损伤产生的中足部的神经病理性骨折可能和感染混淆。准确地采集病史，行负重位放射影像学检查以及上述所有值得警惕的征象都有可能拯救临床医生（图 6.28）。

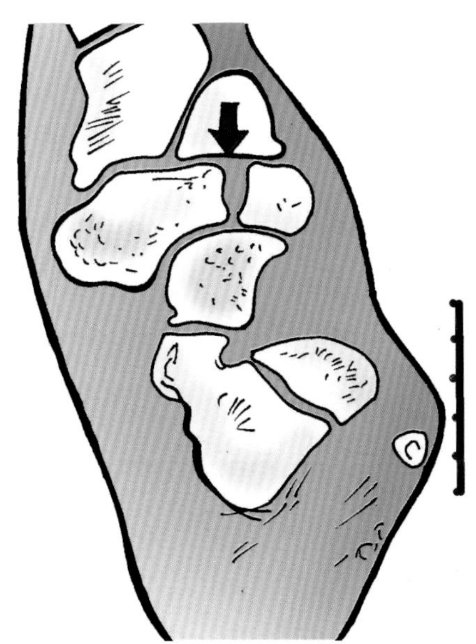

图 6.26　CT 扫描显示了运动员的足舟骨压缩骨折

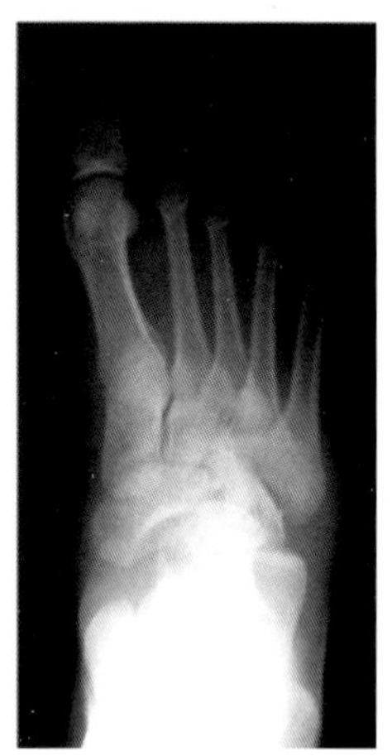
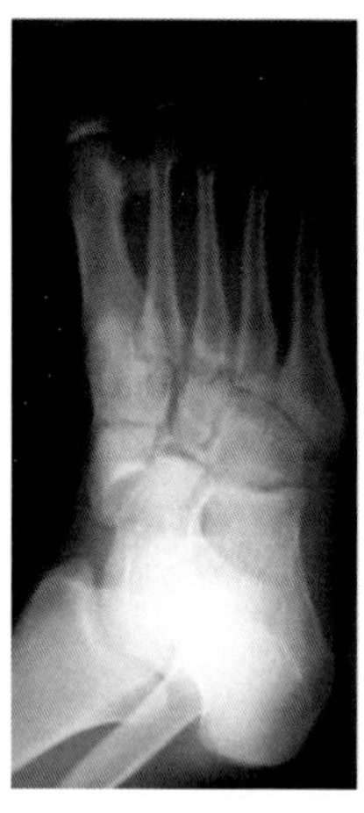

图 6.27　X 线显示足舟骨损伤合并骰骨的微小损伤

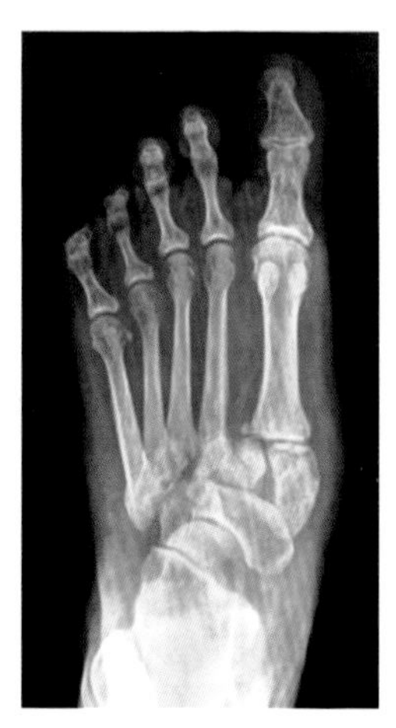

图 6.28　中足部神经病理性骨折的 X 线

中足部创伤的保守治疗患者，必须每周行 X 线检查，并持续 3 周。

X 线检查应涵盖距骨 – 舟骨关节以及第四、第五跖骨间关节。

舟骨 – 楔骨关节，跟骨 – 骰骨关节，第一、第二、第三跖骨间关节的关节功能是可以被牺牲的。

任何时候都要重建舟骨结节或胫骨后肌腱，这样可以保留内侧足弓。

皮肤皱纹的出现意味着可以进行有创手术操作，所以旷置几天是比较合理的（图 6.29）。

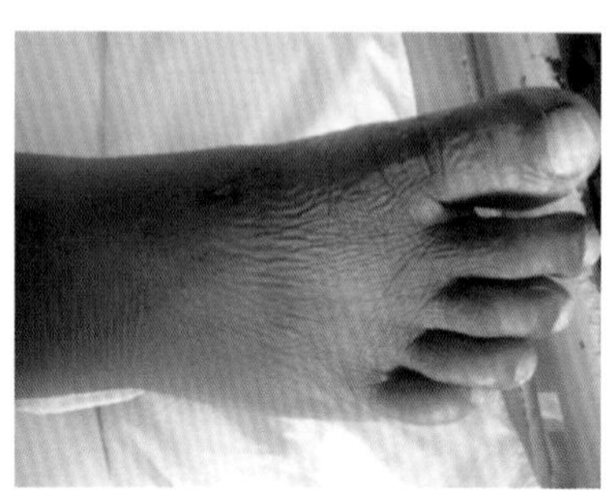

图 6.29　中足损伤的皮纹征

在等待软组织条件改善并有助于手术开展的同时，牵引中足部，减少由于皮下骨折块撑顶而引起皮肤坏死的风险。

在做显露中足部的手术切口时，务必注意保护血管以及浅表的皮神经。

在治疗中足部损伤时，必须应用动力设备、点式复位钳、牵引器、叶片式撑开器以及 Hinter-mann 拉钩。

克氏针可以固定特殊的低剖面骨折块，并可为螺钉导向。

中足部骨折的固定应遵循经典的固定方式，牵引、复位，评估后再决定是否继续牵引。

在中足损伤的治疗中，推荐跨过或穿过关节的固定方式（图 6.30）。

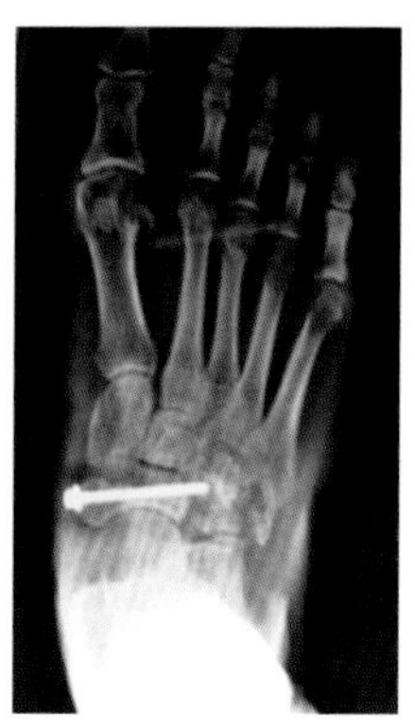

图 6.30　穿过关节固定足舟骨的 X 线

对于粉碎性足舟骨骨折的病例，内固定螺钉起到维持骨块位置作用或可作为阻滞钉。

为在骨折粉碎的情况下起到良好的作用，桥接钢板应避免损伤关节（图 6.31）。

骰骨骨折的重建应由内侧开始再到外侧，并且从粉碎轻的一侧向粉碎严重的一侧进行。

每一次都应探查骰骨是否空虚。

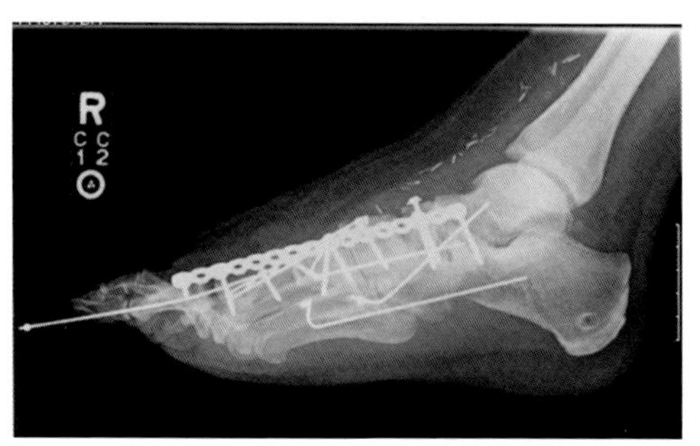

图 6.31　X 线展示了中足内固定中应用桥接钢板

若骰骨空虚时其外侧壁完好，应做松质骨填塞植骨；但是在外侧壁破坏的情况下，空虚处应做皮质 - 松质骨联合植骨。

治疗合并的足舟骨骨折，可以切除骨折块并重建胫骨后肌腱附丽点。这种方法也可作为扁平足重建的辅助方法。

若是无法重建的损伤可一期做融合手术。

在中足骨折手术中，应确保保留内外侧柱的长度（图 6.32）。

在中足手术中，重建手术应注意保留足内侧纵弓。

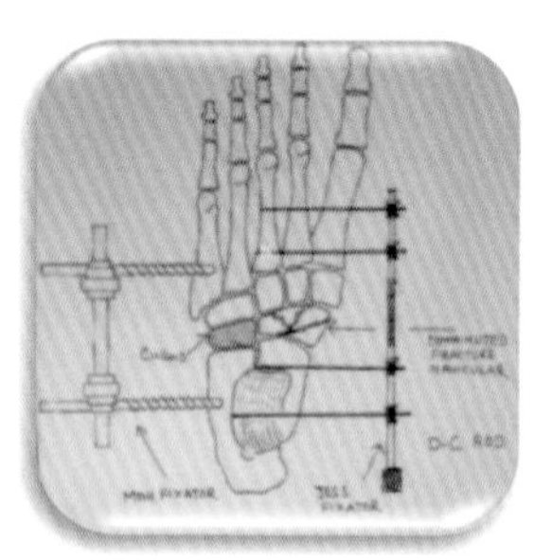

图 6.32　应用桥接的外固定装置来保留足内侧的长度

Lisfranc 损伤

Lisfranc 损伤的治疗计划如流程图 6.19 所示。Lisfranc 损伤的不同治疗方法如流程图 6.20 所示。流程图 6.21 解释了依据骨折移位的程度而选择不同的治疗方法。

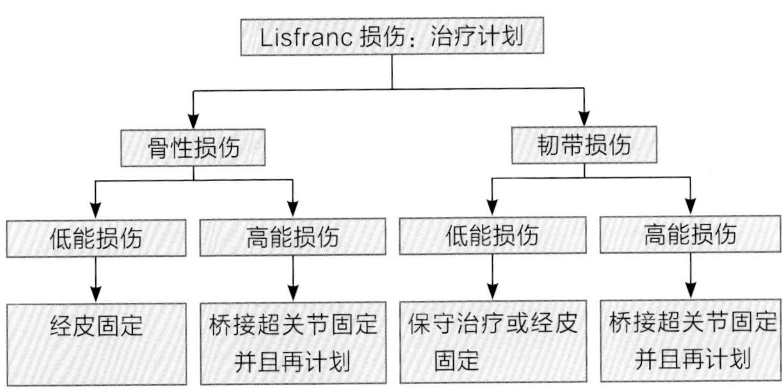

流程图 6.19　Lisfranc 损伤的治疗计划

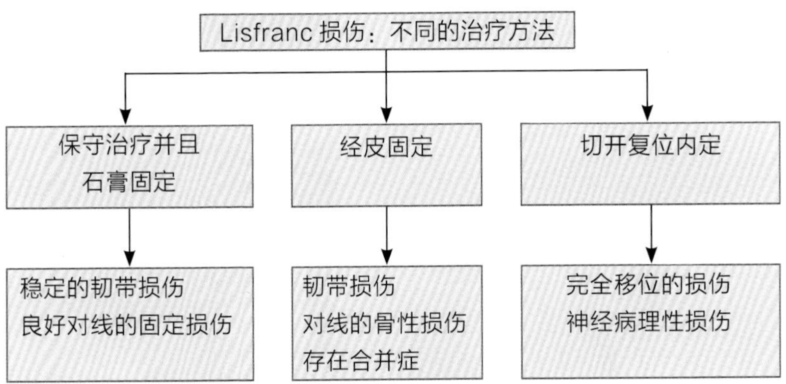

流程图 6.20　Lisfranc 损伤的不同治疗方法

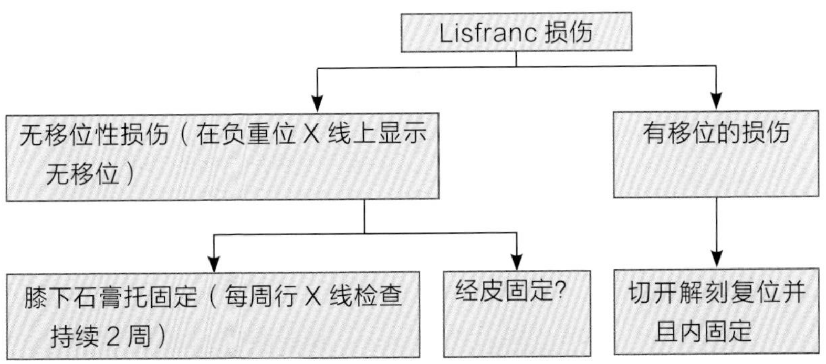

流程图 6.21　基于骨性移位情况而采取的不同治疗方法

提示和技巧

Lisfranc 损伤的诊断需要高度的警惕性。

为了准确的诊断 Lisfranc 损伤，应寻找足底的瘀斑，拍摄负重位 X 线以及应力位 X 线（图 6.33）。

在普通 X 线上，应寻找典型的 Lisfranc 损伤征象以及瘀斑征。

在做负重位 X 线时，X 线球管应保持在与患足平行的位置而不应平行于地面（图 6.34）。

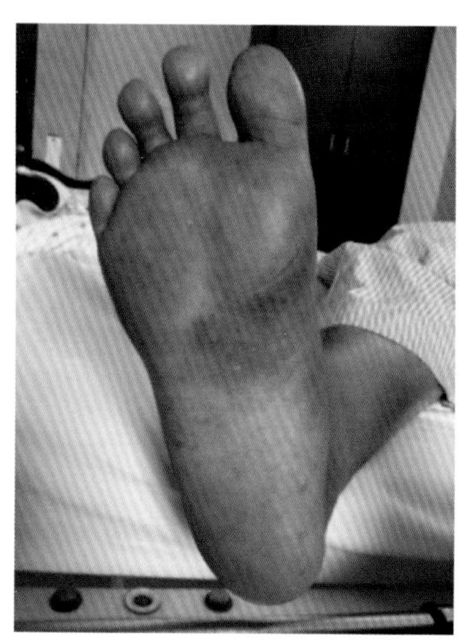

图 6.33　门诊的照片显示足底瘀斑

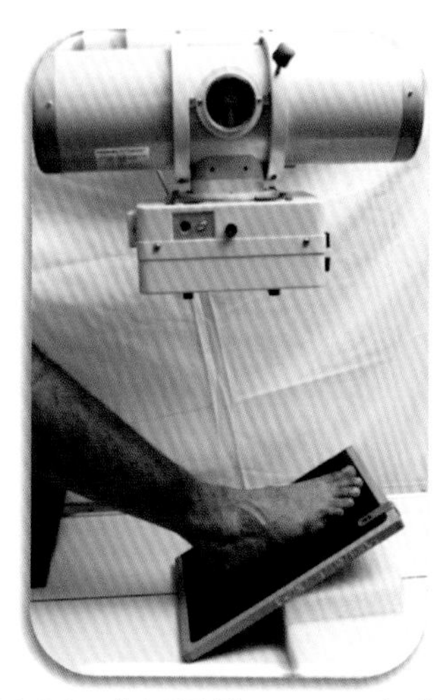

图 6.34　为了显影 Lisfranc 损伤，X 线光束所处的位置

在做治疗前必须行 CT 扫描以评估病情。

为了诊断微小的 Lisfranc 损伤，需要在影像学的辅助下进行局部诊断性穿刺。

根据患处局部的软组织条件，手术可以推迟 10~20d。

手术切口的位置应根据损伤类型的不同而确定。

· 损伤仅位于第一跖骨基底处——踇长伸肌腱内侧切口

· 损伤位于第一、第二跖骨基底处——踇长伸肌腱外侧、血

管内侧切口

· 损伤位于第二跖骨基底处——血管外侧切口

· 损伤位于第三、第四跖骨基底处——远离血管的外侧切口

· 损伤位于第四、第五跖骨基底处——切口位于第四跖骨处

做双切口时，两切口应保持足够的距离，以免出现皮肤缺血坏死。

需要延长趾短伸肌。

必须注意保护血管和皮神经。

每一次旋入螺钉前，都要在骨表面预钻一个浅凹，这样在旋入螺钉时可以避免出现从钉孔处产生骨质劈裂并延伸至关节面（图 6.35）。

必须先复位第二跖骨，剩余跖骨的复位应围绕第二跖骨进行。

螺钉固定的顺序是：第二跖骨至内侧楔骨的固定；第一跖骨至内侧楔骨的固定；接下来才是其他跖骨基底到与其对应的楔骨的固定。

经由第二跖骨基底向内侧楔骨旋入螺钉的优势如图 6.36 所示。

由较小的骨骼向较大的骨骼进行瞄准是比较容易的。

内侧楔骨可以容纳下更长的螺钉螺纹，这样固定更可靠。

螺钉可以通过骨质更加致密的内侧楔骨的内侧半。

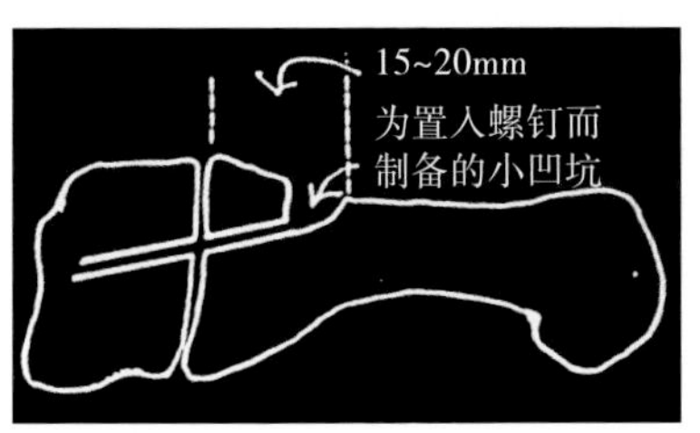

图 6.35　置入 Lisfranc 螺钉前，预钻的浅凹

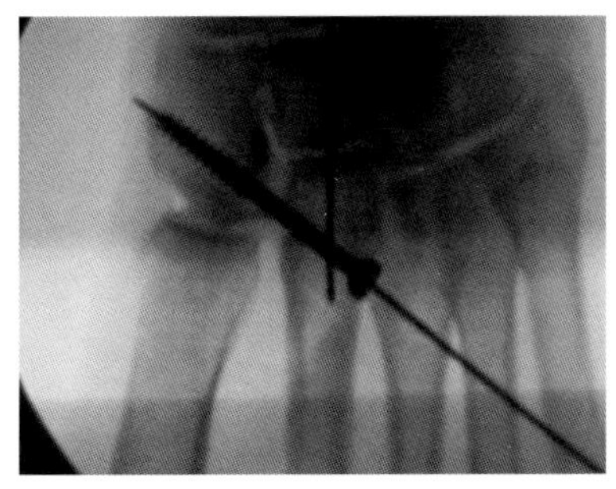

图 6.36　经由第二跖骨基底向内侧楔骨旋入螺钉的 X 线

如果出现螺钉断裂，这种置钉方法更易取出断钉。

第四和第五跖骨的固定可以依靠柔性固定，如克氏针；但内侧跖骨的固定应依靠坚强的内固定，如螺钉（图 6.37）。

在一些病例中需要二期手术关闭伤口。

螺钉应当起到维持位置的作用。

所有足趾应背屈以压紧螺钉（图 6.38）。

在骨折粉碎的情况下，应用桥接接骨板效果最好，其可以避免关节面的损伤，帮助增加稳定性，非必要可以不取出内固定（图 6.39）。

对于神经病理性骨折，固定原则如下（图 6.40）。

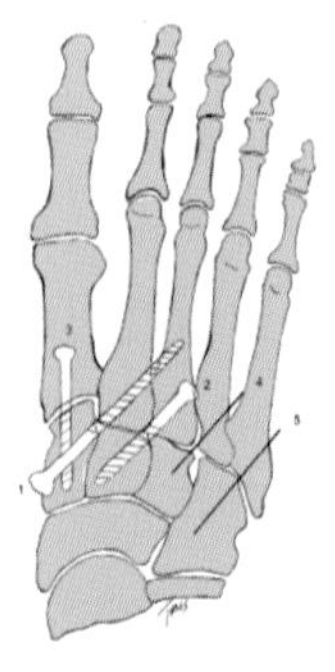

图 6.37　Lisfranc 损伤的固定示意图

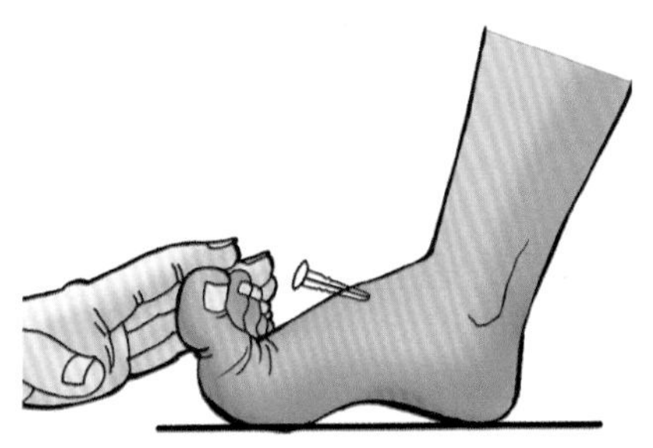

图 6.38　背屈足趾压紧螺钉的示意图

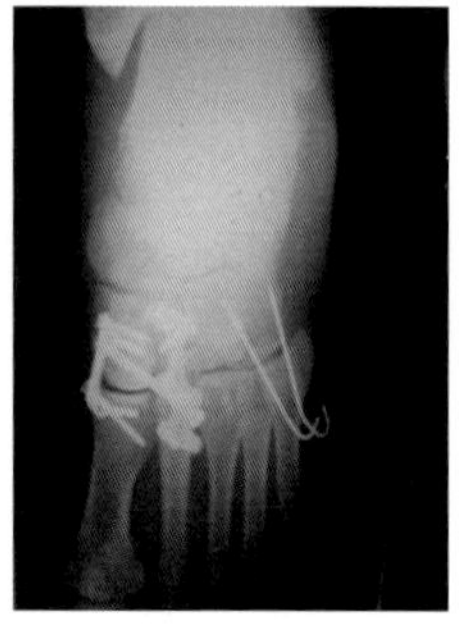

图 6.39　应用桥接接骨板固定 Lisfranc 损伤的 X 线

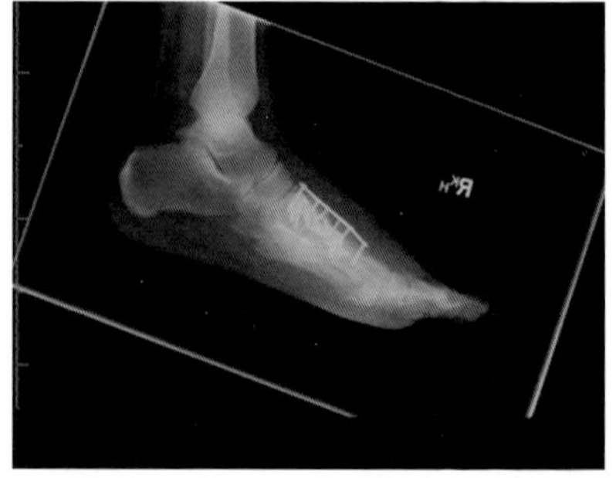

图 6.40　中足神经病理性骨折固定的 X 线

- 更长的固定范围
- 更坚强的固定器材
- 联合应用固定器材
- 桥接固定
- 双重保护
- 推迟负重
- 应用长跨度支具

做一期融合手术，可能需要从跟骨、胫骨下端、胫骨近端取骨进行植骨。

取出内固定的时间：6~8 周后取出克氏针，4~6 月后取出螺钉。

如果没有不良症状，螺钉可以留在原位，但需要提醒患者，遗留的螺钉有断裂的风险（图 6.41）。

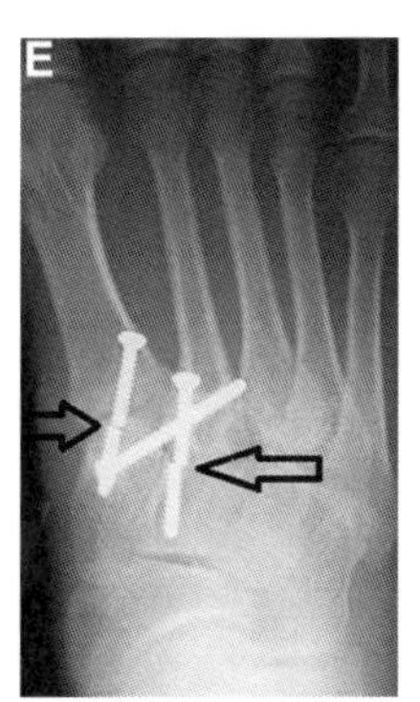

图 6.41　Lisfranc 损伤内固定术后螺钉断裂的 X 线

术后 6~8 周，必须使用塑性的足弓支撑器或鞋内植入的矫形器。

跖骨骨折

第一跖骨和第五跖骨的跖骨颈、跖骨干、跖骨基底部骨折的处理方法分别如流程图 6.22 至流程图 6.25 所示。

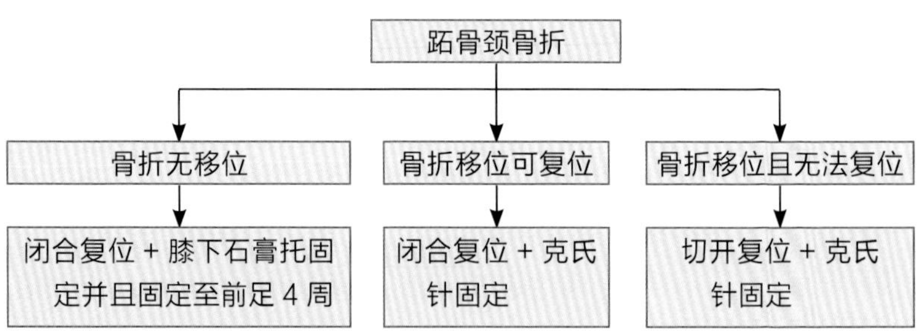

流程图 6.22　跖骨颈骨折的处理方法

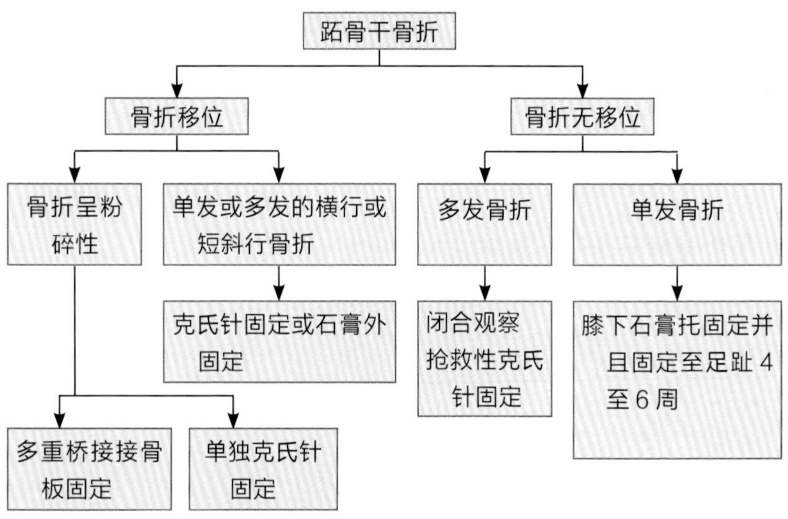

流程图 6.23　跖骨干骨折的处理方法

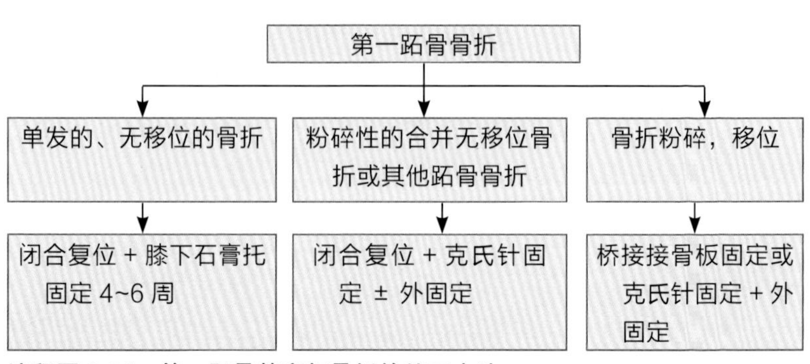

流程图 6.24　第一跖骨基底部骨折的处理方法

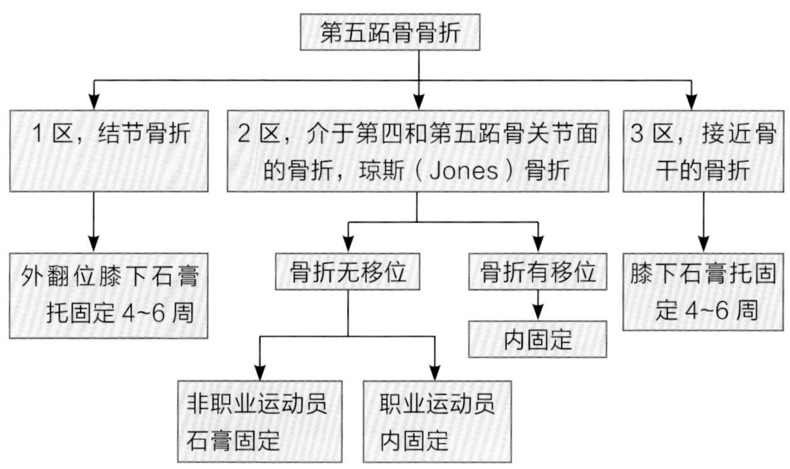

流程图 6.25　第五跖骨基底骨折的处理方法

提示和技巧

切线位 X 线可以显示跖骨头骨折，籽骨位 X 线可显示籽骨损伤，斜位 X 线对于显示跖骨骨干和跖骨基底骨折十分重要。

拍摄健侧肢体的 X 线有助于评估跖骨的长度。

维持第一跖骨的长度是最为重要的，为维持其长度有时需要应用桥接外固定（图 6.42）。

必须鉴别出是否存在 Jones 骨折，并且确认其完整性（图 6.43）。

在肥胖患者以及合并后足内翻畸形的患者中，Jones 骨折需用髓内钉固定手术治疗（图 6.44）。

跖骨头、跖骨颈、跖骨干骨折，需要恢复跖骨的长度，并且需要维持前足抛物线状的足弓（图 6.45）。

跖骨头和跖骨颈的骨折并成角移位需要纠正，这样可以预防由于骨折畸形愈合而产生的足底压力异常（图 6.46）。

向跖骨远端或近端的桥接固定或跨越关节的固定可以增加固定的稳定性，这样做也是推荐的。

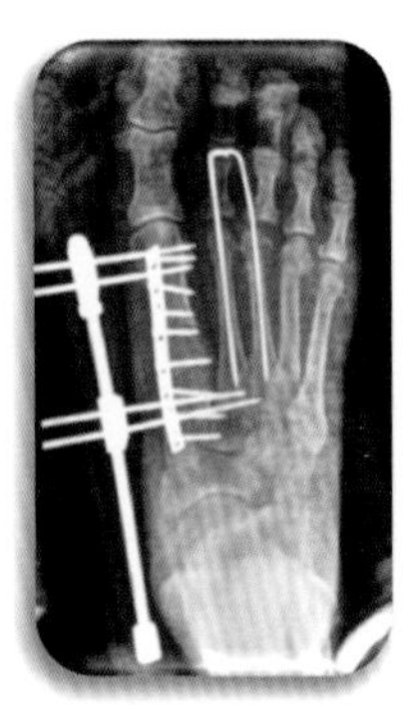

图 6.42　X 线显示第一跖骨骨折，用外固定架维持其稳定性

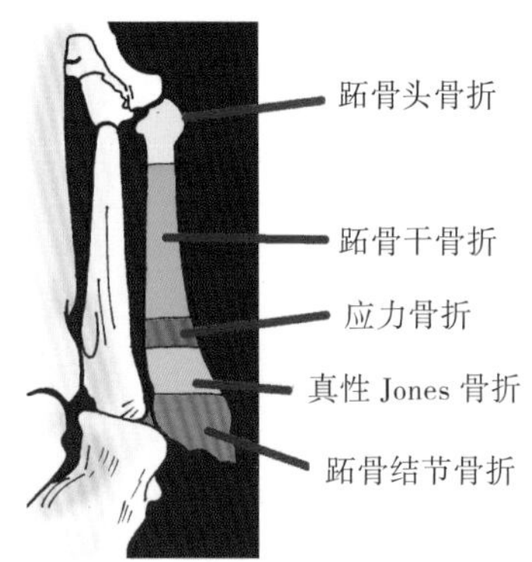

图 6.43　第五跖骨骨折分区

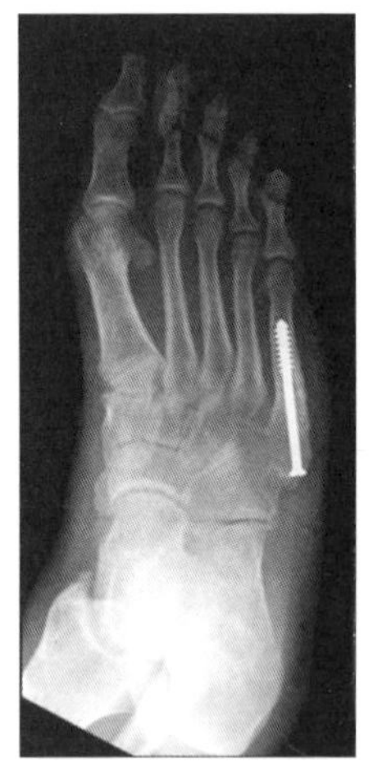

图 6.44　X 线显示第五跖骨骨折，并用髓内钉固定

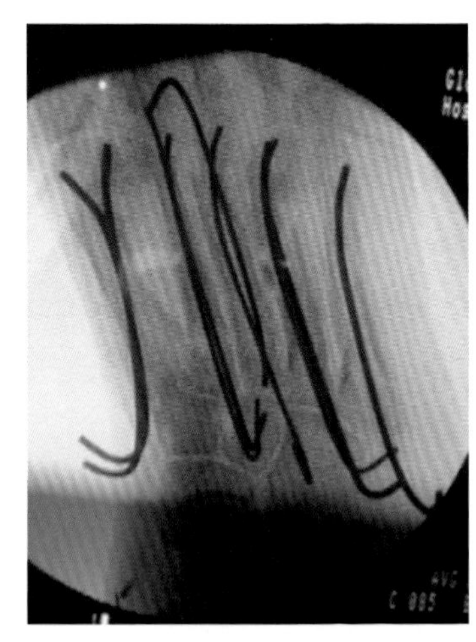

图 6.45　X 线显示多发跖骨骨折，如何维持跖骨长度和足横弓

跖骨骨髓腔内克氏针固定，应将克氏针尽量地钻入软骨下骨层面，但是不能穿透关节面。

跖骨骨髓腔内克氏针固定，克氏针必须避免损伤关节面，并且克氏针的末端需要修剪平整。

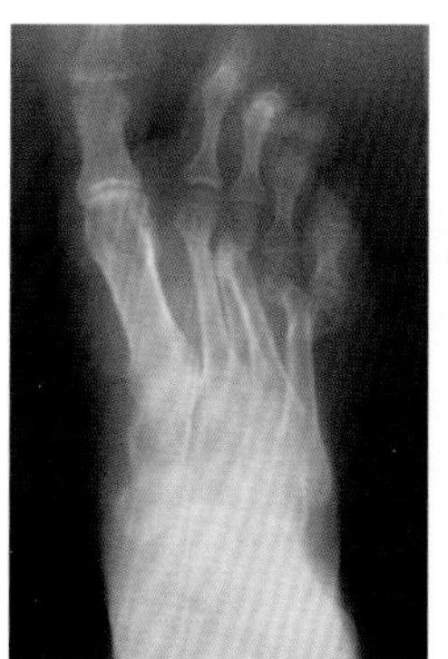
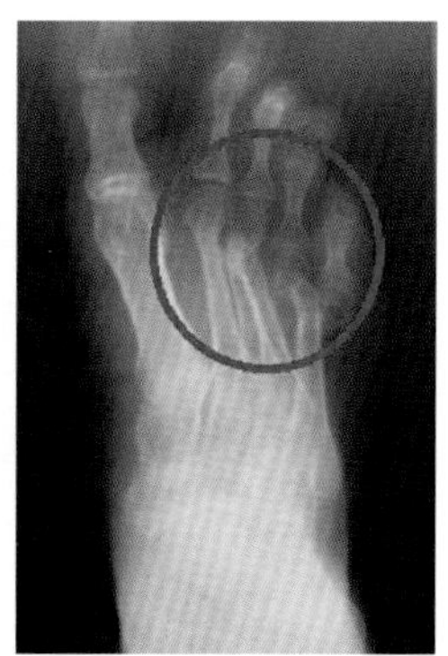

图 6.46　X 线显示跖骨颈骨折的畸形愈合

跖骨干骨折的髓内克氏针固定，在跖骨末端，克氏针应分散开，这样可以获得更好的把持力和骨折稳定性（图 6.47）。

应用桥接接骨板固定粉碎性的跖骨骨折是比较好的选择（图 6.48）。

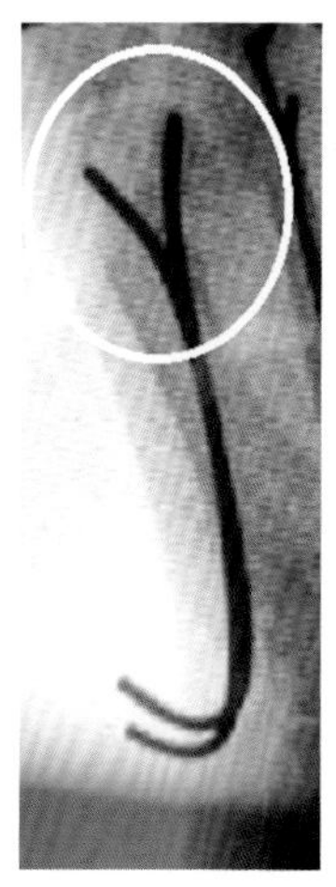

图 6.47　跖骨骨折的髓内克氏针固定，比较推荐的克氏针分散位置示意图

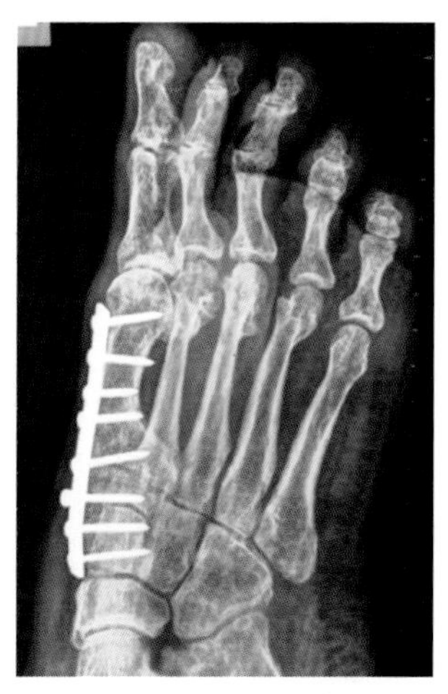

图 6.48　X 线展示了桥接接骨板固定不稳定型粉碎性第一跖骨基底骨折

第 7 章

足与踝骨折的畸形愈合

每一例足与踝骨折的畸形愈合都是独一无二的。

相较于其他部位的骨折的畸形愈合，足与踝部骨折的畸形愈合有三大不同之处。

1. 相邻关节的继发性骨关节炎是进展迅速的，也是不可避免的：

足与踝在结构上具有包含许多小骨骼的特点，所有这些骨骼之间都有关节。所有的运动都是多骨骼参与的，并且是相互交联的。如果出现一个骨骼的位置异常，将会影响到许多其近端、远端及侧方临近的关节，并且会不可避免地导致上述关节出现快速进展的骨性关节炎（图 7.1，图 7.2）。

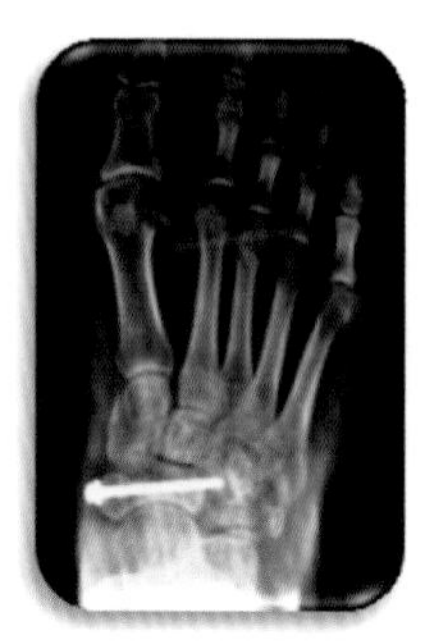

图 7.1　X 线显示了单纯治疗足舟骨骨折时的骰骨畸形愈合

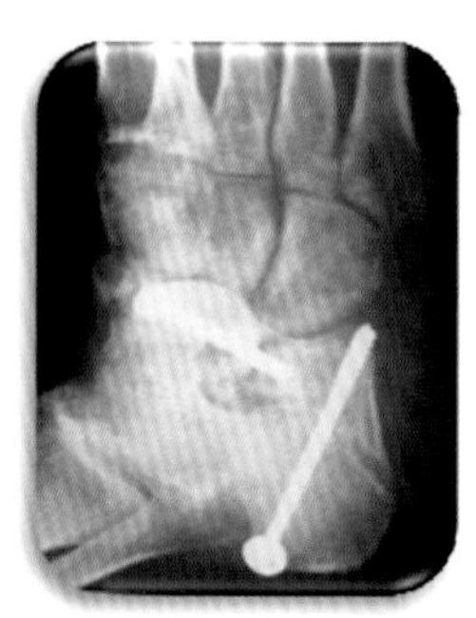

图 7.2　足舟骨骨折及畸形愈合导致的临近关节骨性关节炎

2. 畸形愈合周围的肌肉、肌腱、筋膜和神经的压迫效应：

跟骨骨折的畸形愈合会产生足底筋膜、胫骨肌、跟腓韧带、跟腱、踇长屈肌、腓肠神经以及胫后神经的压迫效应。Lisfranc损伤和中足部骨折的畸形愈合会产生足背皮神经、胫骨前肌腱以及长伸肌的压迫效应（图 7.3，图 7.4）。前足部骨折的畸形愈合会产生足底皮肤的压迫效应，导致鸡眼和胼胝体形成（图 7.5）。

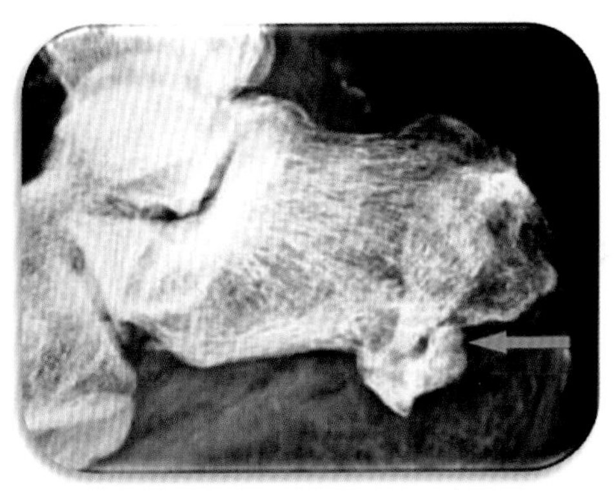

图 7.3　跟骨骨折的畸形愈合导致了足底的压迫和疼痛

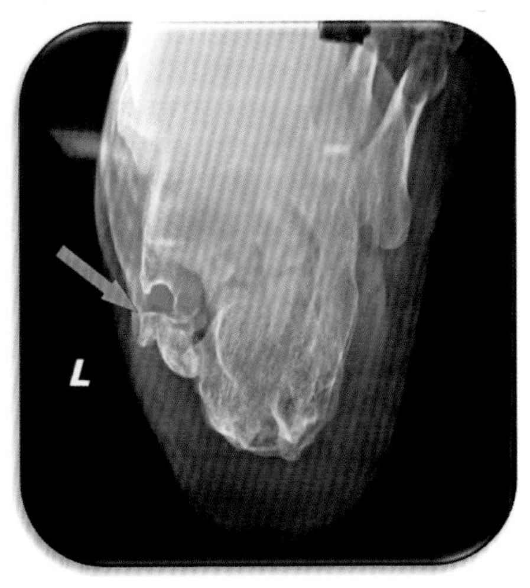

图 7.4　跟骨骨折的畸形愈合对内侧的踇长屈肌间和胫神经产生压迫，导致踇长屈肌腱的肌腱炎和继发的踝管综合征

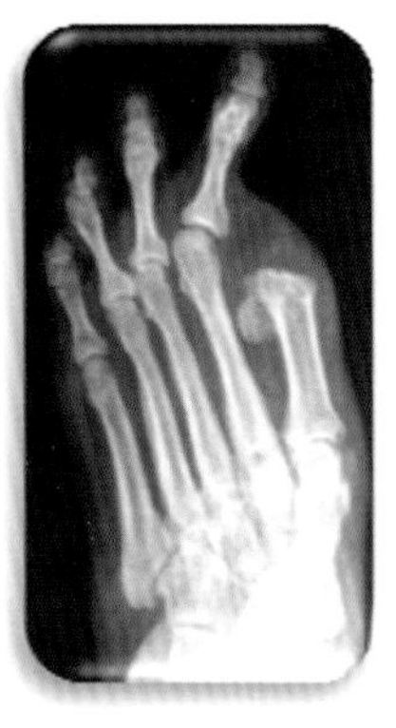
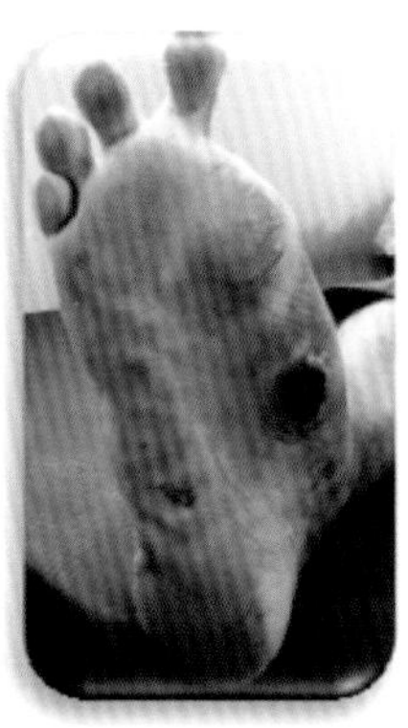

图 7.5　前足以及中足部骨折的畸形愈合增加了足底的压迫

3. 步态和穿鞋的困难：

足部骨折的畸形愈合增加了足的尺寸，这样穿常规的鞋类就变得困难。继发的畸形会导致步态的改变和疼痛（图 7.6）。

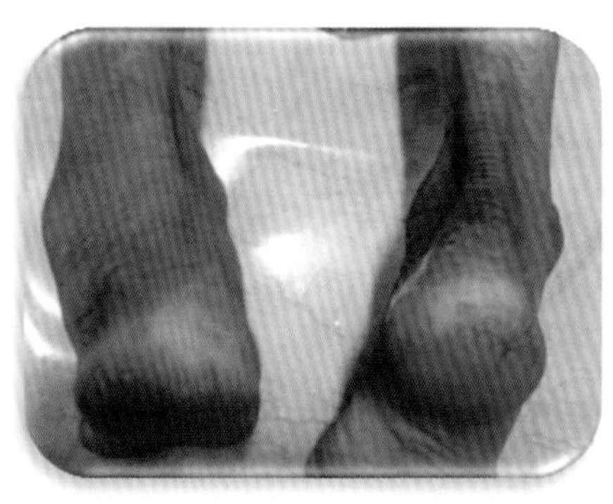

图 7.6　右侧跟骨骨折的畸形愈合导致足跟的变宽和变短，这样就无法穿戴标准的鞋类

评估晚期出现的畸形愈合

评估畸形愈合应该从以下几点入手：

· 主诉以及其持续时间

· 曾采取的治疗措施

· 肿胀和畸形

· 足部的形状
· 检查足弓
· 神经系统查体
· 评估每一条肌肉
· 评估每一个关节的活动情况
· 步态的检查
· 鞋类的评估
· 系统的足与踝部的 X 线检查
· 站立位放射影像学检查
· 对比相放射影像学评估
· 如果需要，可做 CT 扫描和 MRI 检查

用于诊断各种不同压痛点的分区注射技术是检查的重要组成部分。

治疗方法

依据原发骨折的不同，骨折畸形愈合的治疗方法也不同。框表 7.1 列举了这些不同点。

框表 7.1 治疗方法有何不同?

- 尽管畸形愈合已经持续很长时间，内固定翻修依然有效。
- 很多情况下，固定应优先于融合手术，这样可以避免压迫效应，并且可以保持生物力学性能，将二者有效结合。
- 切除外生骨疣和骨性凸起对于减少其对肌腱、肌肉和神经产生的压迫效应起到支柱作用。
- 关节置换（关节成形）术也已证实了其在治疗中占有一席之地。
- 相较于其他部位，由于足踝部的软组织覆盖较差，这就决定了其经常需要外固定。

- 在有合并症的情况下，融合手术比置换更优。
- 在畸形愈合影响到跖趾关节、近端趾间关节、远端趾间关节以及第四第五跖跗关节时，更经常用到切除关节成形术。

提示和技巧

有两种基础的治疗方法可被采用：挽救关节的方法和牺牲关节的方法（流程图 7.1 至流程图 7.3）。

对于年轻的、活动力强的、骨量保存多的患者，要尽量做挽救关节的治疗。

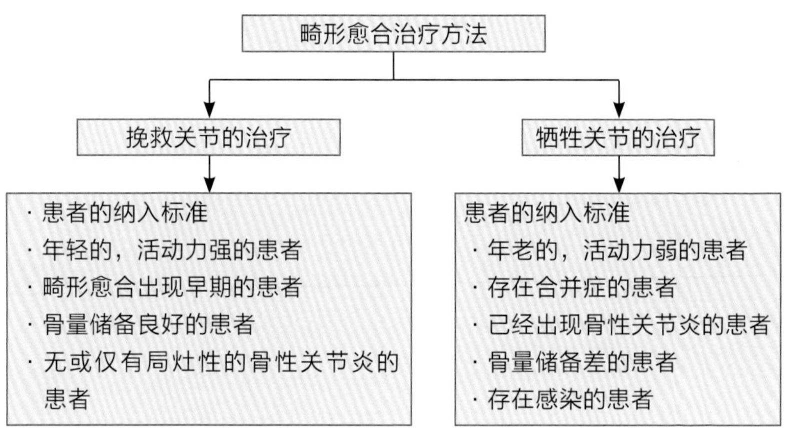

流程图 7.1　畸形愈合的治疗方法

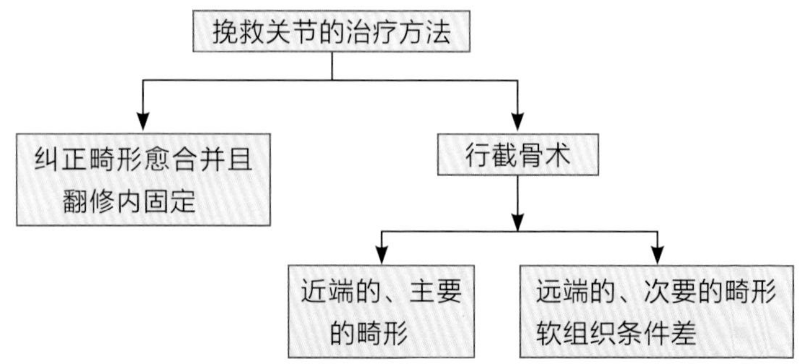

流程图 7.2　挽救关节的治疗计划

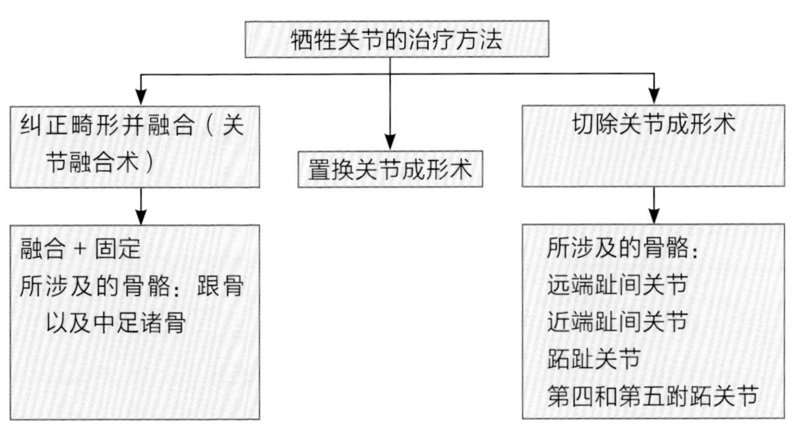

流程图 7.3　牺牲关节的治疗计划

对于年老的、活动力弱的、存在合并症的以及骨量少的患者，可实施牺牲关节的治疗。

挽救关节的治疗方法基于翻修内固定物来纠正畸形愈合，这样可以预防骨性关节炎的出现。

在病变是局灶性或没有出现关节炎的畸形病例中，需要做截骨术对畸形进行矫形。对于较小的畸形，远端的矫形截骨可以满足要求；但是对于巨大畸形的病例，为了获得更好的轴向矫形效果，比较推荐近端矫形截骨。

关节融合术、切除关节成形术和置换关节成形术都是做牺牲关节的治疗的备选方案。

在跟骨以及中足诸骨的畸形愈合病例中，需要做关节融合术并固定。

关节融合术是最为推荐的治疗方法，除外以下情况：第四、第五跗跖关节，远侧和近侧趾间关节，较小的跖趾关节；因为上述情况做切除关节成形术更好。

在踝关节有较小的畸形，骨储备良好，血运良好，并且不存在神经病变或感染的病例中，可考虑行关节成形术。

如何做决定

图 7.7 显示了做出决定是需要依据的多种因素。

畸形愈合持续的时间：畸形愈合存在时间越长，经过原有的骨折区域进行翻修和固定就越困难，并且在临近关节出现骨关节炎越严重，进行翻修固定就越困难。

患者的年龄和活动力：关节融合术适用于老年的长期卧床的患者，尤其是合并有各种并发症的情况，这也是一种治疗的金标准。需要重体力劳动的患者，也可以行关节融合术。除上述情况之外的其他患者，应选择矫形翻修固定手术。

出现关节炎的情况：出现关节炎就可以行融合手术并固定。在仅有局灶性关节炎的患者中，尤其是如踝关节一类的大关节，应该进行矫形截骨手术。

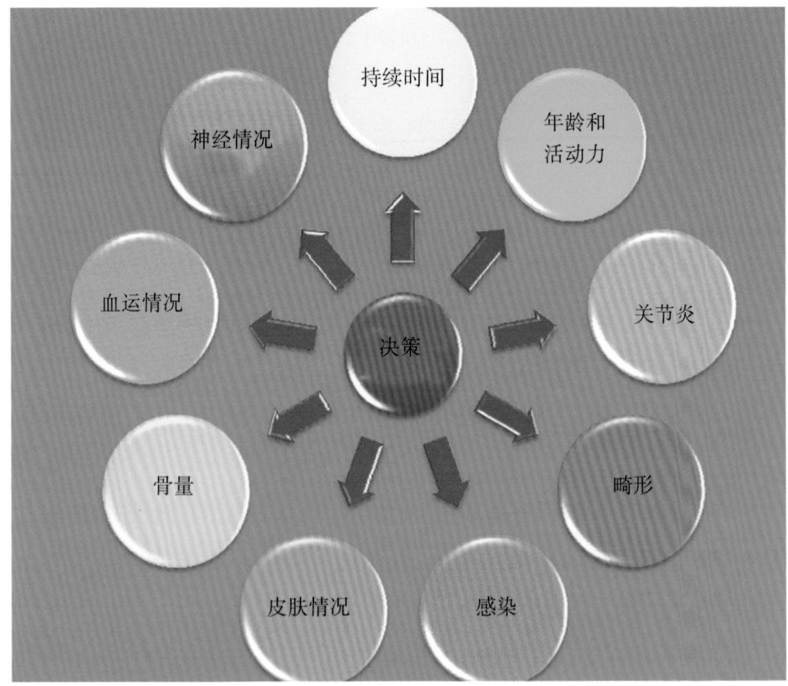

图 7.7　影响畸形愈合治疗方案选择的各种因素

出现畸形的情况：在准备行关节置换手术的病例中，畸形在术前应尽量减小，在最终的关节置换手术中必须完全纠正畸形。畸形原位行关节融合应该避免。矫形截骨必须先于去除关节面软骨。

出现感染的情况：感染的病例更适合做融合手术而不是翻修。对于有活动性感染的病例，最好用外固定装置进行融合。

肢体血运情况：评估肢体的血运情况对于如何决策起到很重要的作用。血运差时，伤口能否愈合都是不确定的。对于血运障碍的肢体，截肢手术也许是唯一选择。

肢体神经情况：对于有神经病变的病例，需要更长、更坚强的内植物，并且需要联合应用内置物来完成关节融合术；因为有神经病变的病例需要跨越临近关节固定以增加稳定性。尽管如此，手术失败率仍很高。

手术部位的皮肤情况：局部皮肤情况或瘢痕都会迫使手术医生改变手术入路和内植物。

骨量：在骨质疏松的病例中，需要用更加坚强的内固定物，要联合应用内固定物，并且要跨越临近骨骼以获得更好的稳定性。需要强化治疗过程。

特殊骨折畸形愈合的治疗

框表 7.2 中列举了许多特殊类型的骨折畸形愈合。治疗这些特殊畸形愈合的提示和技巧将阐述如下。

框表 7.2　特殊骨折畸形愈合

- Pilon 骨折畸形愈合
- 踝部骨折畸形愈合
- 跟骨骨折畸形愈合
- 距骨骨折畸形愈合

- 中足诸骨骨折畸形愈合
- 前足诸骨骨折畸形愈合

Pilon 骨折畸形愈合

踝上矫形截骨对于不合并关节炎的力线异常的病例是较好的治疗选择（图 7.8）。

对于合并明显的关节软骨损害病例需要做踝关节融合手术（图 7.9）。

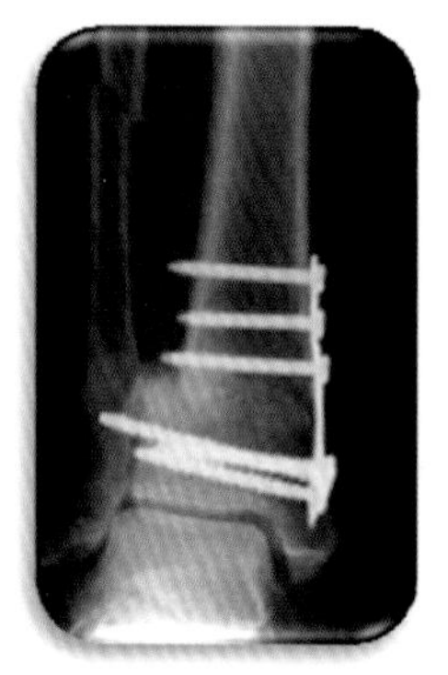

图 7.8 X 线显示了 Pilon 骨折畸形愈合的踝上截骨矫形术

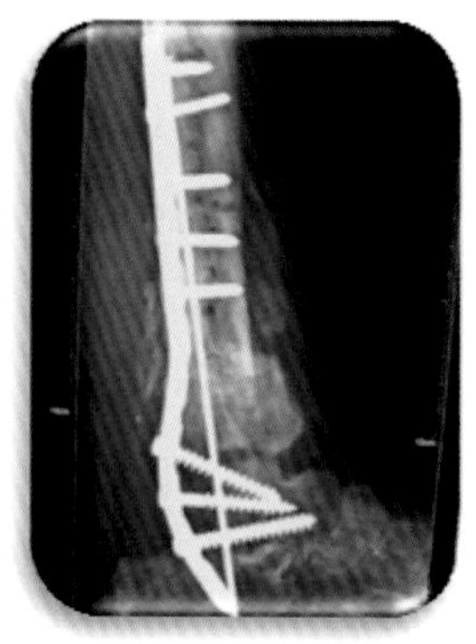

图 7.9 X 线显示了 Pilon 骨折畸形愈合后的踝关节融合手术

开放楔形截骨可以保持肢体长度，但是需要植骨，这就导致了其融合较慢；闭合楔形截骨融合较快，但是会导致肢体短缩。

通常情况下需要做腓骨截骨。做开放楔形截骨时需要短缩腓骨；行闭合楔形截骨时需要从腓骨近端或下胫腓联合水平截骨。

踝部畸形愈合

为了避免关节炎的发生，对踝部畸形愈合的翻修固定没有手术禁忌。

踝部畸形愈合合并内翻畸形需要翻修，但是那些合并轻微外翻畸形的踝部畸形愈合对于患者来说是可以忍受的。

矢状面的畸形愈合是不能接受的，需要给予重点关注。冠状面的畸形愈合以及内踝的畸形愈合有时是不需要翻修的。

踝部的畸形愈合翻修固定对于其他手术操作有帮助作用，如踝关节镜手术以及韧带平衡手术。

腓骨短缩以及旋转的畸形愈合是极少可以接受的，这种情况需要翻修；后踝畸形愈合需要早期翻修。

下胫腓联合畸形需要翻修。

翻修的手术过程包括腓骨截骨，腓骨延长，下胫腓联合以及腓骨的固定，也包含植骨（图 7.10，图 7.11）。

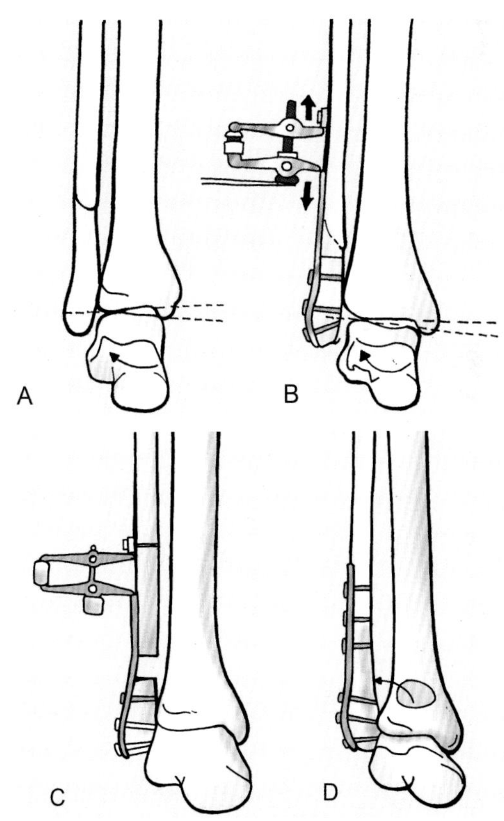

图 7.10（A–D）　踝关节骨折中腓骨畸形愈合的翻修示意图

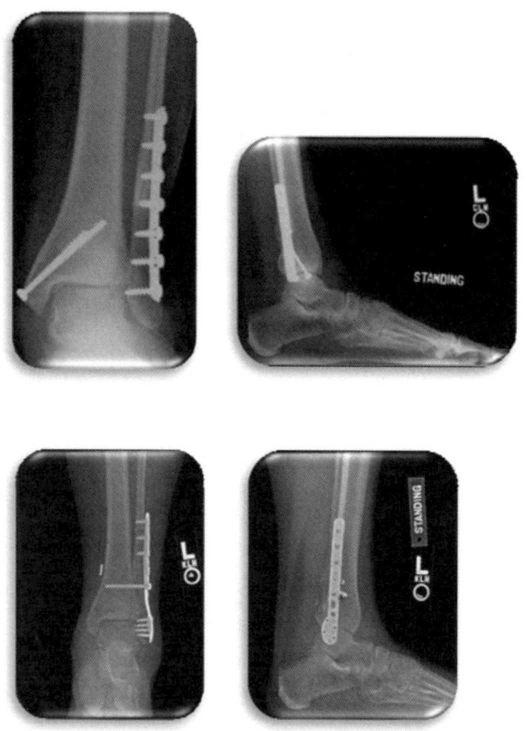

图 7.11（A–D） X 线显示踝关节骨折畸形愈合翻修固定术后 3 个月的情况

在踝关节局灶性关节炎合并畸形的翻修手术中，踝上截骨，开放楔形截骨是比较好的手术技巧（图 7.12）。

对于内翻畸形愈合，需要做踝关节以上平面的内侧开放楔形截骨以及外侧闭合楔形截骨。

对于外翻畸形愈合，需要做踝关节以上的外侧开放楔形截骨以及内侧闭合楔形截骨。

远端截骨，如跟骨内侧滑移截骨可以用于纠正外翻畸形愈合，跟骨外侧滑移截骨可以用于内翻畸形愈合。以上这些截骨方式可以较少程度的纠正畸形，并且在跟骨外侧滑移截骨时可能会遇到皮肤缝合困难的问题。

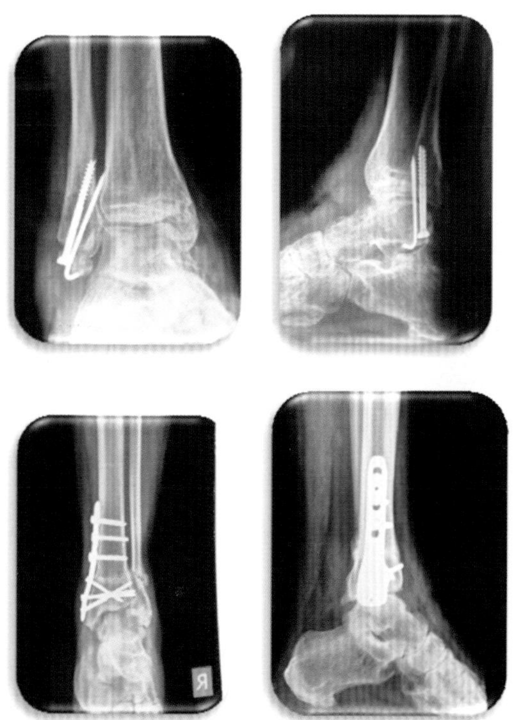

图 7.12　局灶性的踝关节畸形愈合，行踝关节平面以上的截骨手术，这是术前和术后的 X 线

全踝关节置换是一种具有积极意义的手术选项，但是该术式存在许多局限性。植入物是否容易获得，植入物的花费以及其使用寿命都是需要注意的问题。在做关节置换手术前，畸形必须得到纠正。出现大范围的畸形、感染、神经病理改变、血管危象、缺血性坏死，以及局部软组织条件差都是关节置换手术的禁忌证（图 7.13）。

踝关节畸形愈合治疗的金标准是关节融合手术。融合的位置是 0 到 5 度外翻以及 0 度背屈（图 7.14）。

跟骨畸形愈合

手术显露跟骨的畸形愈合就像背痛的病例一样，医生总是试

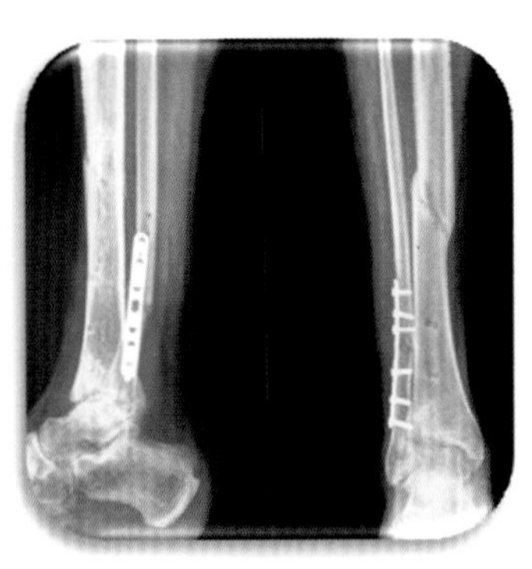

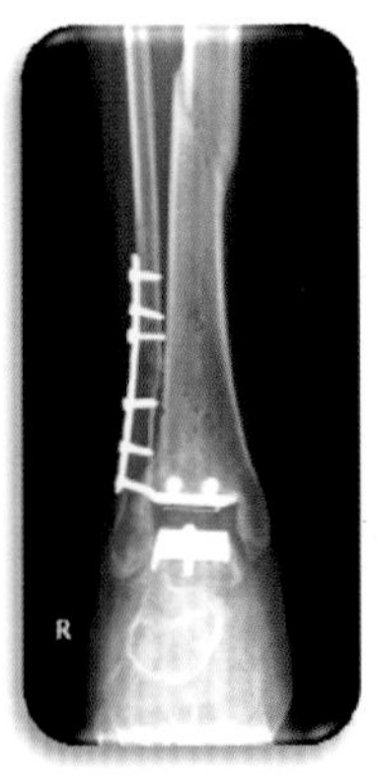

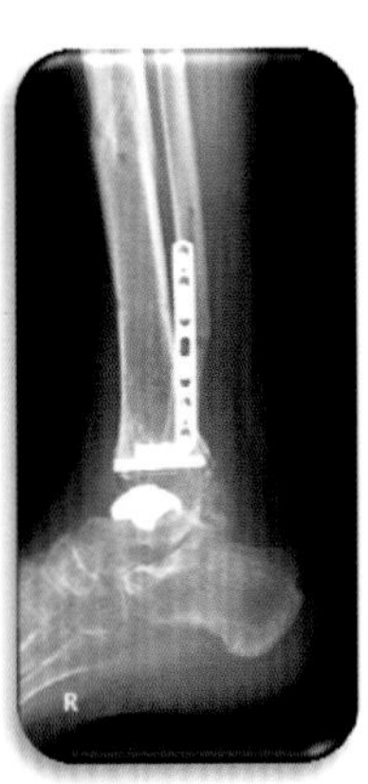

图 7.13　X 线显示了踝关节畸形愈合并行全踝人工关节置换术

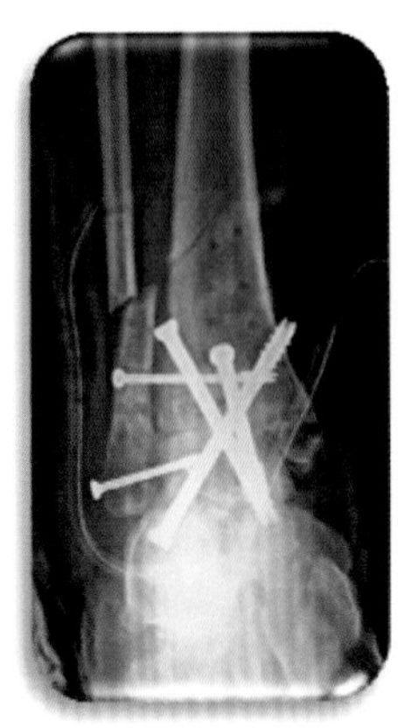

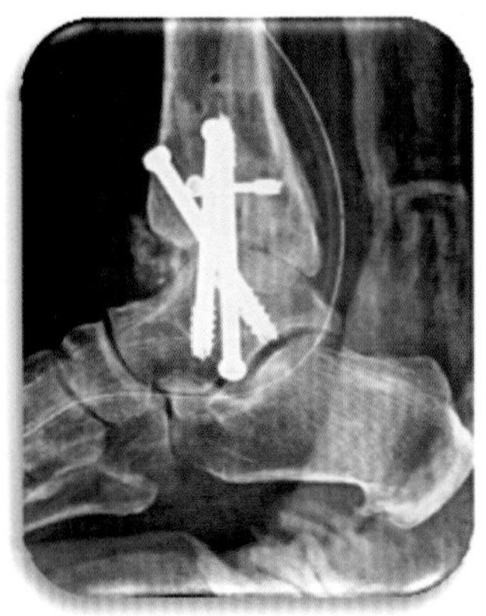

图 7.14　X 线显示了经腓骨入路，应用螺钉固定的踝关节融合术

图找到每一个产生疼痛的点。

治疗背痛需要直达每一个痛点以期收到良好的疗效。

早期的跟骨畸形愈合不会伴有距下关节炎，但是合并足跟畸形的病例需要用保留关节的截骨术来治疗（图 7.15）。

跟骨骨折畸形愈合后会产生许多的外生骨疣，这些赘生物会逐渐压迫周围的肌腱、韧带、肌肉和神经。医生需要切除这些外生骨疣以减轻其产生的压迫效应。

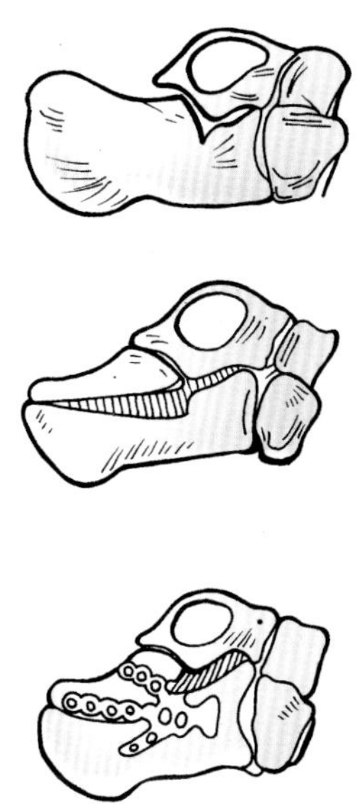

图 7.15　跟骨骨折畸形愈合，保留关节的截骨术的示意图

这些压迫效应在跟骨内侧会作用于蹲长屈肌腱和胫后神经；在跟骨外侧会作用于跟腓韧带和胫骨肌腱；在跟骨后侧会作用于跟腱；在足底一侧会作用于足底脂肪垫和跖腱膜（图 7.16 至图 7.18）。

对于骨性凸起，单纯切除就可以达到对肌腱、神经、韧带的减压效果（图 7.19）。

早期的跟骨畸形愈合不伴有距下关节炎的病例，治疗方法仅是外生骨疣切除以及松解腓骨肌腱。

合并有距下关节炎的病例，治疗中应做距下关节融合手术，融合角度应为 0 到 5 度外翻（图 7.20，图 7.21）。

在合并有距下关节炎，跟骨内翻或外翻畸形的病例中，做距

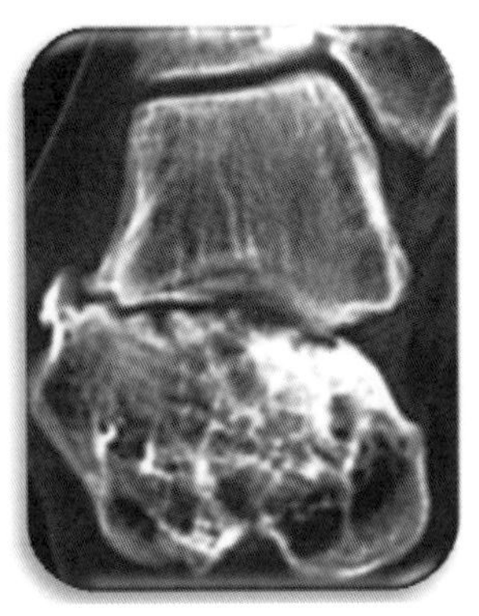

图 7.16　跟骨骨折畸形愈合的轴位 CT 扫描显示外侧的外生骨疣，以及其对胫骨肌腱和跟腓韧带产生的压迫作用

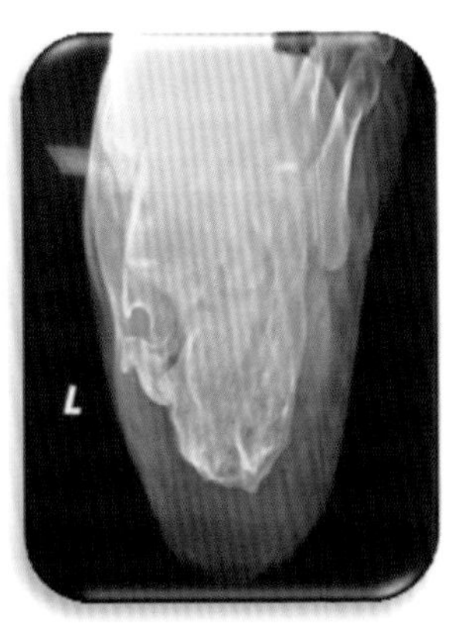

图 7.17　跟骨骨折畸形愈合的 X 线显示内侧的外生骨疣以及其对胫后神经和踇长屈肌腱产生的压迫作用

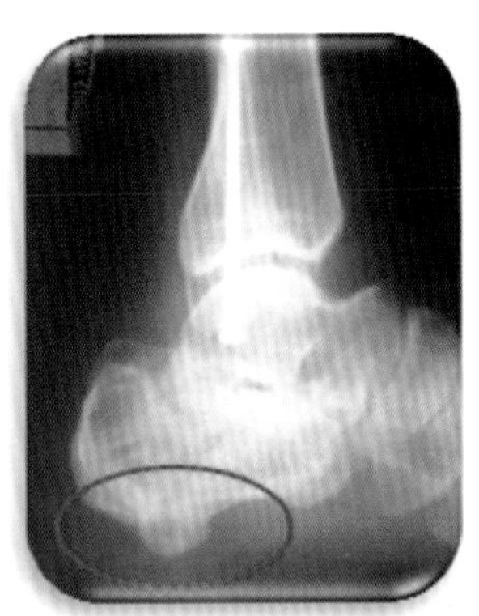

图 7.18　X 线显示跟骨骨折畸形愈合后，足底的外生骨疣形成，并对足底脂肪垫产生压迫

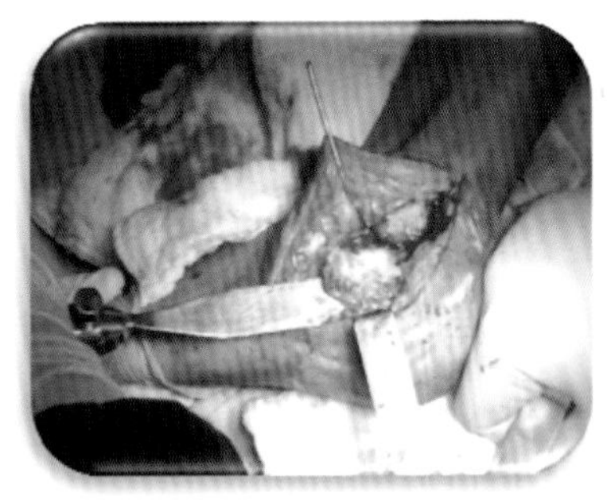

图 7.19　切除跟骨外侧外生骨疣的术中照片，这样可以解除其对腓骨肌腱和跟腓韧带的压迫

下关节融合术时，需要增加做 Dwyer 矫形截骨术和跟骨内侧滑移截骨术。

手术中需要减压腓肠神经，并纠正高弓足、足部扁平和爪形足畸形（图 7.22）。

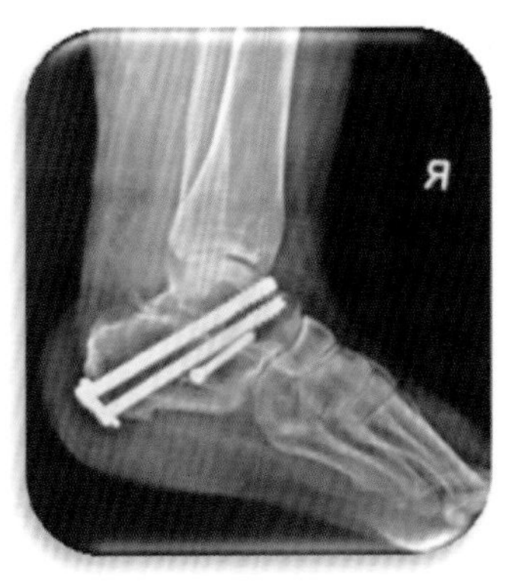

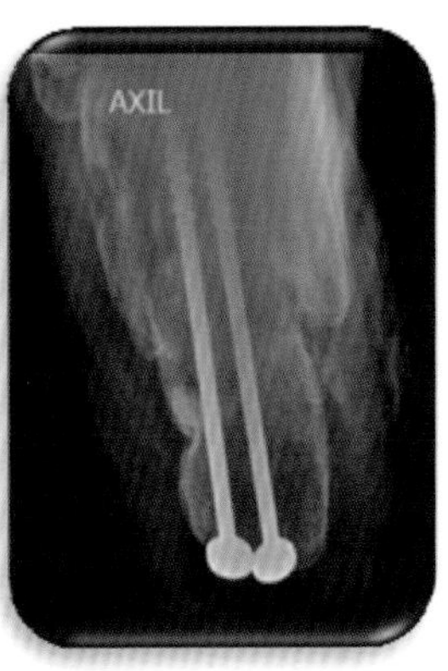

图 7.20　跟骨骨折畸形愈合，距下关节融合术后的 X 线

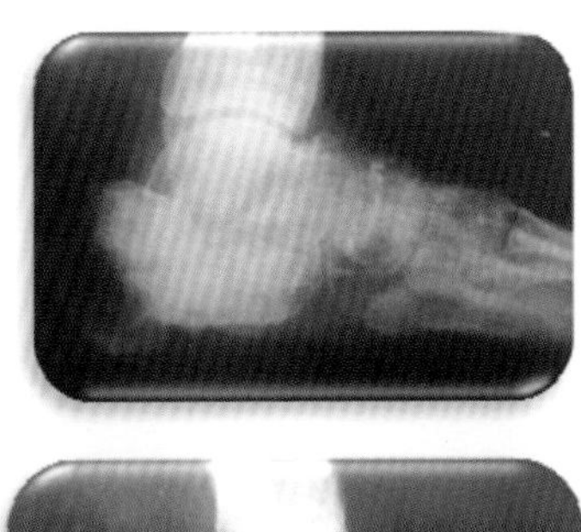

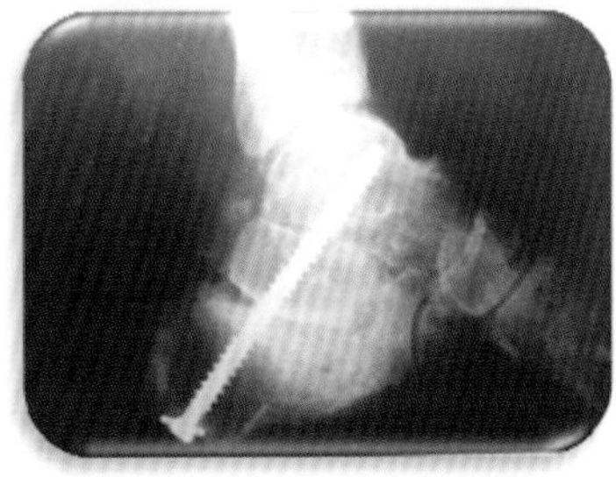

图 7.21　跟骨骨折畸形愈合，距下关节牵开融合术，术前及术后 X 线

距骨骨折畸形愈合

距骨背侧的畸形愈合可能会阻碍踝关节背屈活动，这种情况需要局部骨质切除（图 7.23）。

距骨头骨折畸形愈合合并关节炎的病例，最好做距舟关节的融合手术（图 7.24）。

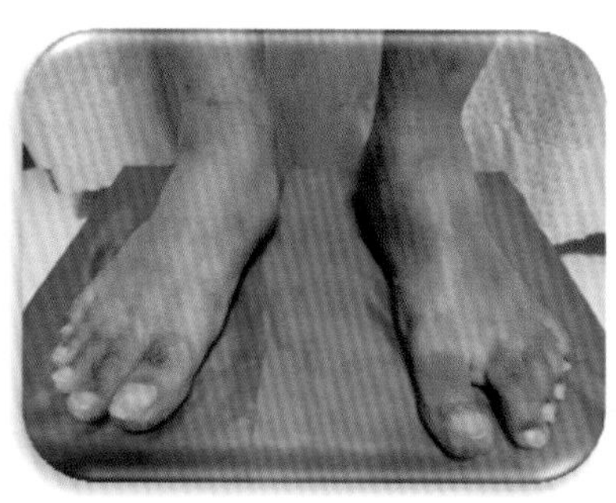

图 7.22　双侧跟骨骨折畸形愈合患者的照片，其左足呈现出爪形足畸形

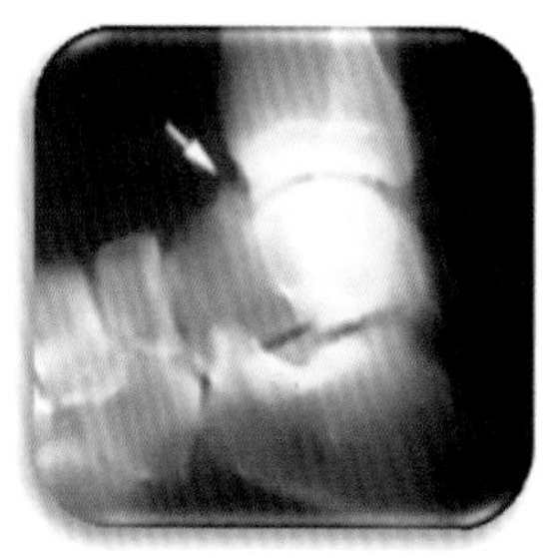

图 7.23　距骨骨折畸形愈合后，距骨背侧的骨赘形成

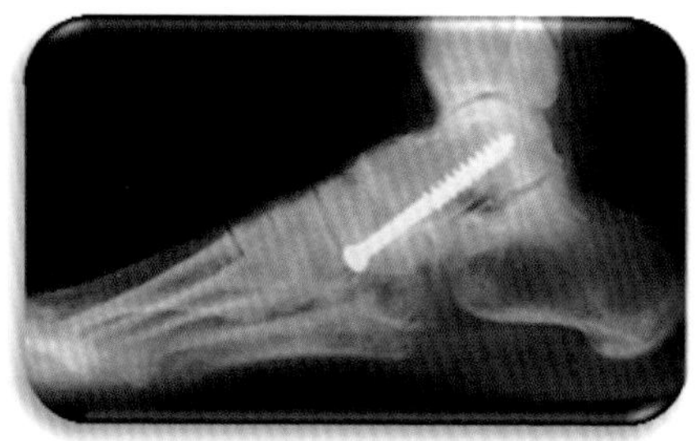

图 7.24　X 线显示距骨头骨折畸形愈合，行距舟关节融合术

距骨表面的骨性凸起仅需要做局部切除手术，除非出现关节炎；若出现关节炎，则应行关节融合手术（图 7.25）。

距骨颈骨折畸形愈合多呈现内翻畸形，不合并关节炎的病例，畸形可以通过矫形截骨、植骨和固定手术而纠正（图 7.26 至图 7.28）。

晚期距骨颈骨折外翻畸形愈合的病例需要做矫形关节融合术。

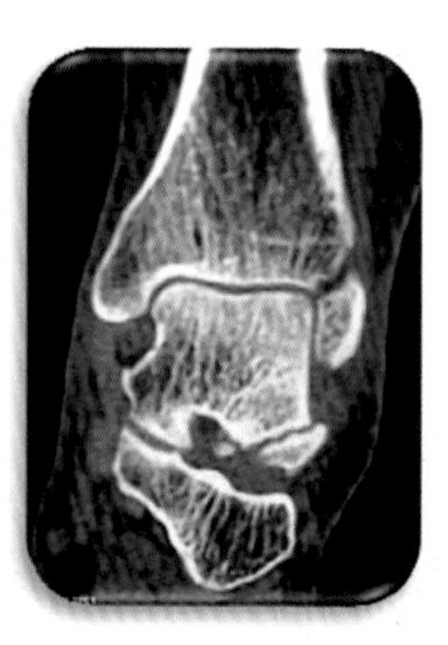

图 7.25　CT 扫描显示了距骨外侧结节骨折畸形愈合合并距下关节炎，这种情况需行距下关节融合术

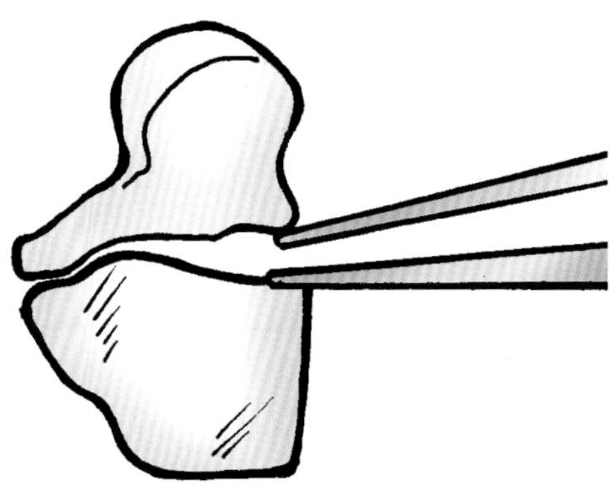

图 7.26　距骨颈骨折矫形截骨的示意图

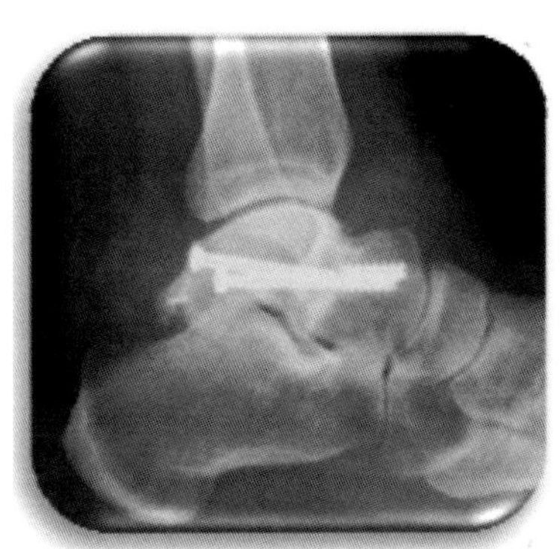

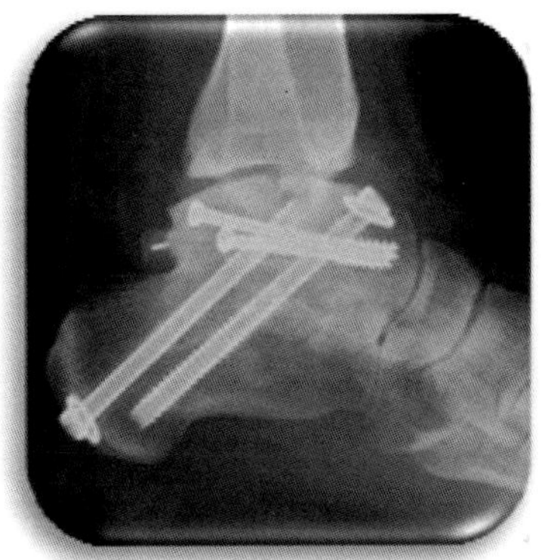

图 7.27　距下关节融合术治疗距骨畸形愈合的术前和术后 X 线

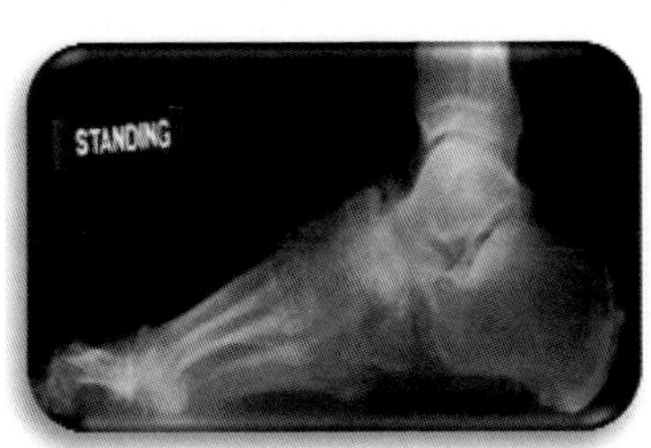

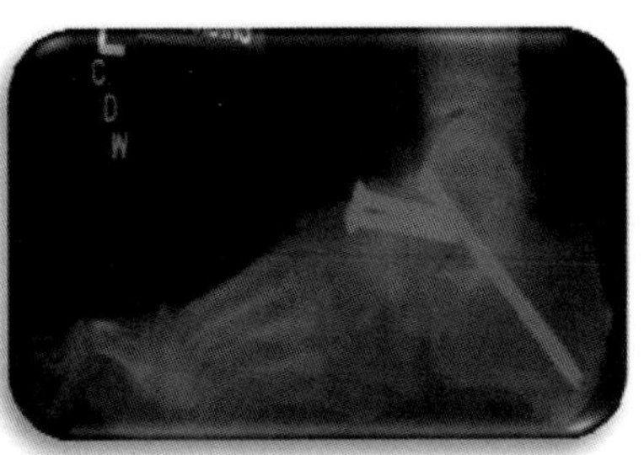

图 7.28　矫形截骨和关节融合术治疗距骨畸形愈合的术前和术后 X 线

治疗距骨畸形愈合应尽可能避免做踝关节融合术。

距骨体骨折畸形愈合可能需要同时做踝关节和距下关节融合术。

晚期病例周围关节出现关节炎，这种情况需要做三关节融合（图 7.29）。

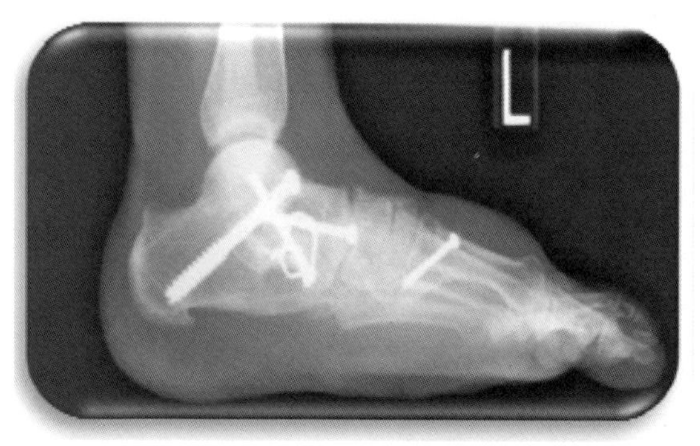

图 7.29　X 线展示了距骨畸形愈合后的三关节融合术

在年轻的患者中，可以考虑做距下关节融合术以及踝关节置换术。

对于距骨和舟骨体畸形愈合的病例，需要做跟骨 – 胫骨融合手术（图 7.30）。

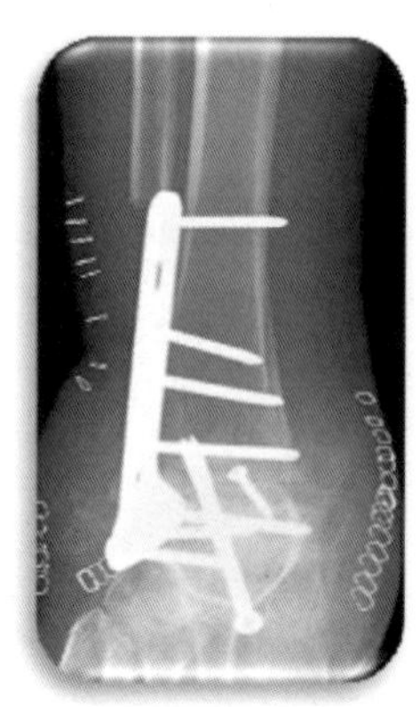

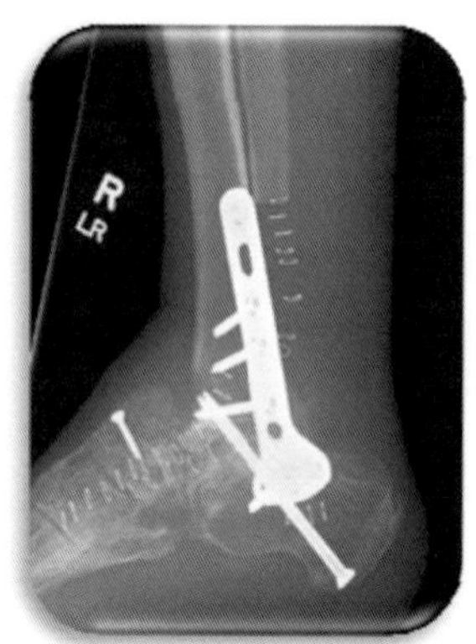

图 7.30　跟骨 – 胫骨融合手术

中足骨折畸形愈合

保守治疗应作为一线治疗方案而进行尝试，患者有选择是否手术的权利。

在中足骨折畸形愈合的治疗中，矫形截骨术和翻修内固定起的作用较小；因为中足部诸骨都很小，并且其之间都形成关节。

融合手术是治疗中足畸形愈合的金标准，但是在做融合手术之前需要纠正畸形，如内收畸形、外展畸形、跖屈畸形以及背屈畸形。

第四和第五跗跖关节最好不要融合，可以做介入关节成形术。

在做融合手术时，楔形截骨一定要合适。

有时可能需要同时做跖腱膜松解和跟腱松解。

前足骨折畸形愈合

第一跖骨的骨折畸形愈合是最不能容忍和接受的。畸形愈合早期需要建议通过牵引达到矫形并且恢复长度的目的。

晚期畸形愈合的治疗，需要通过嵌接截骨来恢复骨的长度。

在那些出现第一跖骨远端或近端临近关节有症状性关节炎的病例中，融合手术不可避免。

较小的跖骨发生的畸形愈合是可以容忍的，因为周围的跖骨可以对其产生夹板固定的作用。

较小的跖骨发生短缩畸形，可以通过 Weil 截骨术来矫正。

跖骨头或跖骨颈的畸形愈合合并向足底成角可能会产生压迫效应。跖骨头的这种成角畸形可以通过跖骨远端楔行截骨术或跖骨头切除术来矫正。

晚期病例应通过切除关节成形手术来治疗，这样可以保存抛物线样的足弓。

趾骨的畸形愈合往往没有症状，如果有症状也不需要特殊处理。

如果趾骨畸形愈合出现症状，可以通过佩戴矫形器来治疗。

第一近节趾骨的畸形愈合可能会对足底产生压迫效应和皮肤角化症，这种情况需要通过截骨来矫形。

趾骨临近关节出现关节炎，需要通过切除关节成形术或关节融合于功能位来治疗。

第 8 章

足与踝畸形的矫正

周密的术前计划，坚持不懈的精神和高涨的工作热情是足与踝部畸形矫正的三大支柱。

本章节着重介绍如下几种常见的成人足与踝部畸形。

矢状面畸形

- 马蹄足畸形
- 背屈挛缩畸形

冠状面畸形

- 踝关节内翻畸形
- 踝关节外翻畸形

高弓足畸形

足与踝部畸形的评估

足与踝部的畸形评价标准如下：

- 年龄和职业
- 活动力水平
- 畸形持续时间
- 畸形原因：创伤后畸形、先天性畸形、后天获得性畸形和退变性畸形
- 合并症

· 高位关节：膝关节、髋关节和脊柱
· 近端关节
· 远端关节
· 肢体神经病理学状态
· 肢体血运状态
· 压迫点
· 足弓
· 皮肤和瘢痕
· 是否存在内植物
· 是否存在感染
· 软组织挛缩情况：最常见的是跟腱挛缩
· 骨骼质量

畸形矫正的原则

· 矫形的目标是使足部可以负重行走
· 矫形应从肢体近侧端开始直至远端
· 在纠正骨性畸形之前需要先做软组织松解
· 在做肌腱转移之前需要先做骨性矫形
· 在纠正关节炎引起的畸形时，在移除关节软骨之前要先通过移除骨质达到骨性矫形
· 在所有有指征的病例中，均应计划使用支具和矫形器，并取得患者的知情同意

马蹄足畸形

距骨外形相关的马蹄内翻足畸形的治疗方法在流程图 8.1 中进行阐述。

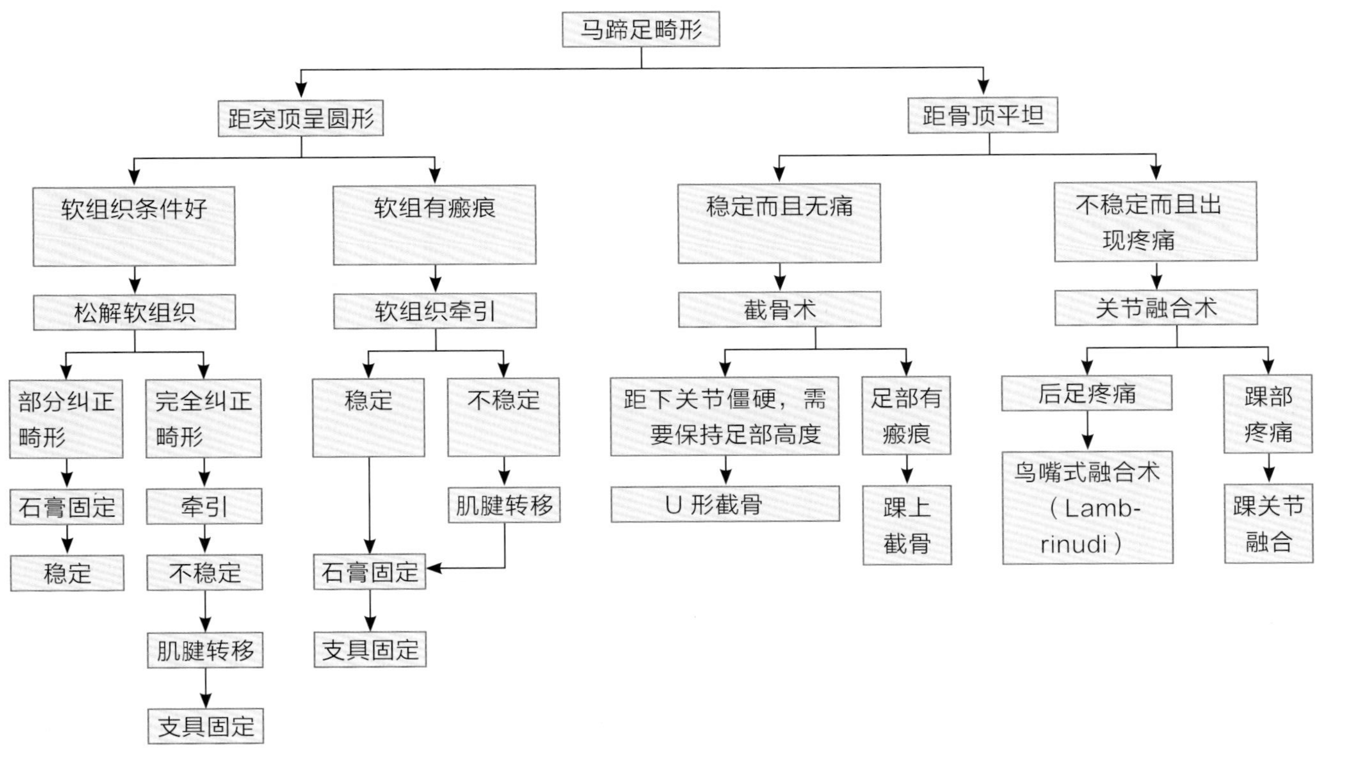

流程图 8.1　马蹄足畸形治疗方法

提示和技巧

以下各要点在治疗马蹄足畸形时应着重注意。

在屈曲膝关节的情况，无论马蹄足畸形可以完全纠正或部分纠正，这说明比目鱼肌紧张，当屈曲膝关节时比目鱼肌可以得到放松。如果马蹄足畸形在屈曲膝关节时完全纠正，这说明经皮的跟腱松解手术有可能达到完全纠正矫形的目的。

白滑（White Slide）技术用于经皮跟腱松解：做间隔几英寸的远端内侧、中间外侧以及近端内侧切口。在跟腱附丽点近侧几英寸的地方做最远端的切口，接下来被动背屈踝关节并且石膏固定 3~6 周。

手术过程中注意避免损伤隐静脉以及腓肠神经。

在马蹄足畸形合并足跟内翻或翻放畸形的情况下，手术切口应酌情调整。合并足跟内翻时，做两个内侧切口和一个外侧切口；在足跟外翻时，做两个外侧切口和一个内侧切口。

矫形的首选方式是松解后侧软组织。

在踝关节侧位 X 线上，如果距骨呈圆形穹隆状，这意味着纠正马蹄足畸形的手术操作有可能仅局限于踝关节。

如果在膝关节屈曲时，马蹄足畸形可以部分纠正，这意味着畸形有可能不仅是由于跟腱挛缩引起，而且踝关节后方的软组织也有所参与。这种情况下需要做后侧和外侧的软组织松解。

相较于后内侧的结构，后外侧结构的松解更重要。

后外侧松解

从内侧近端开始做一弧形小切口，跨过跟腱，在外踝水平以远后外侧截止，切口远端呈一小弧形。切口经过跟腱周围时应注意保持切口整齐并注意避免其损伤。纵行劈开跟腱实质。在跟腱远端，切断其内侧半，在跟腱近端，切断其外侧半。背屈踝关节就可以纠正一些马蹄足畸形。在跟腱劈开的边缘放置牵开器，分离跟腱两部分，这样可以获得显露其深层结构入口。切开深层筋膜后可见脂肪组织膨出。用手术刀柄从外侧将踇长屈肌腱及其肌腹拨向内侧。拇长屈肌腱是在踝关节后端保护神经血管结构的关键。在直视下将其连同伴行动脉和神经向内侧牵开。

以上是显露踝关节后侧的路径。用手术刀松解踝关节的关节囊。在畸形较重的情况下，可能还要松解距下关节的关节囊。术者触摸定位外踝，用手术刀轻柔的由远端向近端滑移做微小弧形刺口，松解下胫腓联合后韧带。由于距骨的前侧半较后侧半宽，滑入踝关节是不可能的，除非下胫腓韧带已经松解后——腓骨有一定向外分离的活动度——较宽的距骨前侧半可以在背屈时进入胫骨距骨关节。

接下来将手术刀置于靠近跟骨的位置并向外侧滑行，松解跟腓韧带。跟腓韧带将跟骨结节牵向近侧，除非松解该韧带，否则其会妨碍跟骨结节向远端移动。上述操作可以完成软组织松解，并有可能达到畸形完全纠正。

如果没有完全纠正畸形，这将意味着胫骨后肌腱以及趾长屈肌腱存在紧张。在将血管神经束牵向外侧后，可在切口近端的深层筋膜下找到胫骨后肌腱以及趾长屈肌腱。对上述肌腱做 Z 字形延长并缝合。建议在跟腱内外侧保留腱周组织，并且确保无皮肤坏死和切口裂开。

软组织牵引

当距骨呈圆形但踝关节后方软组织不健康或不柔软时，可以通过软组织分离达到矫正畸形的目的。

伊利扎诺夫外固定架是一种十分理想的固定器械，其具有在所有临床情况下，使畸形完全纠正的能力。

在安装伊利扎诺夫外固定架之前，需要做有限的后外侧松解，以便达到部分的畸形矫形。

伊利扎诺夫外固定架由两个环形的胫骨组件、两个半固定针和其他一些固定杆组成。

如何选择足部固定的器械配置，主要依据是马蹄足畸形是否合并有高弓足、足内翻或足外翻，以及是否合并有后足和前足之间的畸形。

安装伊利扎诺夫外固定架

如果足部无畸形，可以用一个类似马蹄铁外形的半环器械做足部外固定。在跟骨结节处，由外侧向内侧旋入一枚半固定针。

用一到两枚骨针从跟骨后内侧旋入，进针点位于血管神经结构的后面，向远端和外侧走行并穿出骨面。上述固定对于后足来说也许足够了。在更多的严重畸形病例中，应从前内侧方向旋入更多的骨针作为支撑，这些骨针在肌腱下方进针，向背侧指向神经血管结构并在后外侧出针。这些成对的骨针相互成角，以提供足够的固定强度。

在中足和前足最少应该再多旋入两枚骨针。一枚骨针从外侧的楔状骨进针，并从内侧出针。在趾间关节近侧，将一枚骨针从内侧的第一跖骨旋入，经第二和第三跖骨下方行向外侧，从第四和第五跖骨骨质向外侧出针。

从距骨头颈交界处旋入一枚骨针，另一枚骨针从距骨外侧旋入。这两枚骨针用来控制距骨。紧固固定架后，足部的固定会变得十分坚强。

软组织牵引

在踝关节的软组织分离技术应该依据两个原则来实施：

- 强制性矫形
- 非强制性矫形

马蹄足畸形的牵引矫形原则如图 8.1A 至 E 所示。

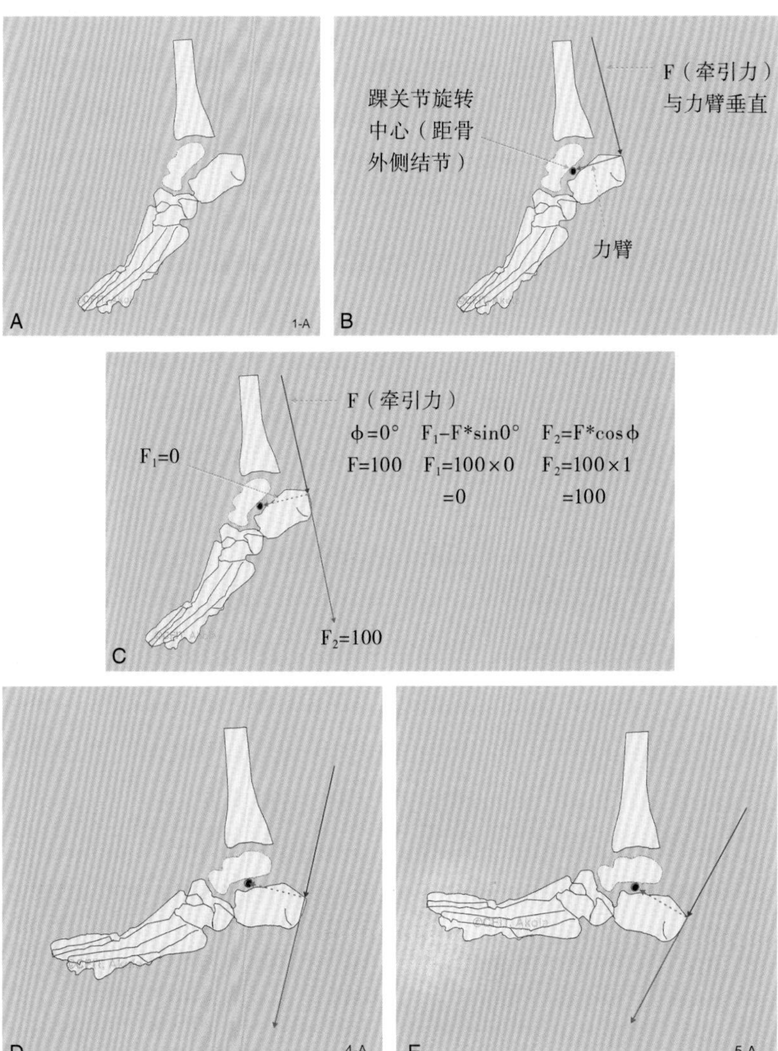

图 8.1　A 至 E 只要牵引力 F 时刻保持与力臂垂直，就不会产生向踝关节前方的分力 F_1。踝关节的旋转精确的发生于踝关节旋转中心，这样可以保留关节并取得精确的矫形

强制性矫形

术者可以通过调节外固定器材上的铰链，使铰链附近的畸形得以强制矫形。踝关节的旋转中心位于距骨外侧结节附近。如果能够将外固定器材的内侧和外侧铰链精确的放置于该旋转中心的平面上，就可以将后侧动力牵引棒放置于踝关节后侧任意便利的位置。后侧牵引程度的计算取决于后侧牵引动力棒与外固定器材铰链之间的距离。踝关节前方的外固定棒并不需要起到加压作用，其只是扮演一种“被动”的角色。但是踝关节前方的外固定棒会先于后侧棒发生松动，只需要将其在移动后的新位置再次锁定即可，通常只有很少的位移。

进行牵引操作时，应在前后位（AP）和侧位（LAT）X 线监视下进行，这样可以确保胫骨 - 距骨关节间隙保持一致，而不是发生过度牵引以及在关节水平发生软骨挤压。

一旦达到畸形矫正，我们应背屈几度，以达到一定程度的矫枉过正。外固定器材保持数周这种矫枉过正的状态。接下来应调节外固定器材使其跖屈，这样可以使患者在行走时接近于完全负重。在去除外固定器材之后，患者佩戴行走石膏数周，其后只需在夜间休息时佩戴支具以确保无马蹄足畸形复发。

如何用强制矫形的方法治疗马蹄足畸形如图 8.2A 至 G 所示。

因踝关节半脱位导致的马蹄足畸形的矫形原则如图 8.3A 至 D 所示。

如何用马蹄高弓足牵引的方法治疗马蹄足畸形如图 8.4A 至 K 所示。

非强制性矫形

在更多的复杂矫形病例中，如马蹄足畸形合并内翻畸形，即难复性马蹄内翻足畸形，实施非强制性矫形是更好的选择。非强制性矫形时，在确定的旋转中心附近的外固定器材上不存在铰

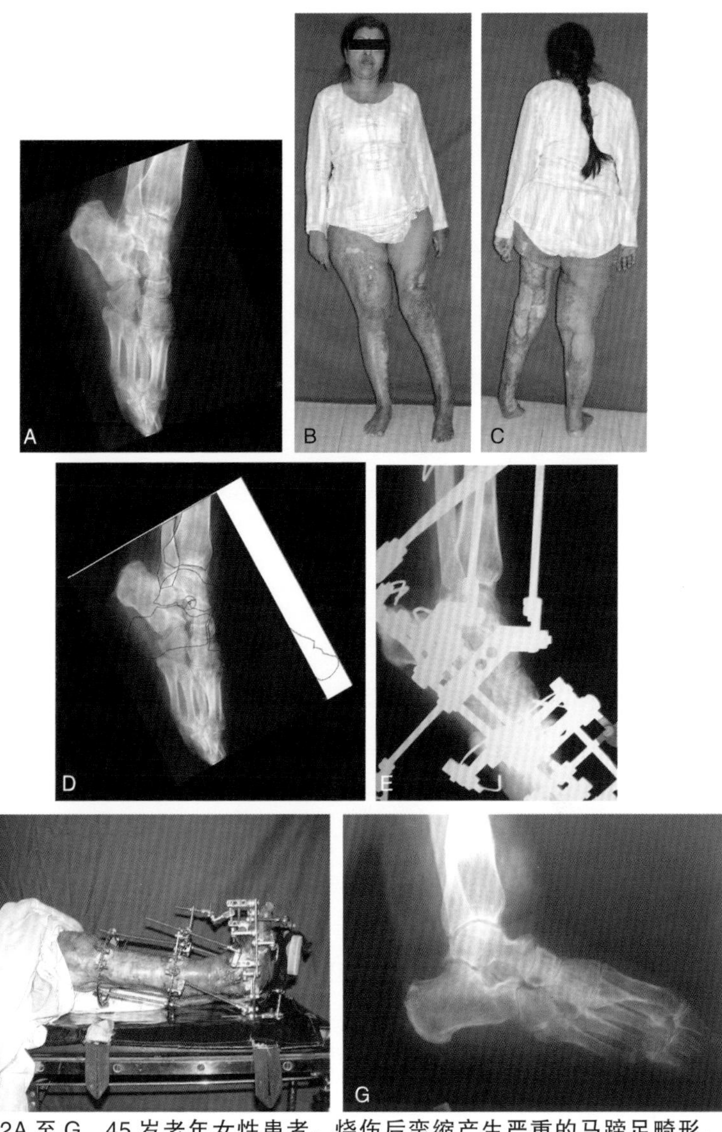

图 8.2A 至 G　45 岁老年女性患者，烧伤后挛缩产生严重的马蹄足畸形，并且皮肤条件差　图板作业模拟矫形并追踪矫形轨迹发现，在不引起踝关节半脱位和关节损害的情况下，踝关节旋转中兴位于距骨外侧结节。安装外固定器材的胫骨组件，并通过铰链连接外固定器材的足部组件，该铰链精确位于踝关节旋转中心。调节后侧牵引动力棒角度，使其垂直于踝关节力臂。矫形程度通过观察外固定器材获得，术后的 X 线显示矫形同时不伴有踝关节半脱位、过度牵引以及关节软骨挤压

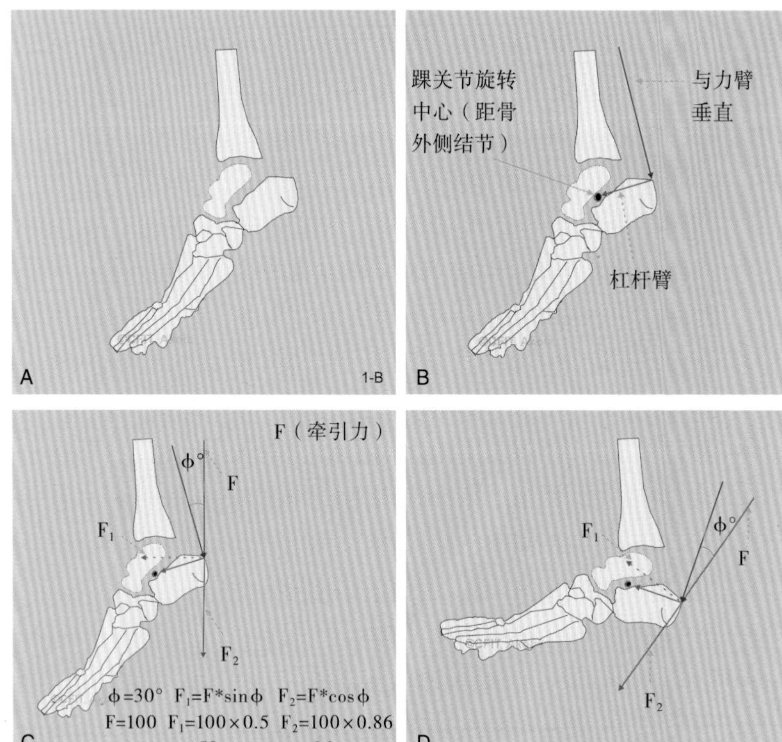

图 8.3A 至 D　当后方牵引力与踝关节力臂的垂线（蓝色线）之间成角 φ°时，就会产生一个向踝关节前方的分力 F_1，该分力 F_1 会将距骨向前推移，进而产生踝关节半脱位

链。矫形的决定因素是关节面的解剖外形和施加的复位驱动力的方向。

应用非强制性矫形的时候，胫骨侧的外固定方式同强制性矫形。足部用两个独立的半环式外固定器材固定，一个用于固定后足，另一个用于固定前足。固定后足的半环外固定架用一个半骨针和两个骨针固定；该半环可以借由一个长连接钢板进行延长，通常情况下连接钢板置于外侧；该半环外固定架应保持水平并与底面平行。另一用于固定前足的半环外固定架应通过两枚骨针与

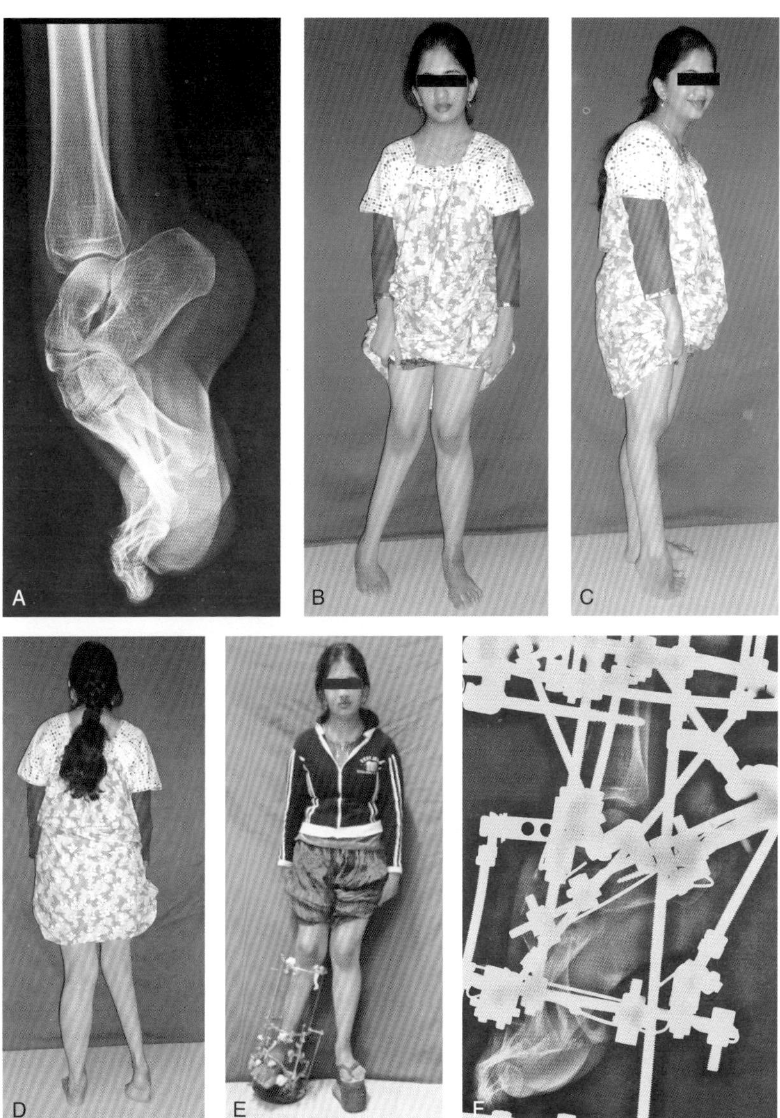

图 8.4A 至 F　一个 19 岁的严重马蹄内翻足患者　发现其距骨呈圆形。马蹄足畸形和高弓足畸形一样，需要用伊利扎诺夫外固定器材进行牵引。在纠正高弓足畸形时，外固定器材的铰链位于足弓的顶点。牵引棒应位于顶点平面以下的鞋底处。为使患者能够行走，可以在外固定器材底部安装行走装置。踝关节牵引装置依照非强制性的方式安装。我们发现，后方的驱动力线与踝部的力臂垂直。马蹄足畸形和高弓足畸形得以完美的纠正

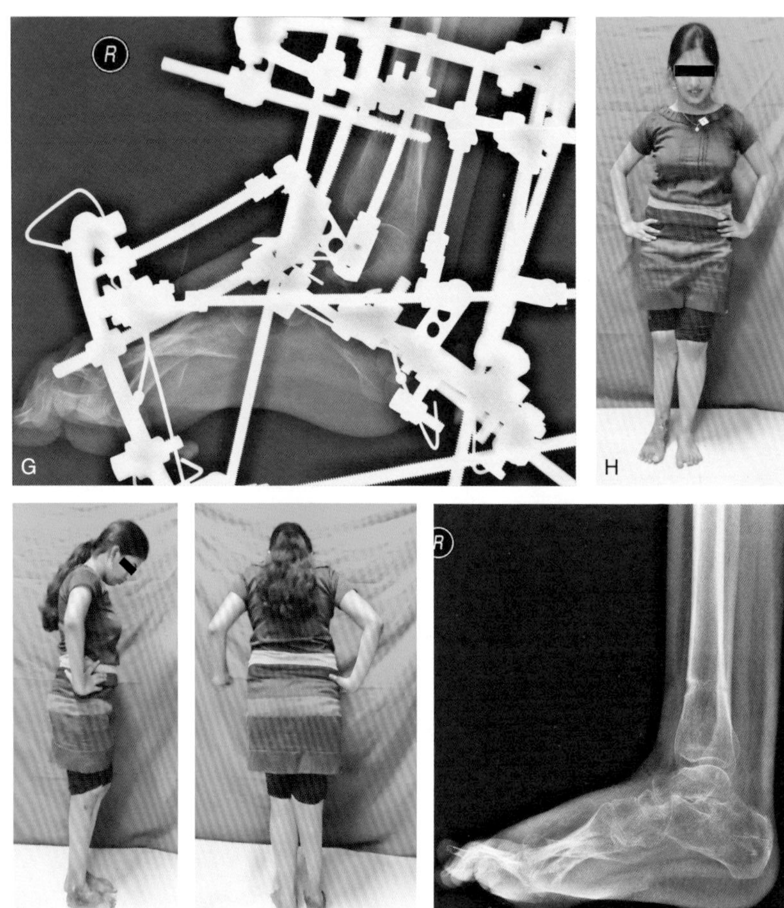

图 8.4 续 G 至 K

前足垂直固定。一枚骨针从内侧旋入，穿过第一跖骨和第五跖骨；另一枚骨针紧邻前一枚并位于其近侧，仅穿过第一跖骨和第二跖骨；两枚骨针呈 20 度夹角。

这两个外固定环可以手动锁定并且可以取得良好的稳定性。如果畸形类似不可纠正的马蹄内翻足畸形，刚开始的矫形尝试应使后足的旋后与前足的旋后相匹配。前足的外固定环可以通过力偶的作用使其旋后，这样可以提升足部头侧端的内侧边界，并且压低足部尾侧端的外侧边界。一旦达到前足和后足的旋后相匹配，前足就可以恢复外展。完成上述动作的驱动力是胫骨组件的下落。在复位过程中，后足的固定环保持完全的放松。当前足外展时，后足固定环可以向跟骨前侧传导应力。跟骨外展，即跟骨前侧半绕着一条由头端向尾端的虚拟的 Z 轴做外旋运动。接下来，跟骨的外展会使跟骨后侧半及跟骨结节会从跟骨中线向跟骨中心旋转。

跟骨旋转完成后，在马蹄足畸形矫正前，足跟会残留一些倒置。纠正足跟倒置可以通过向内侧牵引足跟并保持足跟外侧端放松。

最终马蹄足畸形会被纠正。使马蹄足畸形纠正的驱动力是后侧多根外固定棒，这些棒方向是由前向后，并通过可以多平面活动的铰链连接于胫骨外固定环上。调节这些棒之间的角度，使得驱动力始终与踝部的力臂垂直。

踝部的力臂是一条虚拟的线，这条线连接起踝部的旋转中心和跟骨结节的后侧。因此，精确的调节矫形驱动力，不仅可以以踝关节旋转中心来旋转足部，亦可以避免引起过度牵引、损伤踝关节以及踝关节半脱位。

在整个矫形过程中，前述的驱动力棒可以调整数次，使之始终与力臂垂直。随着矫形的进行，驱动力棒会越来越立起。通过定期的 X 线检查来监测矫形过程，以确保踝关节完好和稳定。

在矫形过程中，可以在足部的外固定环上安装桁架，以使患者可以行走，也可以确保无局部骨质疏松的发生，保持外固定器材的稳定性。治疗的最后，可以石膏铸型固定并且夜间佩戴支具以防止复发。

马蹄足畸形的非强制性矫形原则如图 8.5A 至 J 所示。

马蹄内翻足畸形牵引矫形的过程如图 8.6A 至 I 所示。

通过行踝关节上截骨术达到马蹄足畸形局部穹顶样矫形过程如图 8.7A 至 C 所示。

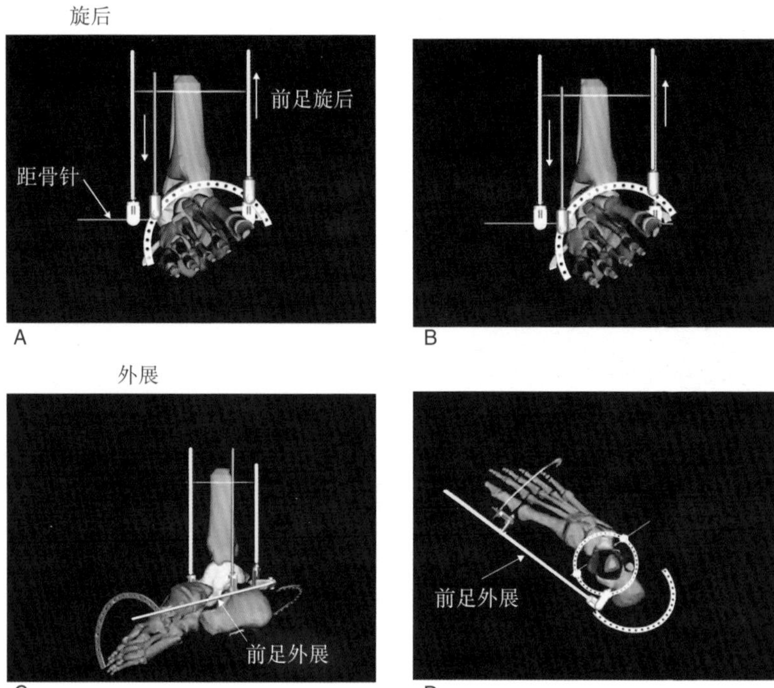

图 8.5A 至 D　马蹄内翻足畸形的非强制性矫形　图片未显示胫骨处的两个外固定环。距骨的骨针从胫骨外固定组件延伸而来。矫形开始于前足的旋后。相互平行的两个支柱产生的一对力偶驱使这种旋后的运动；这一旋后过程中，内侧诸骨被拉起，外侧诸骨被压下。前足的旋后与后足的旋后相匹配之后，下一步就是通过连接于胫骨外固定环的组件使前足外展。本组图片中显示了该过程的内侧视图和头侧视图。前后位（AP）距骨 - 跟骨夹角达到 20 度时，说明外展已经足够。在外展过程中，后足部的固定环保持非锁定状态并且放松。下一步纠正跟骨倒置。在这一步中，利用内侧组件的向下推力和外侧组件向上拉力形成的力偶。最后，开始马蹄足及矫形。调节马蹄足矫形的驱动力角度，使其与踝部的力臂（连接踝关节旋转中心和跟骨结节的线）垂直。精确矫正马蹄足畸形，避免过度牵引、损伤关节软骨和踝关节半脱位

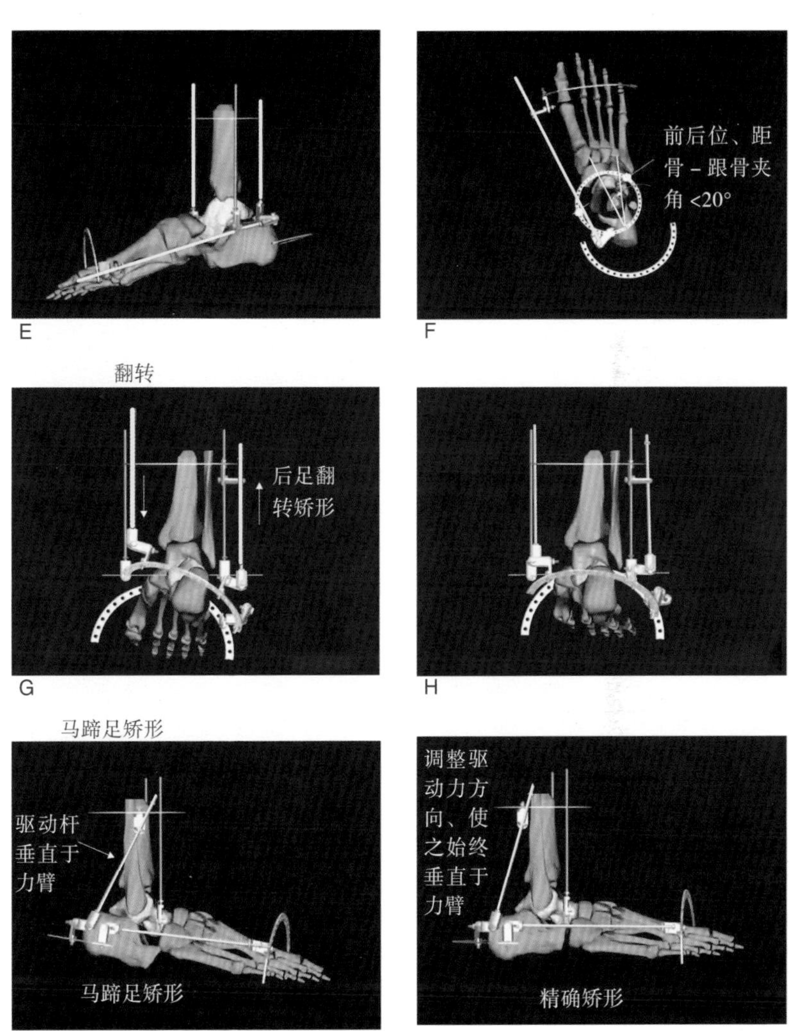
前后位、距
骨 - 跟骨夹
角 <20°
翻转
后足翻
转矫形
马蹄足矫形
驱动杆
垂直于
力臂
马蹄足矫形
调整驱
动力方
向、使
之始终
垂直于
力臂
精确矫形
E
F
G
H
I
J

图 8.5 续 E 至 J

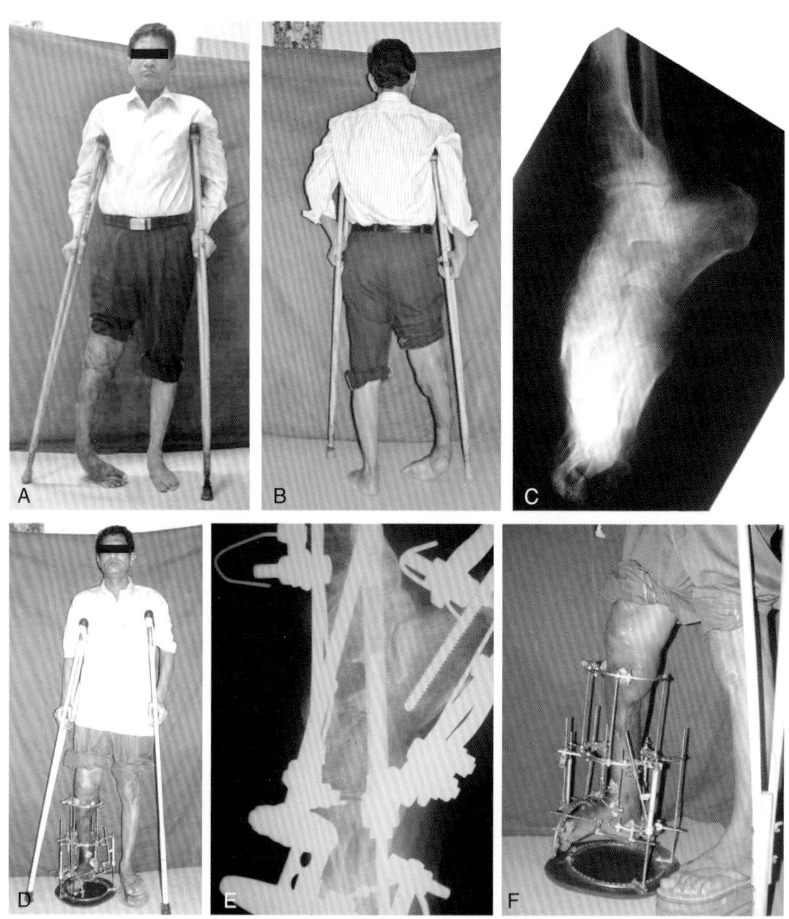

图 8.6A 至 F　一名 50 岁的，创伤后严重马蹄内翻足畸形的患者　在踝穴处的局部呈圆顶样。使用非强制性的方式进行踝部软组织的牵引。调节所施加的牵引力方向，关节面的外形可以引导并完成矫形。畸形的矫正通过一系列步骤完成，这一过程起始于前足的旋后，接下来是前足的外展和高弓足的矫正。最后是完成后足倒置和马蹄足畸形的矫正，矫形的驱动力需要垂直于踝部的力臂（连接踝关节旋转中心和牵引力作用点的线）

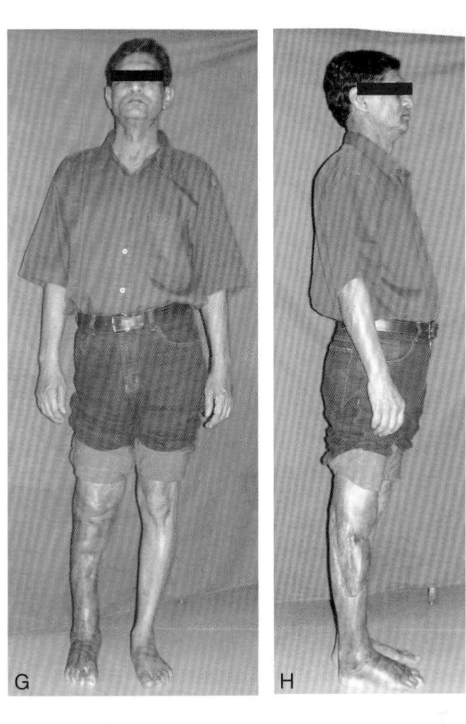

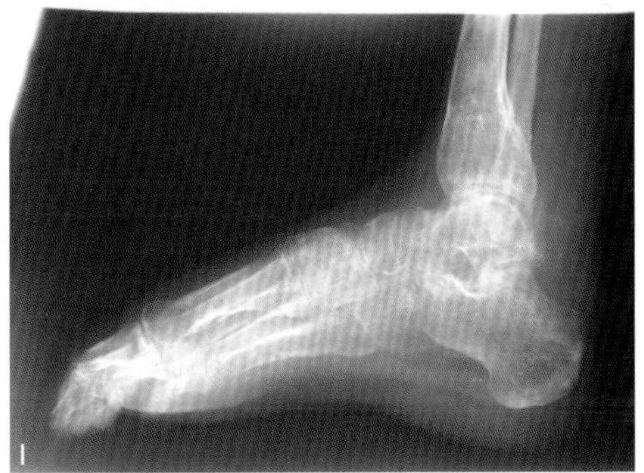

图 8.6 续 G 至 I

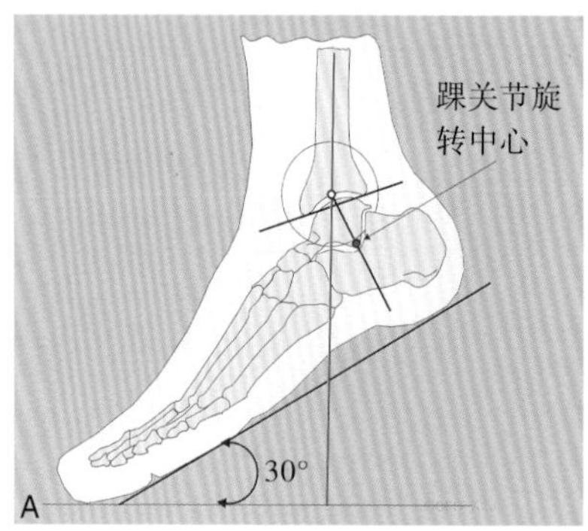

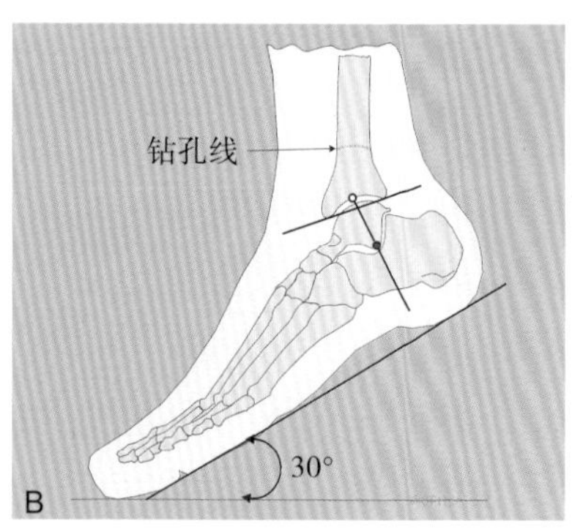

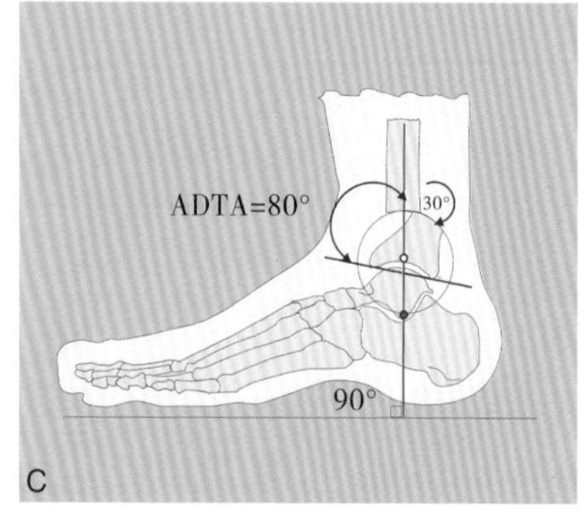

图 8.7 A 至 C　示意图展示存在平顶距骨的马蹄足畸形的矫形方法　选择踝关节上截骨术，该术式手术入路简单，尤其是不伴有后足高度丢失或者后足水平瘢痕形成的情况；因为出现上述两种情况会妨碍矫形的实施。在手术一开始应该先行踝管松解，游离胫后神经全长，并向远端直至踇展肌筋膜处。行腓骨截骨术，有时需同时做腓骨部分骨质切除。设计截骨线的轮廓时，应依据踝关节旋转中心钻一排呈弧形的孔，截骨线穿经各孔。完成截骨后，依靠外固定器材的帮助达到畸形的矫正。有些情况下，最终起决定作用的还是内固定方式，如螺钉或者锁定接骨板等。注意观察截骨远端部分的先后位移，这样做主要是避免截骨远端部分不适当的二期前移。术后僵硬的肢体是患者行走的主要障碍（ADTA，胫骨远端前倾角）

背屈挛缩畸形

流程图 8.2 展示了背屈挛缩畸形的治疗方法。

提示和技巧

有效治疗背屈挛缩畸形应该需重视以下几点：

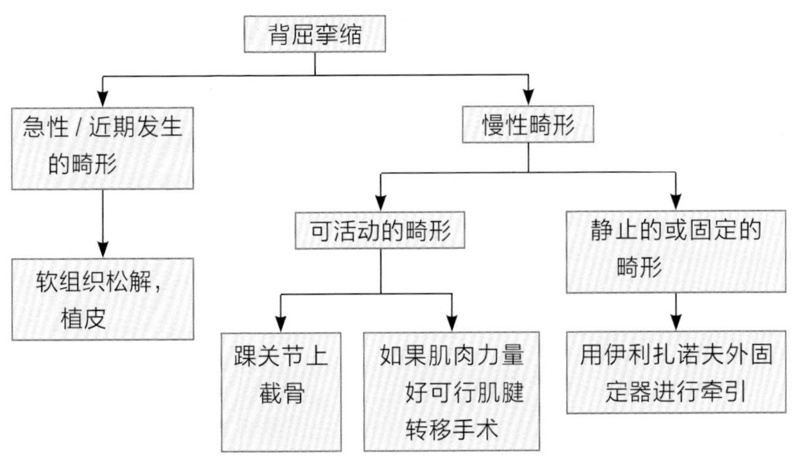

流程图 8.2　背屈挛缩畸形的治疗流程

背屈挛缩畸形常见于烧伤后。

背屈挛缩畸形最简单的治疗选择是切除挛缩的软组织和皮肤，并做植皮手术。

对于慢性的挛缩畸形来说，通过软组织牵引逐渐矫形比较好。

可以和马蹄内翻足一样应用组配式的外固定器材。在背屈畸形的病例中，外固定器材的驱动杆推前足外固定环向下，直至其完全牵开踝关节前侧部分。

如果存在足趾的挛缩和背屈畸形，这样可能需要在软组织牵引的过程中经趾间关节旋入固定针。

通过观察软组织的反应来确定牵引的程度。

有些情况下需要固定距骨，固定距骨的装置连接于前足的固定装置上。

可活动的（动力性的）踝关节背屈畸形可见于脊髓灰质炎患者，这类患者存在强壮的踝背屈肌群的同时跟腱瘫痪。这种踝关节的不稳定性无法通过转移肌腱来彻底消除，因为前方的肌肉力量不足。这类问题的解决办法只有踝关节上截骨。

踝关节上截骨术

距骨上端和胫骨远端前侧的接触点在踝关节背屈时会发生变化，在脚掌着地时距骨上端和胫骨远端前侧会发生完全接触。在做踝关节上截骨术之前，应先做预防性的踝管松解。游离胫后神经的踝管内部分，也就是从深筋膜的锐利边缘下至踇展肌。腓骨的截骨平面略高于距骨计划截骨的平面。距骨截骨线的轮廓通过在骨质上钻一排弧形的孔来勾勒，该弧线弓形向近端（图 8.8A，B）。用两枚半骨针固定距骨近端，远端通过两枚小儿骨科的细骨针固定；固定远端的一枚骨针穿过距骨同时固定腓骨。上述骨针均固定于碳纤维半环外固定器上。完成截骨以后，使半环固定器倾斜，这样使距骨远端部分向畸形反方向运动并向前滑移。最终，踝关节无法再恢复到背屈位置，并固定于中立位。

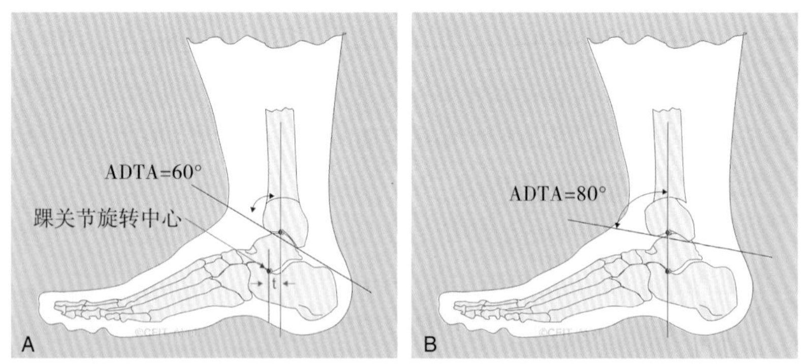

图 8.8 A 和 B 踝关节的反屈畸形和脊髓灰质炎患者的踝背屈挛缩类似，都是存在跟腱无力。通过踝关节上弧形截骨术来改变踝关节的旋转弧，弧形截骨线的旋转中心位于距骨外侧结节。同时也要做腓骨截骨。在截骨术开始前应先做预防性的踝管松解术。在脊髓灰质炎患者中，矫形目标是调整踝关节活动弧线，使踝关节在中立位时保持稳定，并且不会再塌陷形成新的背屈畸形。ADTA，前方远端胫骨角

踝关节外翻

踝关节部位的外翻畸形可能由以下因素引起：

· 胫骨平台倾斜
· 腓骨近端骨迁移
· 踝关节以上水平发生的踝关节外畸形
· 踝关节本身的“球 – 窝”形态变异造成踝关节外翻畸形
· 后足部的外翻畸形

提示和技巧

可行踝关节水平以上的截骨术来进行矫正外翻畸形，这种截骨术是一种开放的楔形截骨，其开合的铰链点位于内侧。

矫形可以用一种渐进的方式进行，这需要用外固定器材进行持续牵引；另一种快速的方式是在截骨术后迅速撑开，并用接骨板内固定。

如果畸形位于更加近端的位置，可以通过角度转换截骨的方式进行矫形。这种手术可以用外固定器材固定，也可以用锁定接骨板固定。

手术的重点是确保截骨处近端部分和远端部分的轴线位于一条线上（图 8.9）。这种情况可以发生于截骨远侧部分的近端向外侧滑移时。马蹄内翻足畸形患者的矫形过程如图 8.10A 至 I 所示。

当踝关节外翻畸形是由腓骨近端骨迁移所导致时，这种情况有时会合并踝关节骨折的畸形愈合，最理想的治疗方式是使腓骨下移（图 8.11A，图 8.11B）。

为了实现腓骨的下移，术中需要松解下胫腓联合韧带的外侧部分。因此，如果腓骨骨折已经愈合，必须再次截骨，再用撑开装置向远端牵开腓骨直至其回到踝关节处合适的位置。最后用锁定接骨板固定腓骨，腓骨截骨并撑开处植入骨块以增加强度。

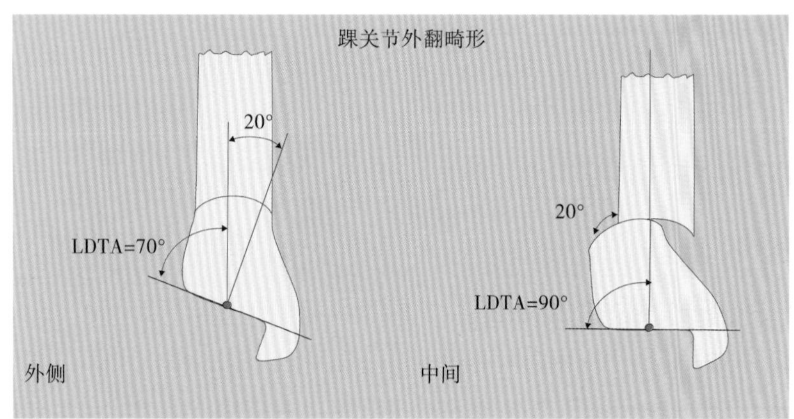

图 8.9　如图所示的踝关节外翻畸形，其截骨后的骨块旋转中心位于踝关节水平。截骨线位于内外踝水平之上，截骨远端的旋转铰链点位于踝关节水平。完成弧形的截骨线后，截骨远端部分紧接着向外侧滑移，这样使截骨远近端的轴线重合。LDTA，胫骨远端外翻角

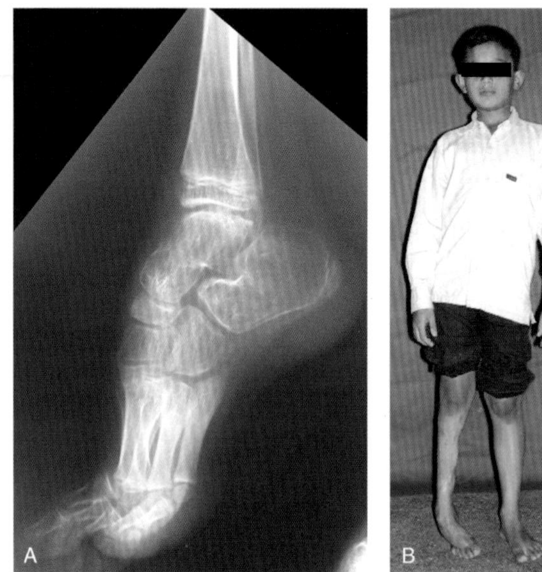

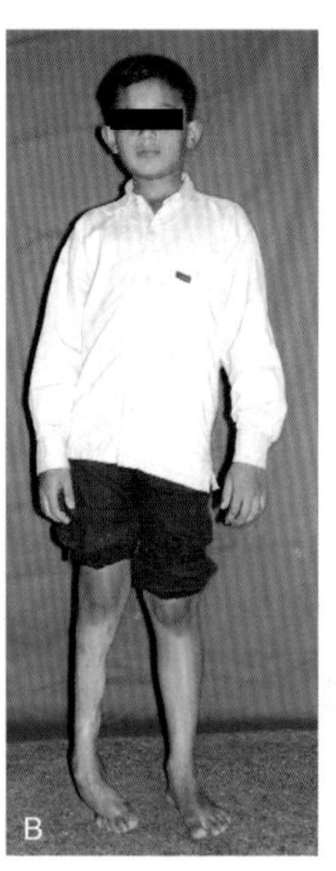

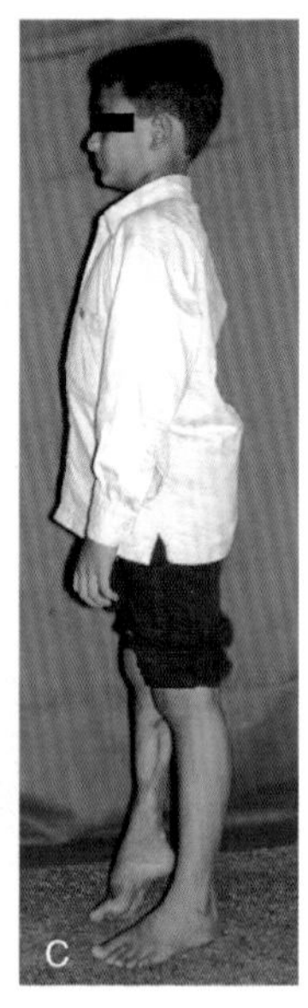

图 8.10A 至 C　一个 12 岁的马蹄内翻足畸形的患者，该畸形继发于坐骨神经损伤。如图所示，可以看到所发生的一系列变化。在矫形的不同阶段安装伊利扎诺夫外固定器材，直至畸形被完全矫正

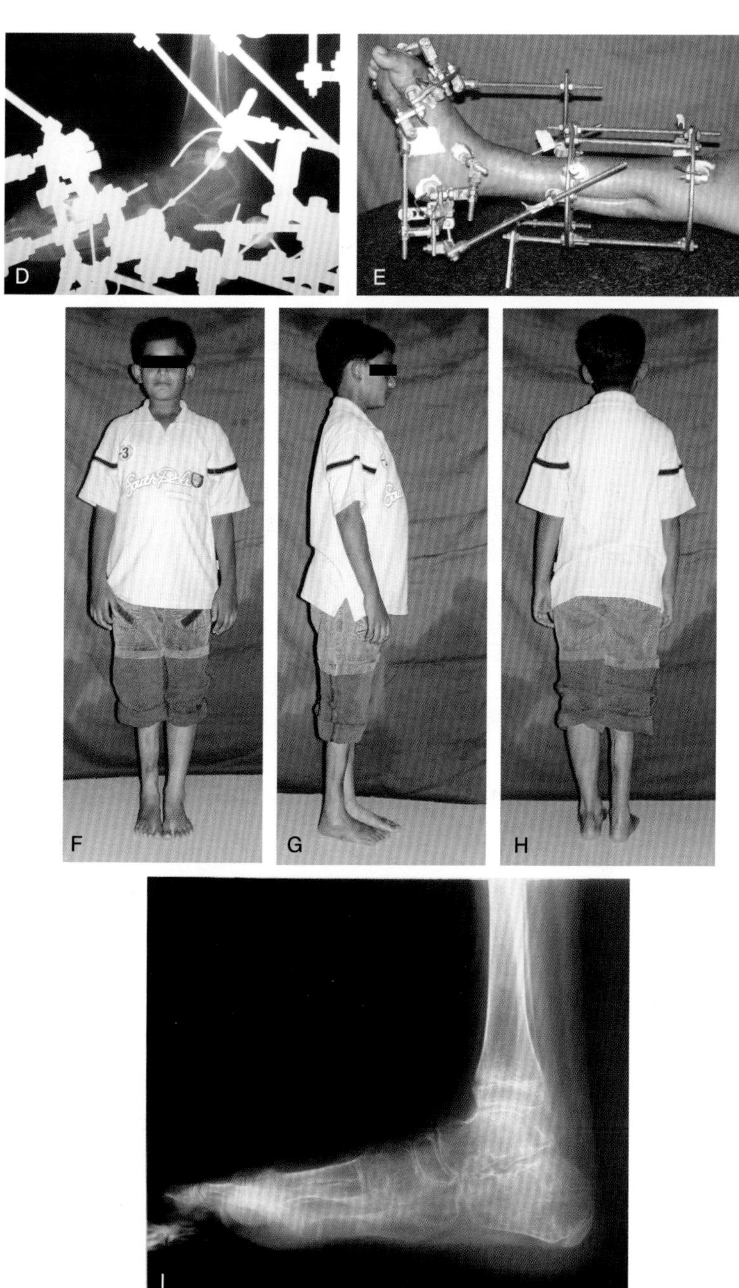

图 8.10 续 D 至 I

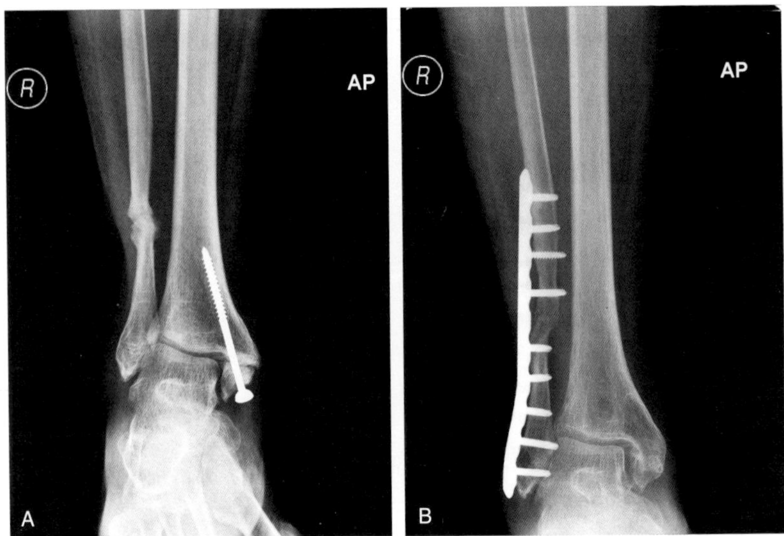

图 8.11 A 和 B　踝关节骨折及畸形愈合；如图可见内踝的骨不连，外踝上移以及由于距骨倾斜而产生的踝关节外翻畸形。手术方式包括松解下胫腓联合韧带，松解踝关节，下移外踝使其位于与正常的内踝相平齐的位置。用撑开装置协助下移外踝，并内固定坚强的接骨板，腓骨截骨间隙植入小骨块。在本病例中，通过保留腓骨的长度来达到踝关节外翻畸形的矫形

如果腓骨的外翻是由慢性的腓骨近端移位引起，下移腓骨需要用牵引器缓慢牵引，并用一至两枚下胫腓联合螺钉维持腓骨复位。

后足的外翻畸形可能是由距下关节、跟骨的伴脱位引起。矫形手术可以采取后外侧入路、松解距下关节、延长跟腱、融合距下关节。做距下关节融合术时，可以取腓骨进行植骨，或经距骨颈至跟骨旋入螺钉固定。

跟骨内侧的短缩截骨也是治疗后足外翻畸形的理想方法。

内翻畸形

踝关节内翻畸形可能由以下因素引起：

· 踝关节畸形愈合或胫骨远端骨折

- 骨骺损伤或骨髓炎引起的生长停止的残余作用
- 神经肌肉的不平衡

提示和技巧

如果内翻畸形位于踝关节水平或内外踝以上水平，可以做截骨术来达到矫形的目的（图 8.12）。

如果内翻畸形合并有短缩畸形，可行开放楔形截骨；但是如果不伴有短缩畸形，就要通过角度滑移截骨（angulation-translation）矫形。

在矫正内翻畸形的过程中，截骨远侧部分的近端必须向外滑移，以使截骨线远近端共线，并且可以避免继发性的侧方移位畸形。

做开放楔形截骨时，使用一根驱动棒来产生复位矫形作用，该棒应该在畸形面设置一个合适的角度。因此，在平行于胫骨的面上设置矫形棒往往是不够的，在大角度畸形矫形时，需要增加一些垂直的矫形棒。在矫形的过程中，有时需要调整驱动棒的方

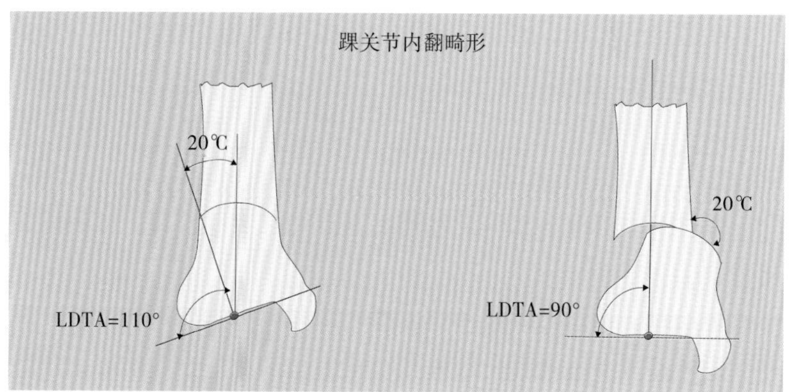

图 8.12　踝关节内翻畸形，其旋转中心位于踝关节面水平。做截骨术时的截骨线位于内外踝水平之上，其铰链点位于踝关节水平。做弧形的截骨线，截骨远端部分向内侧滑移。滑移后截骨远近端的中心点在一条线上。LDTA，胫骨远端内翻角

向。这也可以确保最大限度地矫形。

如果内翻畸形明显并伴有关节不稳，如常见于骨髓灰质炎患者，最佳的治疗方式应该行踝关节融合术。

上述情况做关节融合术时,需要同时从远端入路置入髓内钉;开放式关节融合时，需要在踝关节融合水平之上做延长术。该髓内钉远端锁定，保持近端可以自由滑动。

外固定器材有助于产生驱动力并达到延长的目的。一旦肢体长度恢复，可以锁定髓内钉近端并去除外固定器材。

作为备选方案，肢体延长和踝关节融合可以使用伊利扎诺夫外固定器材。该器材可以在踝关节融合处产生持续的加压作用。

流程图 8.3 踝关节内外翻畸形在发病和治疗方面的不同。

高弓足畸形

高弓足畸形可能是由足底腱膜紧张引起或加重的。

流程图 8.4 展示了高弓足畸形的治疗方法。

提示和技巧

高弓足畸形矫形的第一步是在足底中央做足底腱膜的斯坦德勒（Steindler）松解术。

决定如何矫正高弓足畸形，应依据是否可能通过软组织牵引或骨性截骨而达到矫形。

软组织牵引应在高弓足畸形的顶点切线水平进行，该线可以通过侧位 X 线确定。

矫形时，在后足以及前足安装半环式外固定器材。两个半环外固定器通过坚强的连接板连接，该连接的交汇点应能够沿上述高弓足顶点水平做旋转。高弓足顶点线应通过楔状骨或楔骨 - 跖骨关节。牵引棒应位于上述连接板之下，并通过其完成高弓足的矫形。

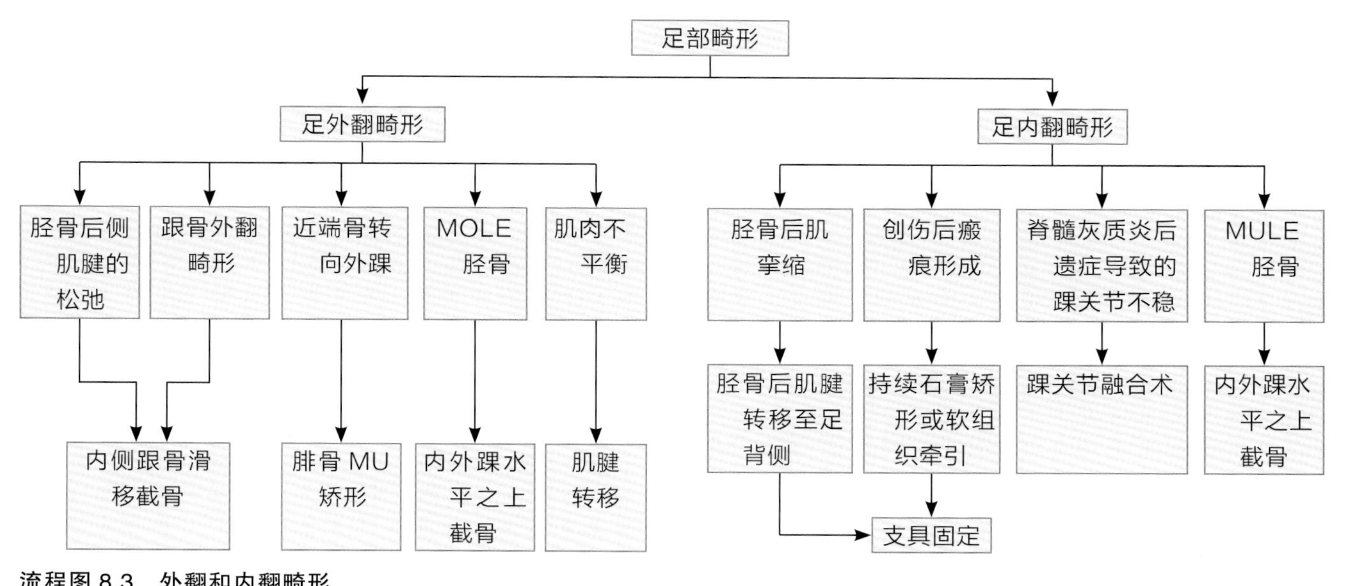

流程图 8.3 外翻和内翻畸形

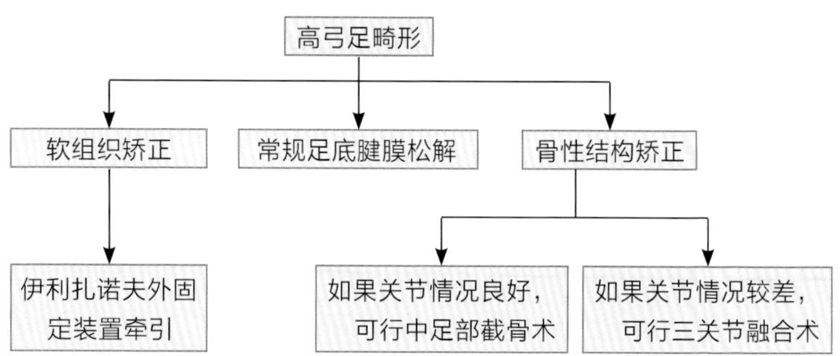

流程图 8.4　马蹄足畸形的治疗流程

对于畸形，较好的方式是矫枉过正，并佩戴矫形器 6 周，使局部软组织适应矫形后的状态。在接下来的 6~8 周，应佩戴可行走式石膏铸型，然后再夜间佩戴支具 6 个月。

如果高弓足畸形无法通过软组织牵引而矫正，最好通过实施骨性截骨手术来矫形（图 8.13A 至 D）。

如果高弓足畸形合并有内翻或外翻畸形，最为理想的矫形方式是 V 形截骨。肢体后方的 V 形截骨有助于矫正后足的内翻或外翻畸形，V 形截骨前方的骨臂有助于矫正后足 – 前足交汇处的矢状面的畸形。

伊利扎诺夫外固定器辅助的高弓足矫形

在胫骨上安装一个双环的外固定器材。一个半环外固定器固定后足，另一个半环外固定器固定前足。整个外固定器的关键部分是一枚通过距骨颈的骨针，和另一枚固定跟骨中部的骨针，以上两枚骨针均应避开局部的血管神经结构。上述两枚骨针通过连接板连接于胫骨的外固定器上，该连接通过可组配式的螺栓固定，连接板应位于冠状面内。后足和前足部的半环式外固定器通过铰链连接。截骨通过两个各长 2cm 的切口完成，上述切口位于跟骨外侧，腓骨肌腱之后。

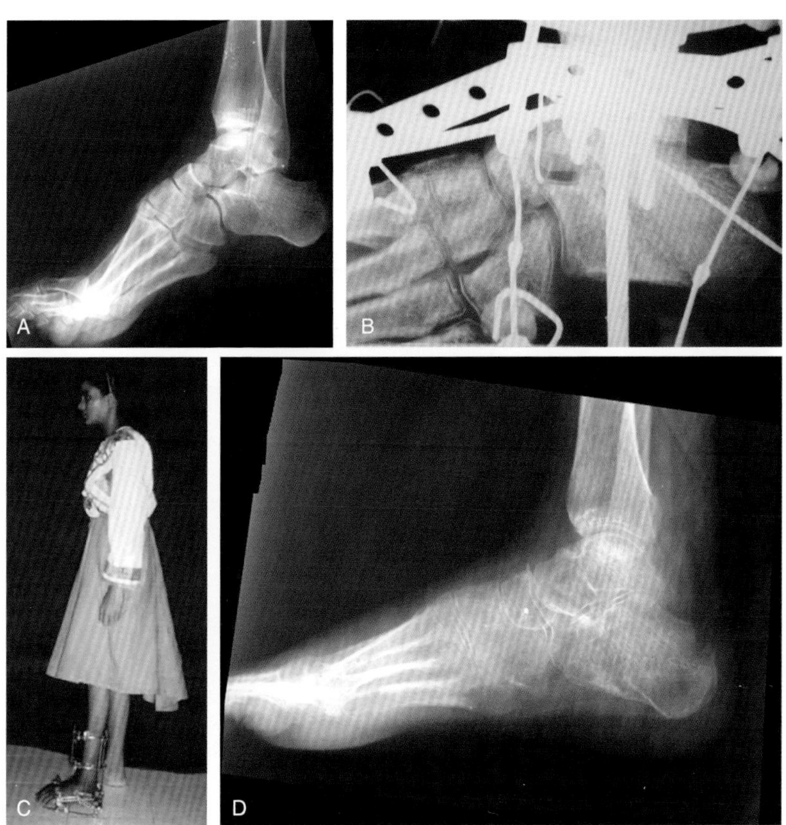

图 8.13A 至 D　一位 17 岁的患者，存在僵直的高弓足畸形　这类畸形无法通过软组织牵引而矫正。因此，实施了距骨颈和跟骨前侧水平的截骨术。该截骨术是前方 V 形截骨。足弓的顶点以及旋转的铰链点位于距骨颈，可以看到一个底边向下的三角形新生骨形成。这块新生骨同时也融合了距下关节，也可以防止畸形再发

前侧的 V 形截骨通过平行于距骨 – 足舟骨关节方向的小切口完成，截骨线通过跗骨窦，可以通过增强成像技术来确认骨凿的位置（图 8.14A 至 I）。术者良好的手感可以避免骨凿穿透内侧皮质骨，以免损伤内侧的血管神经结构。术者可以用两个骨凿相互依托来撬开截除的骨块。可以通过增强影响技术来检查截骨

断端的活动性。因为截骨后的新鲜骨面有早期愈合的趋势，所以在手术台上就可以在截骨处施加牵引力。

在V形截骨的两侧施加牵引力，此过程应在X线监视下完成。这样做的目的是通过渐进性的开放楔形截骨矫形来矫正畸形。新生骨的形成使在去除外固定装置前实现截骨处的愈合。

显而易见的是，可以替代上述牵引截骨的方法是经典的并且经受住时间考验的三关节融合手术。

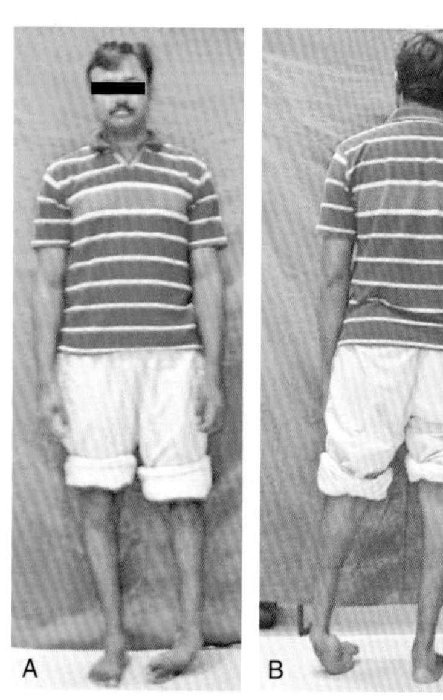

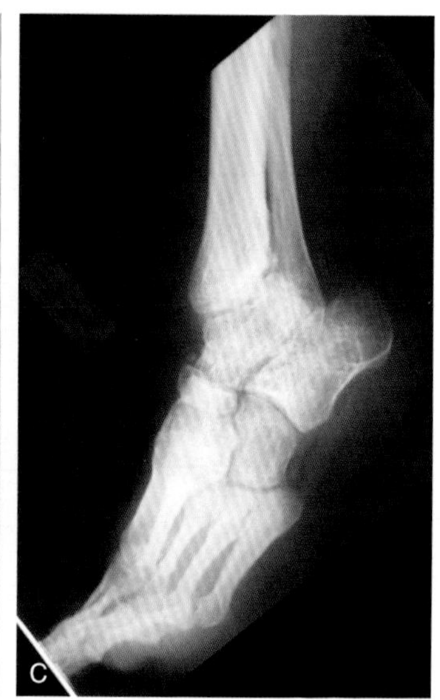

图 8.14A 至 C　一个 28 岁的，患有无法纠正的马蹄内翻足的患者　由于之前所做过一系列手术，可以注意到该患者距骨已经变得扁平，并且肢体后方存在大量瘢痕形成。因此，无法使用软组织牵引来矫形。在这个病例中，所有的畸形都要通过后足水平的 V 形截骨来矫正。V 形截骨靠前的一刀从距骨颈开始，直达跟骨的前侧。V 形截骨靠后的一刀位于距下关节旁。截骨线前的部分向上方牵引，其下方形成新生骨。截骨线后侧的部分牵开后使其基底位于下方，两截骨线间形成三角形的新生骨。安装伊利扎诺夫外固定器时，在胫骨上安装两个环形外固定器，在后足和前足各安装一个半环形外固定器。距骨上置入骨针，该骨针产生使两截骨线分离的力量。术后早期应保持较大牵引程度，以免截骨处过早的融合。在术后持续 3 个月的外固定后，方可实现畸形的完全矫正。做距下关节的融合手术同样可以避免畸形的再发

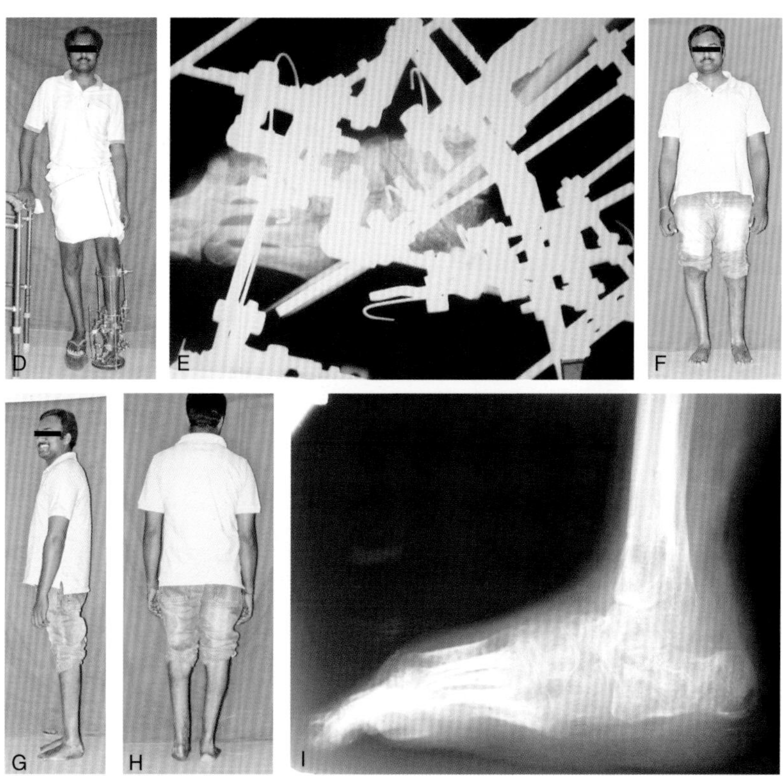

图 8.14 续 D 至 I

足部较短的僵硬总比较长僵硬要好。

因此，可以避免在马蹄内翻足畸形的患者身上，实施诸如 V 形截骨术之类的手术（如 U 形截骨术），并且可以代之以三关节融合手术。

第 9 章

软组织同等重要

如果把骨骼和关节比作树，那么这棵树的树根将深植于软组织中。

足和踝部的软组织有何特殊?

图 9.1 展示了足与踝部软组织的重要特征。

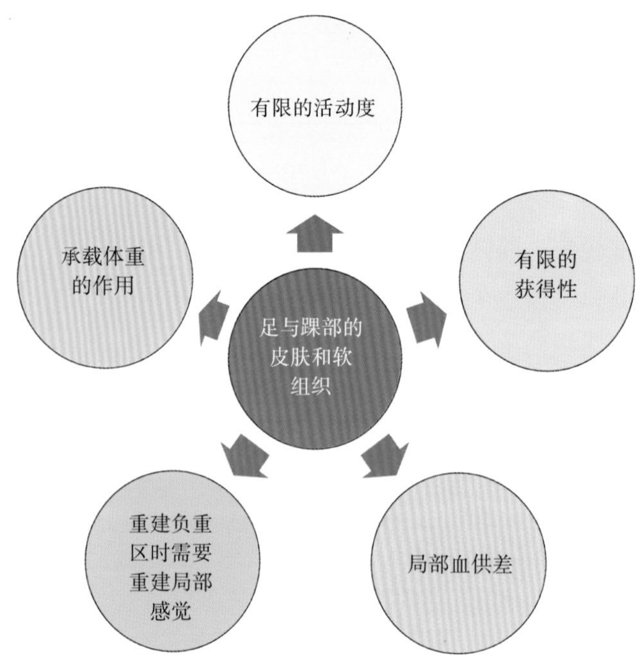

图 9.1　足与踝部的皮肤和软组织的特征

避免医源性的足与踝部软组织损伤

一些关于如何避免医源性的足与踝部软组织损伤的提示和技巧如下：

· 避免做多个小切口

· 避免过度牵拉皮肤

· 只做全厚皮瓣

· 在跟腱的手术中，应该一次切开皮肤及跟腱的鞘膜，避免在皮肤和跟腱鞘膜之间分离形成界面

· 在中足部和前足部做多切口时，切口之间的安全间隔距离是 4~6cm，这样做可以避免皮肤缺血和坏死

· 在急性创伤的处理过程中，应等待组织消肿直至可以看到创伤区域出现皮肤皱纹

· 在等待皮肤肿胀消退及皮肤皱纹出现的过程中，应时刻注意皮下的骨性突出并减轻局部压力，以免皮肤坏死

· 在等待皮肤条件改善的过程中，在患处做桥接式的临时固定，有助于局部整复及早期消肿

· 当患处出现浆液性水泡并且其位于计划手术切口上，应该在术前 3~5d 抽吸水泡泡液

· 手术切口不要通过血泡；如计划手术切口无法避开血泡，必须等待 1~3 周再行手术

· 精细的皮瓣手术应用钝性皮肤拉钩进行操作，也可以在术区周围正常骨折上旋入克氏针并适当折弯，用来牵开皮肤

· 手术缝线的线结应置于皮瓣的外侧

· 术前应该预计术中是否会出现伤口难以闭合的情况，有时需事先寻求重建整形外科医生的指导和帮助

· 在处理严重的足与踝部的损伤时，为了取得更好的预后，重建整形外科医生应参与损伤的早期干预

· 在安装外固定架或外固定环时，应仔细计划手术，避免损伤将来需要二期软组织重建的区域

软组织缺损的治疗措施

术前评估

术前评估包含三个步骤，在流程图 9.1 中分别列举。

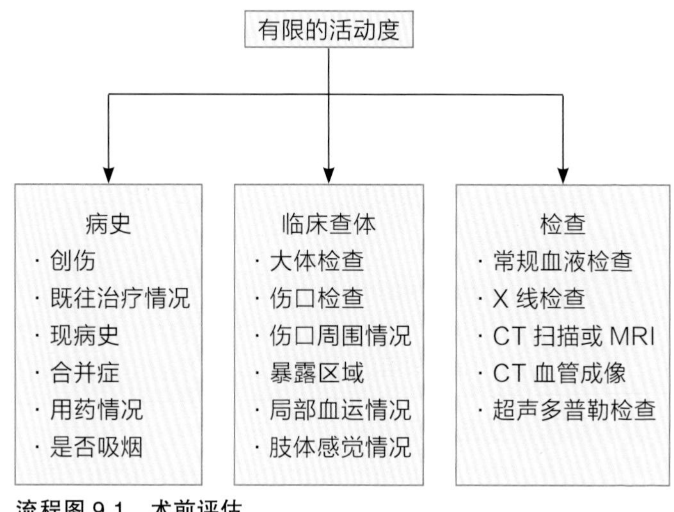

流程图 9.1　术前评估

前提条件

一些治疗软组织缺损的前提条件包括如下方面：

· 连续的、激进的清创

· 永久性的或临时的骨性稳定

· 早期的软组织覆盖（流程图 9.2）

软组织缺损的简要概况如流程图 9.3 至流程图 9.5 所示。

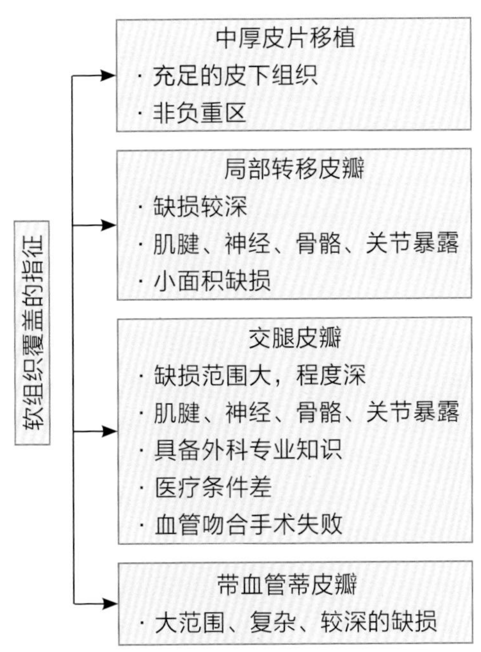

流程图 9.2　软组织覆盖

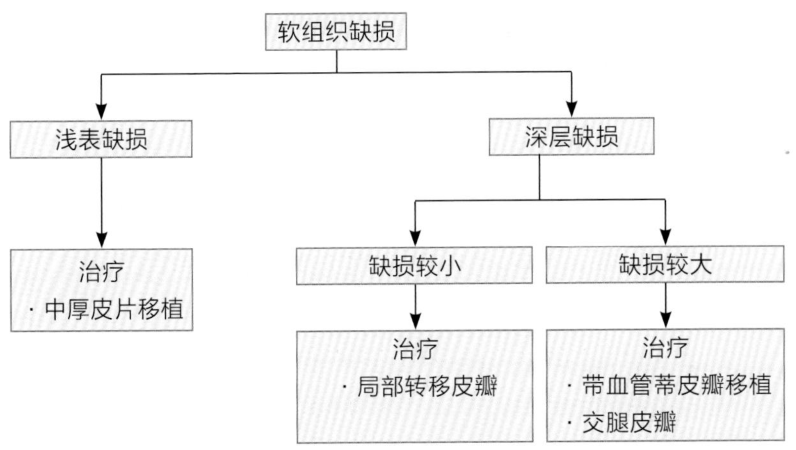

流程图 9.3　软组织缺损概况

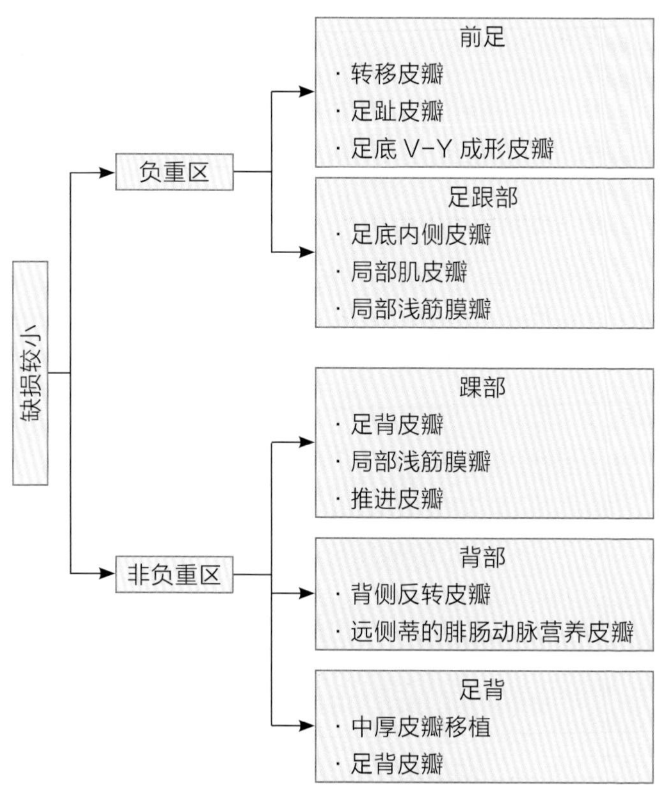

流程图 9.4　缺损较小情况下的软组织覆盖概况

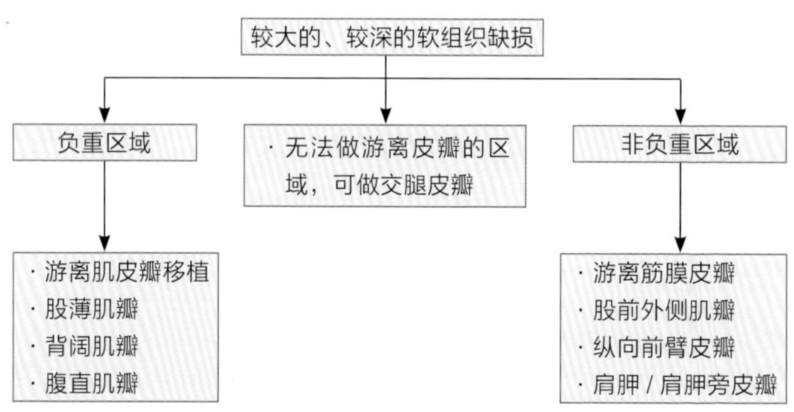

流程图 9.5　深大缺损软组织覆盖的概况

局域软组织覆盖的选择

踝　部

原位皮瓣：用于缺损较小的情况。

远隔皮瓣：用于较大的缺损。

常用于踝部的局部皮瓣如下：

1. 蒂位于远端的腓肠动脉皮瓣：这是一种筋膜皮瓣，其是从小腿后侧沿腓肠神经和小隐静脉走行掀起的皮瓣。该皮瓣的营养依托腓动脉穿支，该分支起自外踝近侧 5cm 处，并向头侧走行。这种皮瓣可以像一个岛状皮瓣一样沿着上述的神经血管束掀起，或者作为带蒂的游离皮瓣使用。这种皮瓣对于小腿下 1/3 区域或者踝部的软组织缺损的治疗很有帮助。但是同时这种皮瓣的缺点也显而易见，如小腿后侧供皮区的缺损，以及足踝外侧交界区域的感觉丧失（图 9.2）。

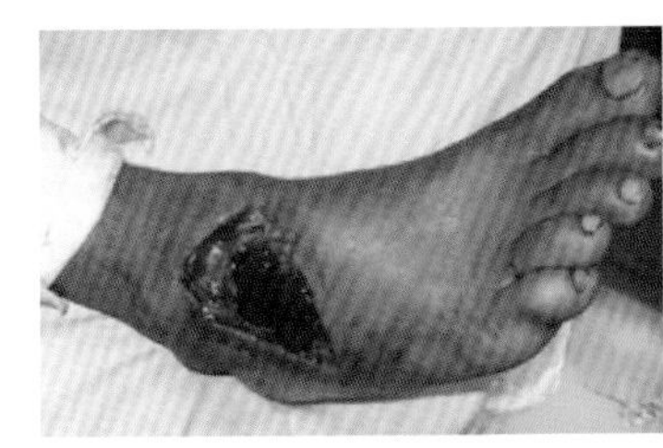
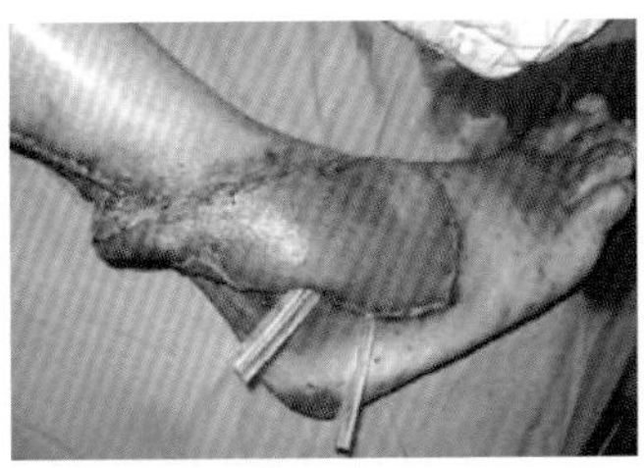
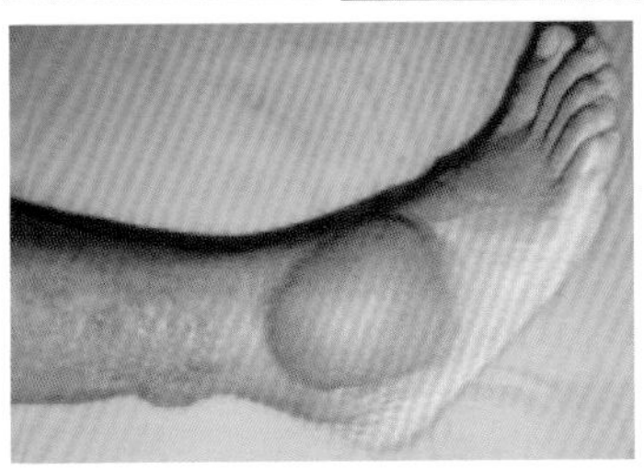

图 9.2　在踝部前外侧区域的应用远端带蒂的腓肠动脉皮瓣治疗软组织缺损

2. 蒂位于远端的隐静脉筋膜皮瓣：这种皮瓣的供皮区是在小腿内侧。蒂包含隐静脉、隐动脉以及隐神经。前面提到的蒂位于远端的腓肠皮瓣可以骑跨在本皮瓣之上，因为腓动脉穿支是从更远端的水平发出。但是在腓动脉穿支行径发生的创伤的病例中，可能会用到本皮瓣。和其他蒂位于远端的皮瓣一样，隐静脉筋膜皮瓣同样有静脉栓塞以及供皮区需要植皮的缺点（图 9.3）。

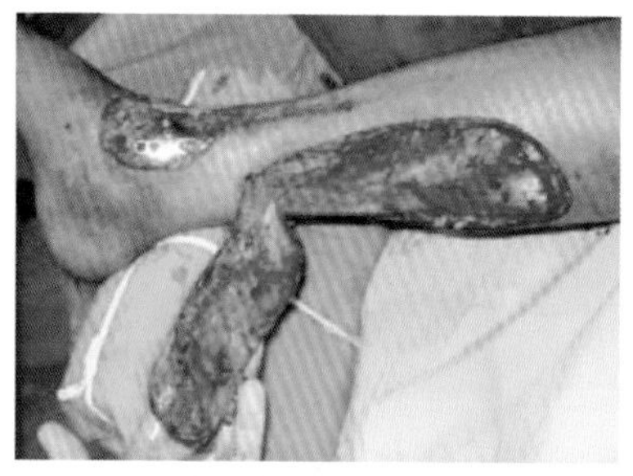

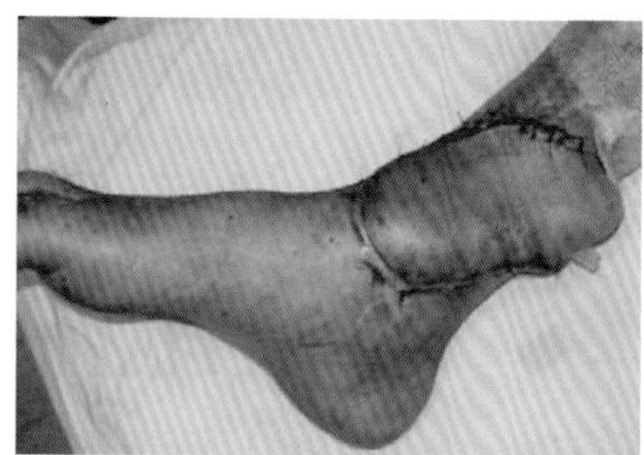

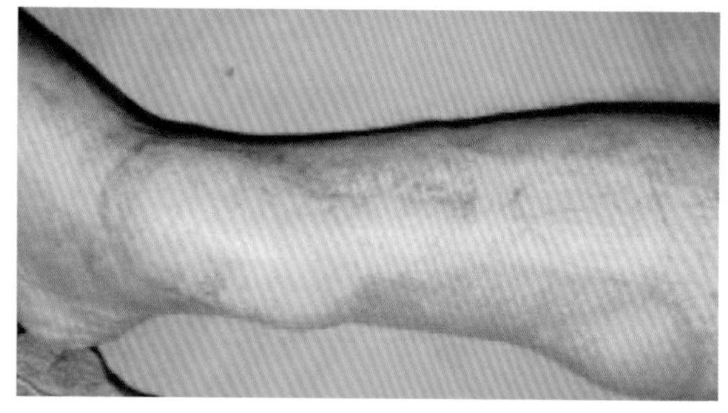

图 9.3　在踝部前内侧区域的应用远端带蒂的隐静脉筋膜皮瓣治疗软组织缺损

3. 外踝近端皮瓣：这种皮瓣是基于腓动脉的前侧穿支，该动脉于外踝上方约 5cm 穿过骨间膜，临近下胫腓韧带。使用本皮瓣可能遇到的问题是静脉栓塞以及显而易见的供皮区需要植皮。

4. 足跟外侧动脉皮瓣：这种皮瓣的蒂部包含腓肠神经、小隐静脉以及腓动脉的足跟外侧分支。本皮瓣可以用于治疗踝部后方较小的软组织缺损。

5. 推进皮瓣：较小的软组织缺损可以应用推进皮瓣，这种皮瓣依靠胫后或腓血管穿支营养。这些穿支的具体位置通过手持式多普勒超声在手术开始前确定。解剖该穿支需要在显微镜下操作很长的时间（图 9.4）。

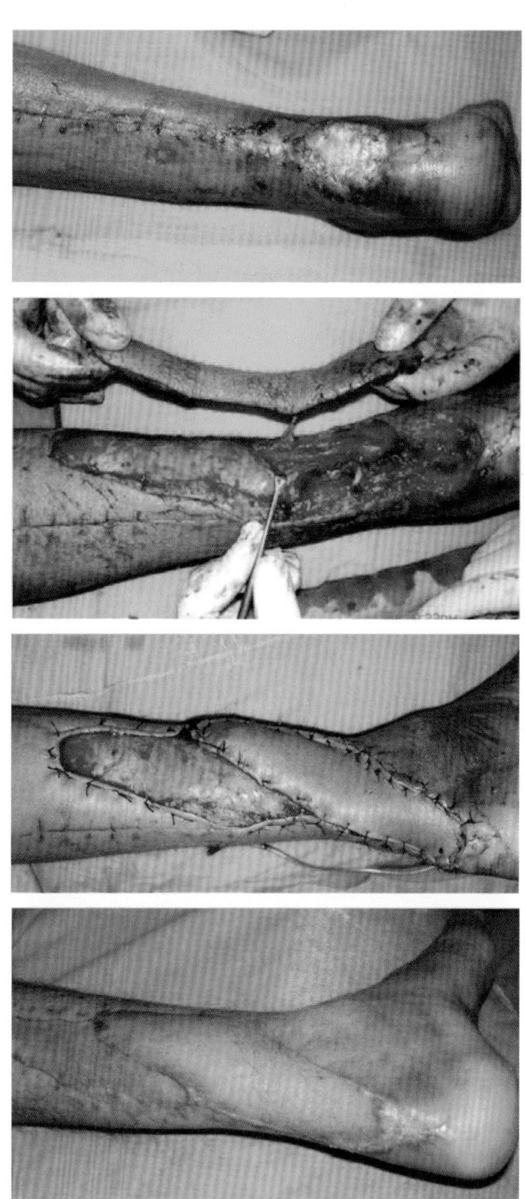

图 9.4　推进皮瓣用于治疗跟腱处的软组织缺损

6. 足背血管蒂皮瓣：这类皮瓣自足背侧掀起，其中包含有足背动脉分支。这种皮瓣组织丰厚，可以用于覆盖内踝和外踝的区域。这种皮瓣的缺点是牺牲较大动脉以及腓浅神经，并且供皮区新生软组织缺损。足背屈感觉缺失也是本皮瓣的不足之处。因此，本皮瓣只适用于无法使用带微血管蒂的游离皮瓣的情况。

7. 局部肌肉瓣：小腿部的局部肌肉瓣包括趾长伸肌瓣、比目鱼肌瓣、趾长屈肌瓣、腓骨短肌瓣以及踇长伸肌瓣。应用上述肌肉瓣应遵循严格的适应证。这类肌瓣不能用于肌肉挫伤患者和小腿创伤的患者。

8. 趾短伸肌瓣：这种肌瓣可以向近端转移并覆盖踝部前侧和外踝部的损伤；这样做的前提是不合并胫骨前侧和足背动脉的损伤。这种肌瓣只能用于较小的损伤，例如成人患者，损伤4.5~6cm。

足背部 / 中足部

1. 蒂位于远端的腓肠动脉营养皮瓣：应用这种皮瓣存在一定的限制，因为本皮瓣无法抵达前足部的损伤区域（图 9.5）。

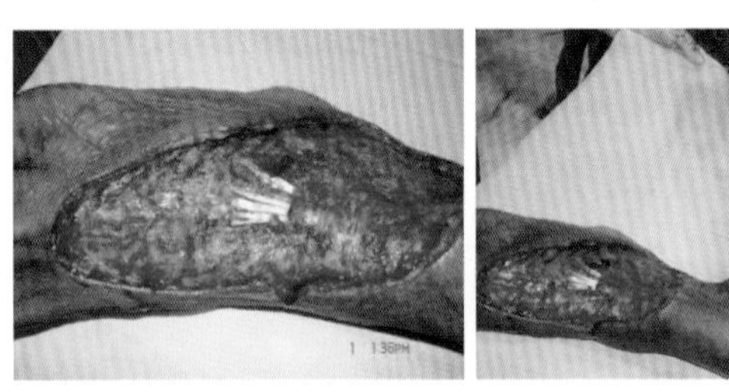

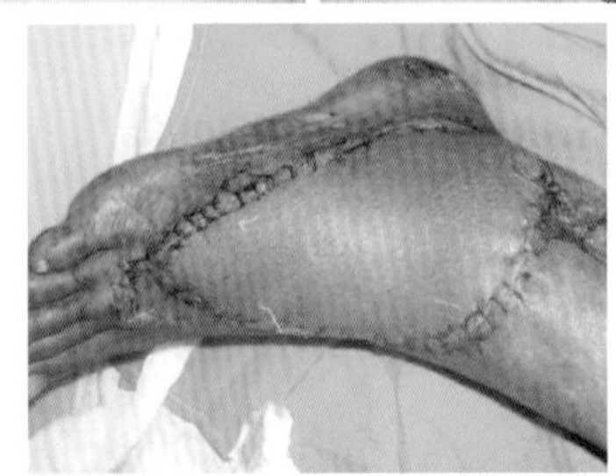

图 9.5　蒂位于远端的腓肠动脉营养皮瓣治疗足背软组织缺损

2. 隐静脉皮瓣：这种皮瓣同样存在无法抵达前足部的损伤区域的缺陷。

3. 反转式足背血管蒂皮瓣：在确认足背动脉和第一跖骨背侧动脉存在明显的交通支后，方可应用本皮瓣。

4. 交腿皮瓣和游离皮瓣：本项所述皮瓣仅用于较大的软组织缺损。

足背足底

局限的足背组织缺损应用植皮来治疗。在需要应用皮瓣的病例中，可以应用足背血管蒂皮瓣。在涉及负重区的较大的软组织缺损病例中，可以应用游离皮瓣。

在做游离微血管蒂皮瓣时，筋膜皮瓣比肌肉瓣更好，因为筋膜皮瓣可以为暴露的肌腱提供保证其自由滑动的环境。常用的筋膜皮瓣是股前外侧皮瓣（图 9.6），这种皮瓣靠旋股外侧动脉降支的穿支营养。较小的缺损可以靠股薄肌瓣覆盖（图 9.7，图 9.8）。

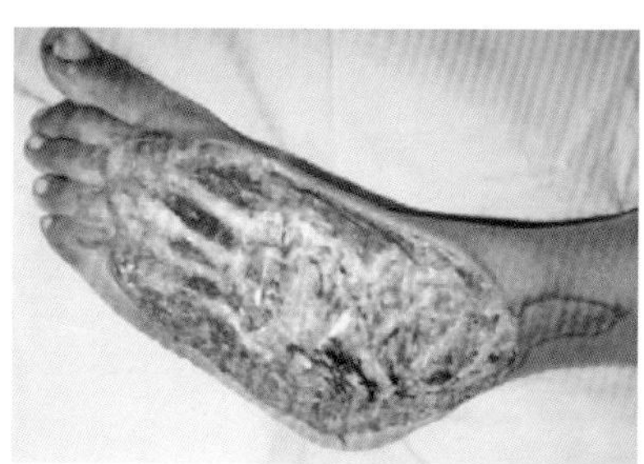
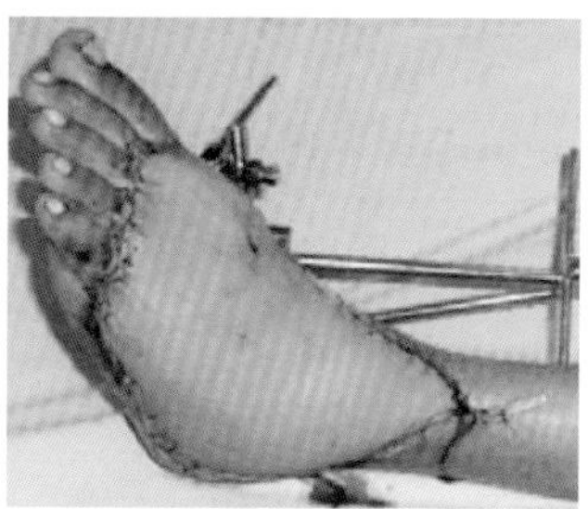
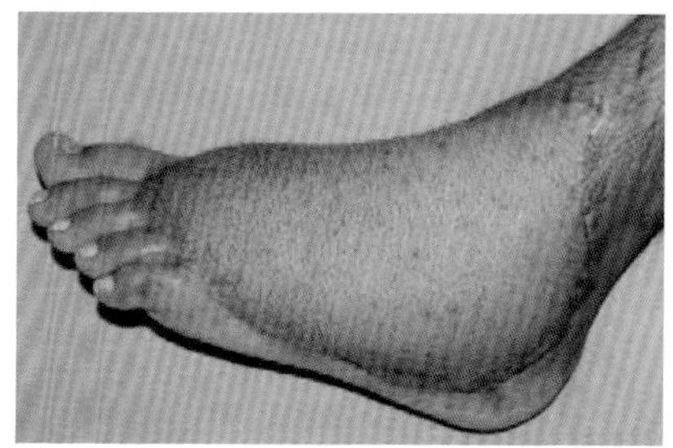

图 9.6　带微血管蒂的游离股前外侧皮瓣治疗足背部的软组织缺损

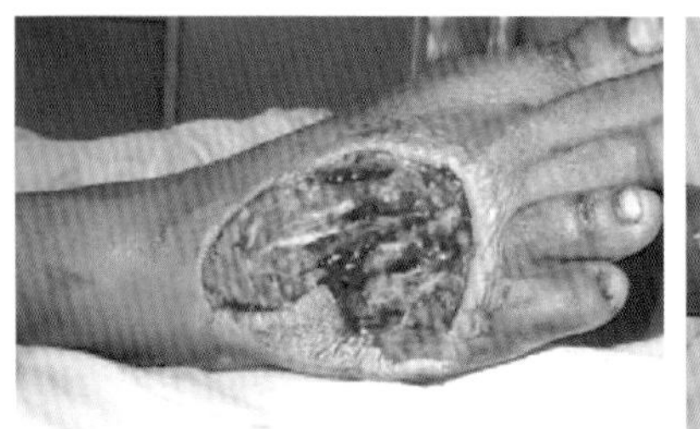
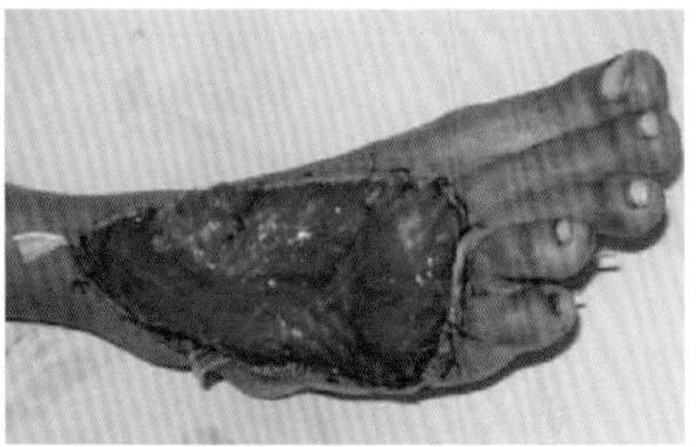
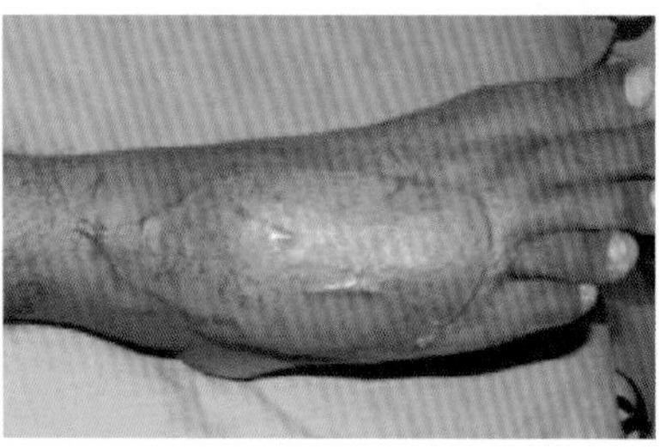

图 9.7　带微血管蒂的游离股薄肌瓣覆盖足背部的软组织缺损

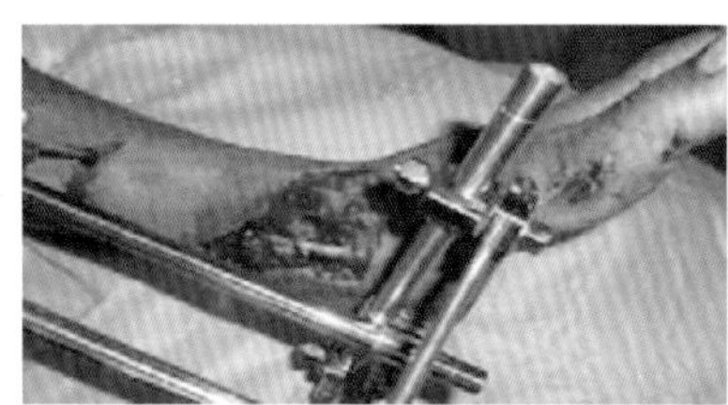
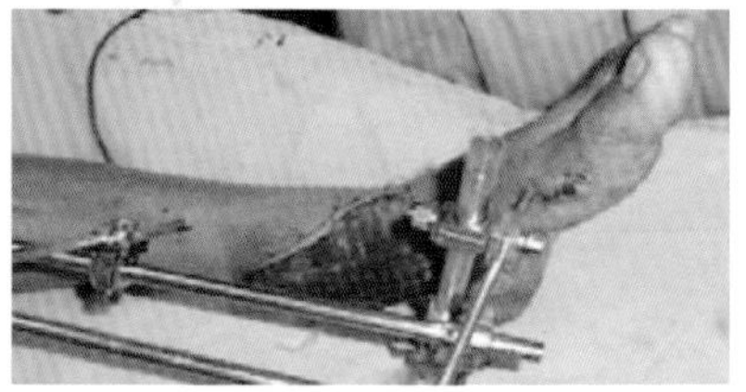
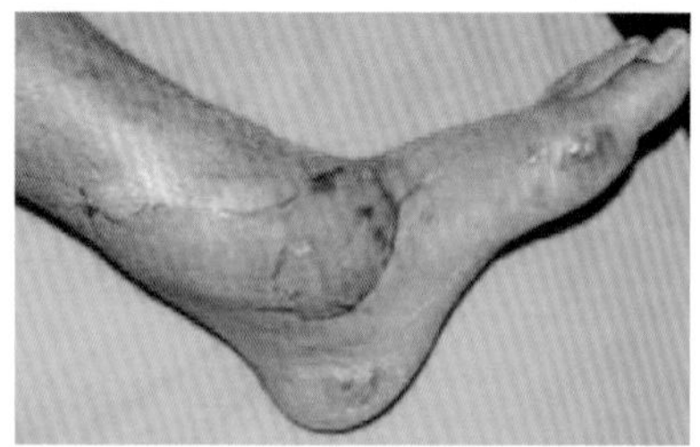

图 9.8　带微血管蒂的游离股薄肌瓣覆盖内踝部的软组织缺损

前足掌面

这一区域是负重区并且需要引起我们足够的重视。移植皮瓣和扭转皮瓣可以用来治疗较小的软组织缺损。足趾皮瓣同样可以用于治疗较小的缺损。足掌部的 V-Y 形皮瓣适用于直径 2cm 以内的软组织缺损。更大软组织缺损的治疗需要两种皮瓣。

足跟部

1. 足底内侧动脉营养皮瓣或足背岛状皮瓣：这是一种治疗足跟部软组织缺损的理想方法，因为本皮瓣可以提供与缺损区类似的有感觉的组织。直径在 4~5cm 的软组织缺损可以通过使用本皮瓣达到闭合。本皮瓣依靠足底内侧动脉营养，并且可以做带蒂皮瓣或岛状皮瓣。皮瓣供皮区需要做皮肤移植（图 9.9）。

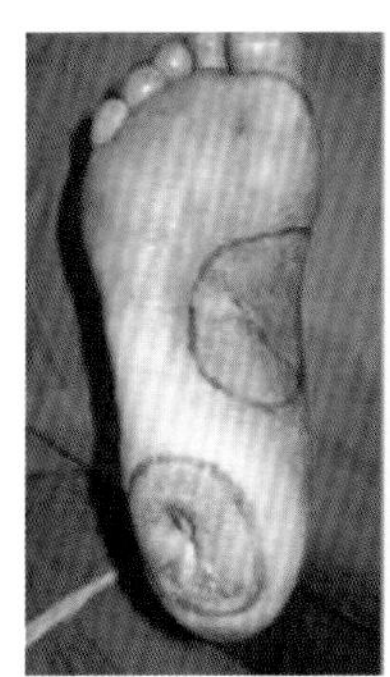
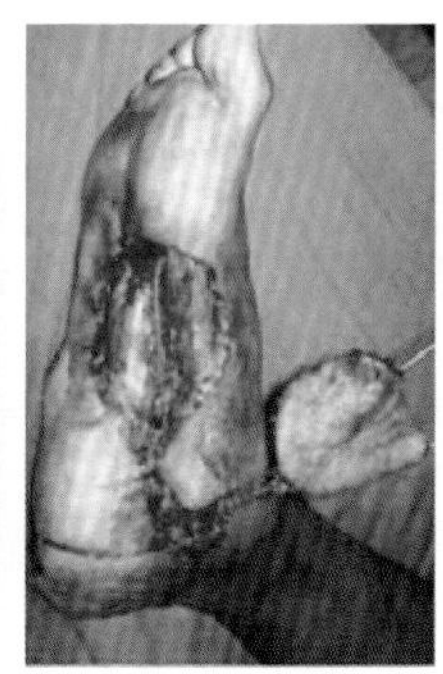
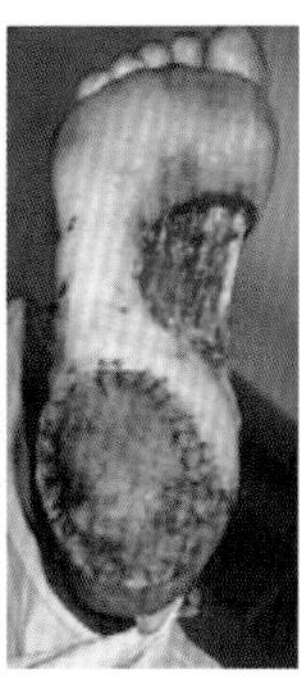
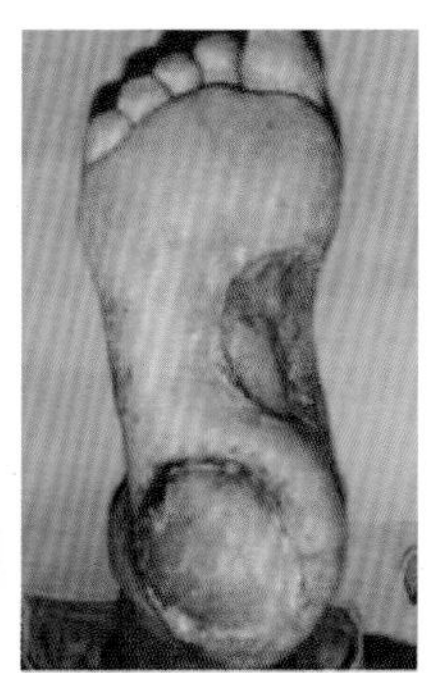

图 9.9　切除足跟部的营养性溃疡后应用足底内侧动脉营养皮瓣治疗软组织缺损

2. 局部肌瓣：足跟部较小的软组织缺损可以应用局部肌瓣覆盖，如蹈短展肌、趾短屈肌、小趾展肌皮瓣；供区皮损通过植皮来覆盖。

3. 跟骨外侧皮瓣，外侧踝上皮瓣，腓肠动脉营养皮瓣（图 9.10），隐静脉皮瓣或者推进皮瓣均依靠胫前动脉穿支或腓动脉营养，并且可以作为足跟部软组织缺损的二线治疗方案，因为这些皮瓣的长期稳定性存在一些问题。

4. 显微血管蒂皮瓣：较大的、复杂的、位于负重区域的软组织缺损可以通过带游离显微血管蒂皮瓣进行覆盖。对于负重区域来说，肌瓣移植并且其表面覆盖以植皮是较好的治疗选择，因

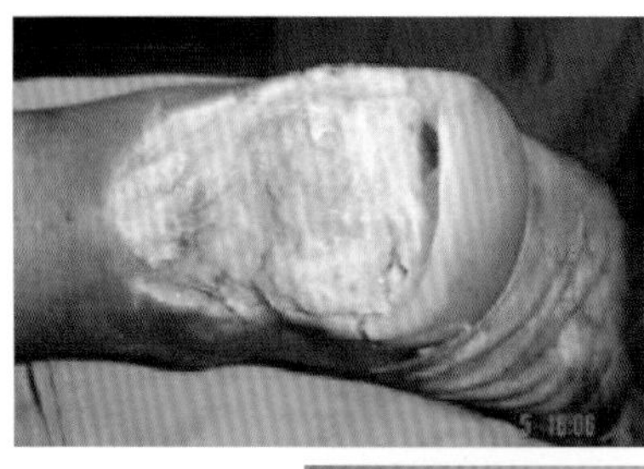
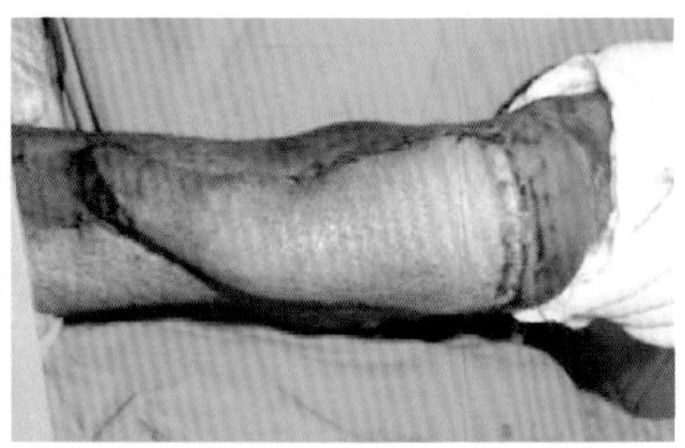
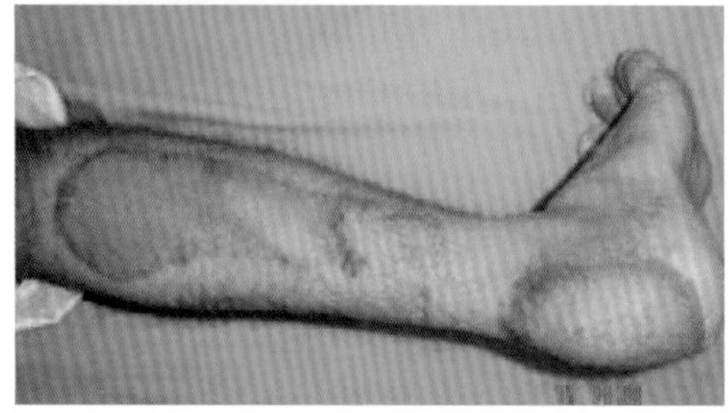

图 9.10　蒂位于远端的腓肠动脉营养局部皮瓣治疗足跟后侧及跟腱区域的软组织缺损

为患者在肌瓣上行走比在筋膜皮瓣上行走要容易。背阔肌（图 9.11）是最常用的肌瓣。股薄肌瓣也可以用于相对较小的软组织缺损。对于较窄的并且沿肢体长轴的软组织缺损，可以应用腹直肌瓣（图 9.12）。肌瓣移植可以为缺损区域带来更多的血供，这也对控制局部感染有帮助。

5. 在足与踝部的重建过程中应用交腿皮瓣：在足与踝部无法应用带显微血管蒂的皮瓣治疗的软组织缺损病例中，应用交腿皮瓣仍然是一个至关重要的治疗选项。在发展中国家里，交腿皮瓣最普遍的适应证是不具备显微手术条件。在没有合适的血管可以吻合的情况下，在患者无法承受长时间手术时，没有保险的患者无法承受经济负担时，或者显微血管蒂皮瓣手术失败时，交腿皮瓣就成为最后的“救命稻草”。

交腿皮瓣可以做成传统的内侧为基础的交腿皮瓣（图 9.13）；也可以做成近端为基础（图 9.14），或者远端为基础（图 9.15）

的交腿筋膜皮瓣。患者由于交腿皮瓣而引起的不适可以通过外固定来明显减小。

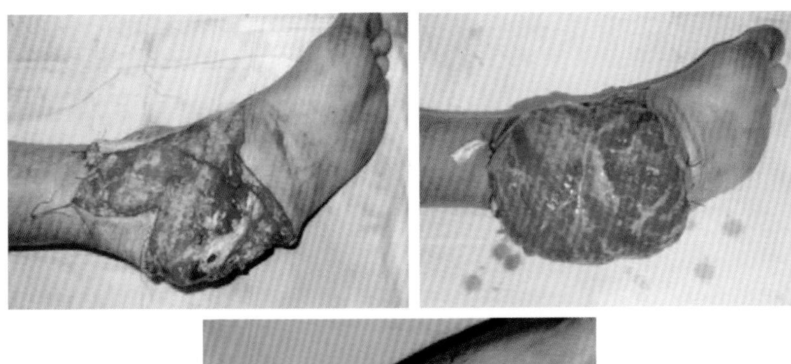

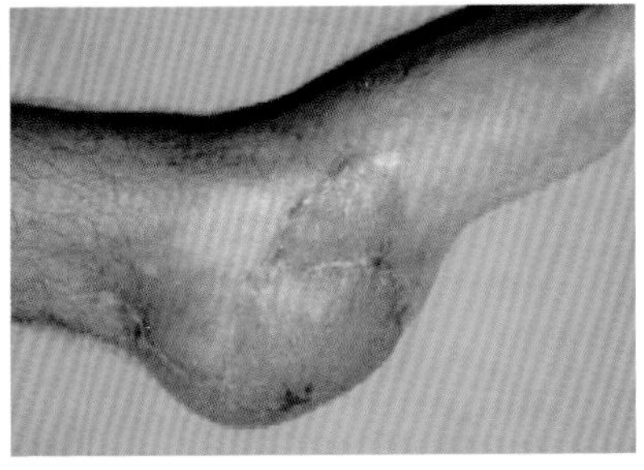

图 9.11　带游离显微血管蒂的背阔肌瓣治疗创伤后足跟软组织缺损

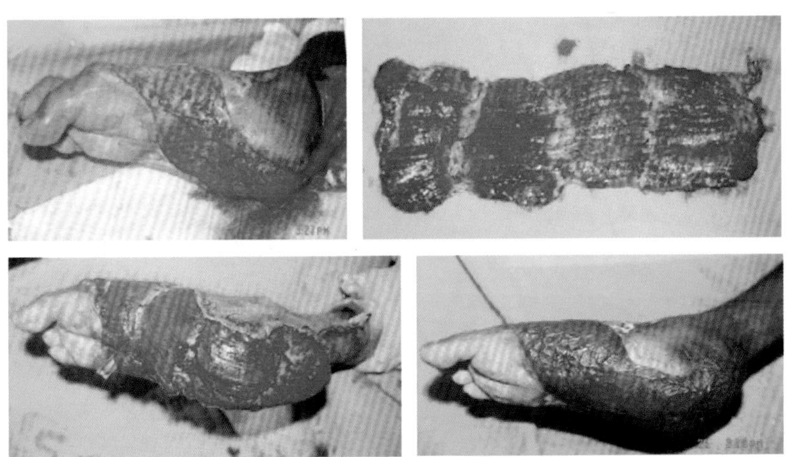

图 9.12　带游离血管蒂的腹直肌瓣治疗足底部软组织缺损

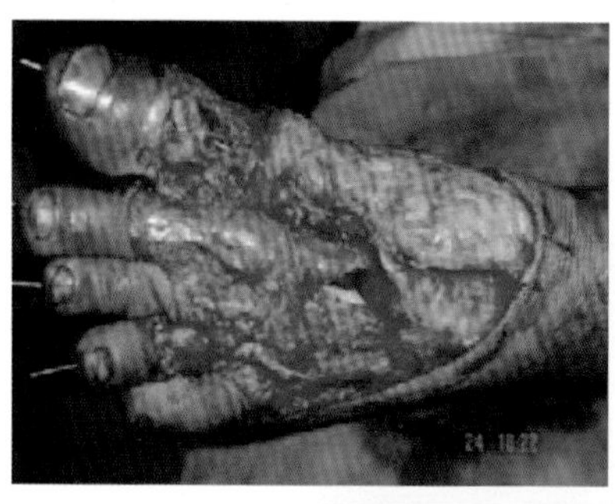

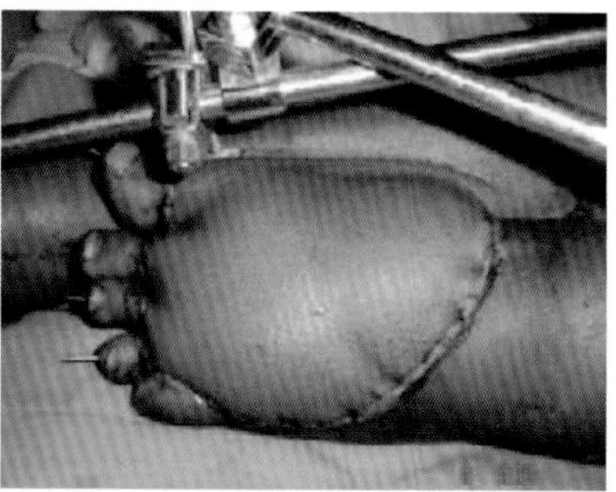

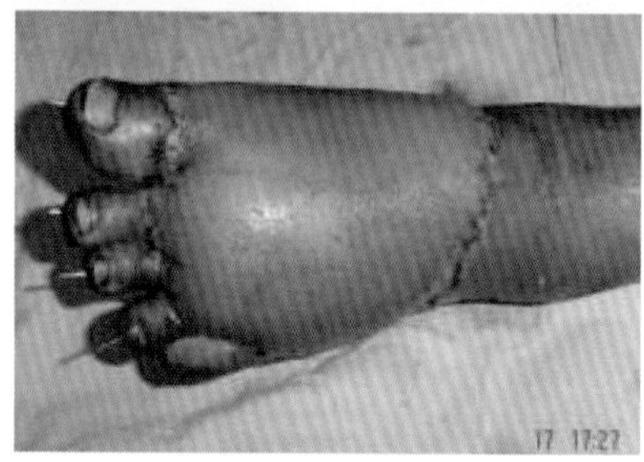

图 9.13　内侧为基底的传统交腿皮瓣治疗足背部的软组织缺损

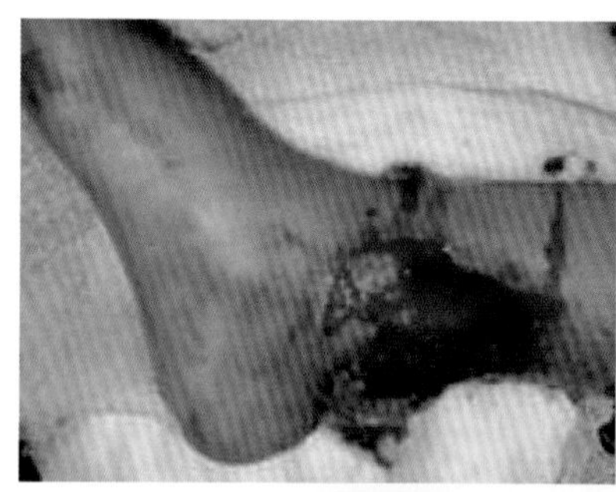

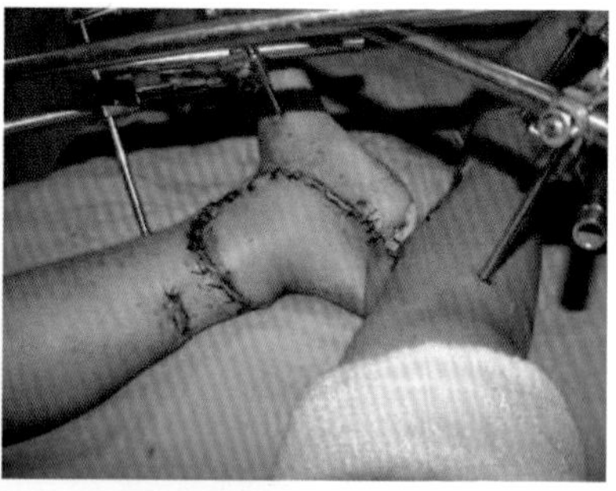

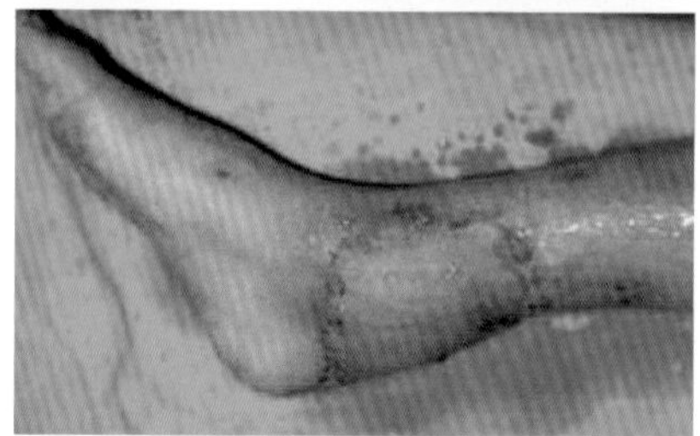

图 9.14　近端为基底的交腿皮瓣治疗踝部后内侧的软组织缺损

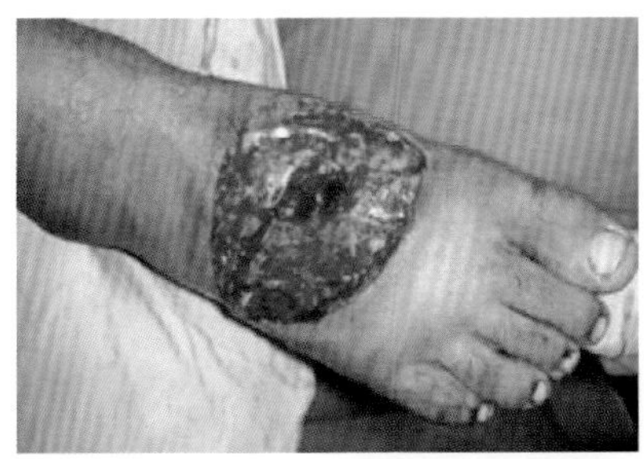
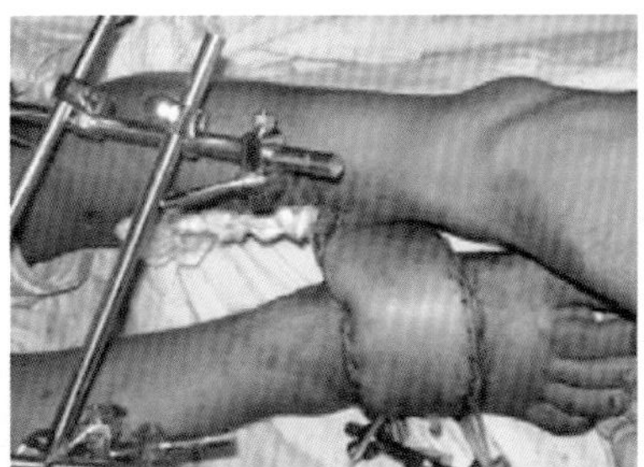
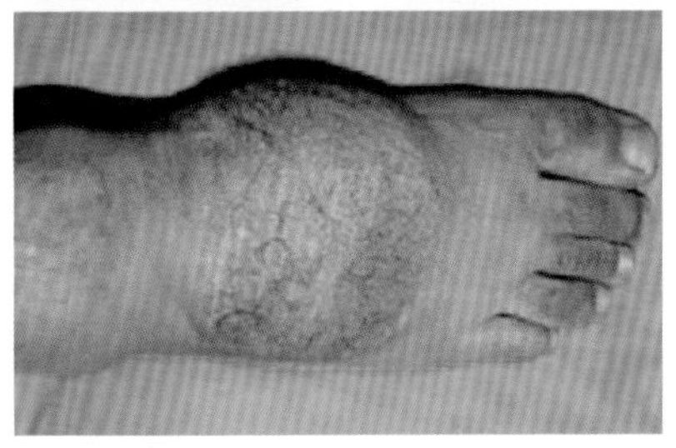

图 9.15　远端为基底的交腿皮瓣治疗足背部的软组织缺损

提示和技巧

在实施软组织覆盖之前，应在显微镜下进行彻底清创。

适当的局部皮瓣手术计划是通往成功的关键。

皮瓣缝合时，任何对蒂的牵张、扭转和压迫都是导致手术失败的重要原因，所以应该极力避免。

不充分的止血也是引起血肿压迫的原因。

在游离皮瓣的病例中，血管吻合处应位于创伤区域之外。

通过安装外固定架或小夹板固定来保持术后制动至少 3 周是十分重要的。

在术后 2~3 周，也就是伤口完全愈合之后，可以开始应用弹力袜或弹力绷带，直至术后 6 个月。

术后 6 周开始患肢负重。

合理的足部护理和适宜的足部护具对于预防足部反复出现溃疡十分关键。

第 10 章

足跟痛

足跟痛并不是一个诊断！临床医生应致力于寻找引起足跟痛的病因学诊断！

足跟痛的诊断

为了获得正确的诊断，应该尝试回答以下三个问题：

问题 1：足跟痛是否是由同侧踝关节引起的？

答案：详见框表 10.1。

框表 10.1　足跟痛的原因

- 局部原因
- 远隔部位的原因 / 由以下因素引起：
  - 脊柱和骶髂关节（SI）
  - 膝关节
  - 髋关节

鉴别诊断的要点

原发疾病的症状和体征相较于足部和踝部疼痛更加显著，如背痛、膝关节痛和髋关节痛。

足部和踝部的体格检查应该无异常。

疼痛应该出现在相应的皮肤感觉区。

完善检查有助于明确诊断。

问题 2：足跟痛的潜在病理学改变是什么？

答案：详见框表 10.2。

框表 10.2　足跟痛的潜在病理学改变

- 局部病理学改变（足与踝部）
- 系统性（全身）病理学改变

鉴别诊断的要点

如果足跟痛是系统性原因引起，绝大多数情况会出现双侧足跟均疼痛！

问题 3：局部的、原发性的足跟痛的病因是什么？

答案：详见框表 10.3。

框表 10.3　足跟痛的病因

- 生物力学原因
- 神经源性病因
- 骨性结构病因
- 感染
- 复合型病因

鉴别诊断的要点

生物力学病因——扁平畸形足、高弓足畸形以及其他足部畸形导致的足与踝部的生物力学异常。

神经源性病因——神经源性疼痛具有放射性的特点。

骨性结构病因——例如跟骨骨折畸形愈合之后产生的足底侧的外生骨疣形成。

感染——足与踝部的感染性疾病，如骨髓炎、玛杜拉（Madura）真菌感染或者结核性窦道形成。

复合型病因——两种及两种以上的原因联合引起的足跟部疼痛。

病史各要点的重要意义

双侧的足跟疼痛常提示系统性病因。

患者其他关节也出现疼痛常提示系统性病因。

夜间静息痛常提示感染性疾病或肿瘤性疾病。

烧灼样疼痛、刺痛或局部麻木常提示神经源性疾病。

足跟着地时疼痛可以归因于足底脂肪垫萎缩或者跟骨应力性骨折（疲劳骨折）。

足趾分离痛可以归因于足底筋膜炎。

足跟后侧的疼痛可以归因于跟腱功能紊乱。

晨起足跟刚着地即出现疼痛常提示足底筋膜炎。

疼痛呈放射性常提示神经源性疾病。

病史中足跟负重活动的时间长短和体重增加的多少同等重要。

病史中患者近期活动量的变化和体重增加都很重要。

临床体格检查各要点的重要意义

疼痛发生的部位：这是疼痛的关键特征。嘱患者指出产生疼痛的部位（图 10.1）。精确定位出疼痛点有助于检查者推测出引起疼痛的可能原因（表 10.1）。

跟骨体的压痛常提示应力性骨折。

游走性压痛常提示神经源性疾病。

检查患者的站立情况有助于发现足弓疾患，也可以诊断动力性畸形。

全身体格检查的目的是寻找脊柱、髋关节、膝关节以及其他关节的病理性改变。

没有检查足踝部矫形器和穿鞋情况就不能称之为完善的体格检查。

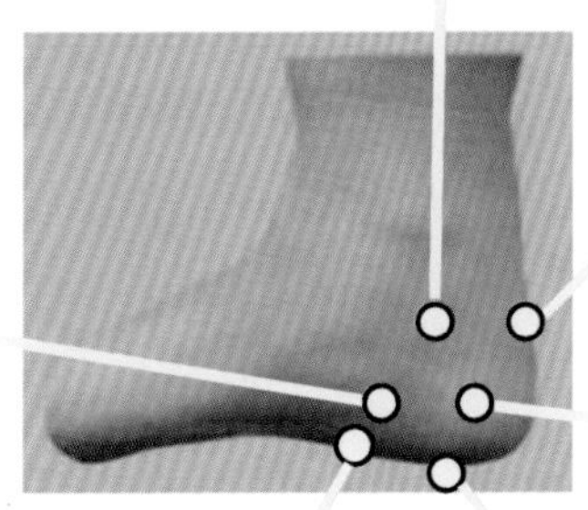

图 10.1 不同的疼痛定位点可以帮助检查者确定不同的疼痛原因

表 10.1 足跟部的痛点以及可能的原因

痛点位置	可能的原因
跟骨内侧结节	足底近端的筋膜炎
足底筋膜的远侧半	足底远侧的筋膜炎
跟骨体	应力性骨折
足跟外侧边缘	小趾展肌引起的神经卡压
足底中央部分	脂肪垫萎缩
足跟部后侧	跟腱腱鞘卡压症
亨利（Henry）结	蹈长屈肌肌腱炎
踝关节内侧	踝管综合征
足底筋膜中央	足底纤维瘤病

实验室检查

血常规、血沉以及血清检查，血清检查包括类风湿因子、血尿酸、抗核抗体以及人类白细胞抗原 B-27。

神经电生理检查以及肌电图检查。

X 线平片：明确有无哈格隆德（Haglund）畸形、足跟骨刺形成、骨质疏松症、陈旧性骨折、肿瘤等。

超声检查：用于诊断足跟后侧的病理改变。

MRI 检查：用于诊断足跟后侧病变、应力性骨折、足底筋膜炎。

骨扫描：用于诊断应力性骨折。

有关病变发生部位的鉴别诊断

足跟远侧的疼痛常提示远侧足底筋膜炎。

老年患者出现足跟萎缩常提示脂肪垫综合征。

足跟外侧的疼痛和压痛常提示小趾展肌引起的神经卡压。

跟腱附丽点前面及近端的肿胀常提示足跟后滑囊炎。

足跟后侧跟腱附丽点处的肿胀常提示跟腱滑囊炎。

突然出现的、剧烈刀割样疼痛，局部出现瘀斑，并且有创伤或扭伤病史，常提示足底筋膜的撕裂。

轻微的创伤或拉伤后出现足跟疼痛，并且曾经有局部注射药物的病史，常提示足底筋膜的撕裂。

运动时出现感觉迟钝或灼烧样疼痛，或者症状范围变大或加剧，常提示踝管综合征。

长时间站立并且患肢负重时出现疼痛常提示跟骨应力性骨折。

夜间出现的深部骨痛并且和是否运动无关，合并或不合并全身症状，常提示存在肿瘤性疾病。

病因学诊断举例

诊断 1——成年肥胖症患者并且合并获得性扁平足畸形，出现足跟掌侧疼痛，则可归因于足底近端筋膜炎加小趾展肌卡压神经。

诊断 2——足跟掌侧疼痛可以归因于足底远侧筋膜炎合并痛风，以及合并有创伤后形成的中足部畸形。

治疗方法

我们通过病因学诊断来指导治疗！

足跟疼痛的“三步走”方案如下所述：

第一步：初步保守治疗方案

治疗全身性疾病。

物理治疗，包括超声治疗、激光治疗、按摩、热敷以及冷热交替浴。

减少患肢负重活动。

对于运动员应调整训练计划。

有些病例需要完全的非负重活动，或者应用可负重行走的膝下石膏固定。

改变生活习惯并且减轻体重。

进行足底筋膜、跟腱以及腘绳肌的拉伸锻炼（图 10.2）。

药物治疗：非甾体抗炎药以及神经营养药物。

佩戴矫形器——足跟托举垫或柔软的足跟垫，足弓内侧纵弓的支撑器，较深的护踵。

夜间夹板——踝足矫形器固定于 5° 背屈（图 10.3）。

患者在家中可以用足掌做滚罐锻炼，这样可以增加足底筋膜的柔韧性（图 10.4）。

尽量不做局部类固醇药物的治疗——首要的原则是只做足背侧骨刺附近的注射（局部封闭），绝对不要在足底筋膜或足跟脂肪垫中注射类固醇激素。从足内侧高于足底筋膜的水平进针，这样药物可以跨过足底筋膜扩散，并且能够成功避开神经和脂肪垫（图 10.5）。

初步的保守治疗一般应该持续 3~6 个月。

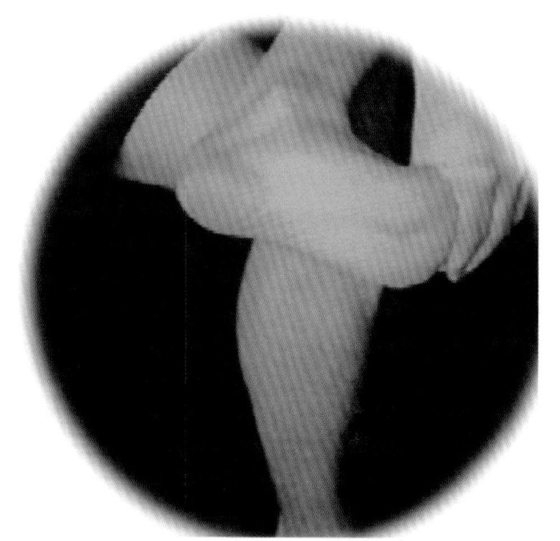

图 10.2　典型的足底筋膜的拉伸锻炼

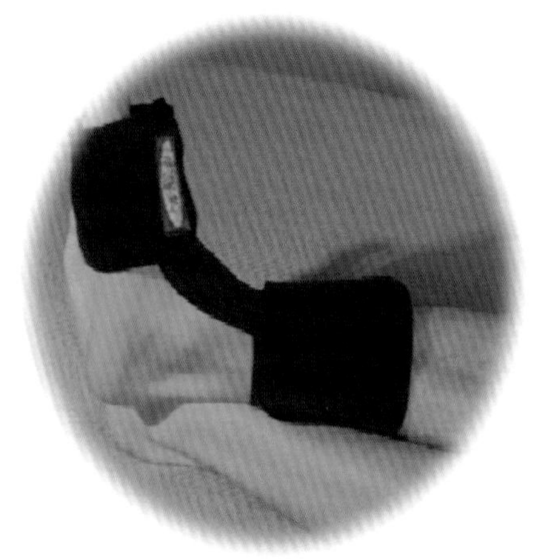

图 10.3　踝足矫形器将踝关节固定于 5° 背屈位

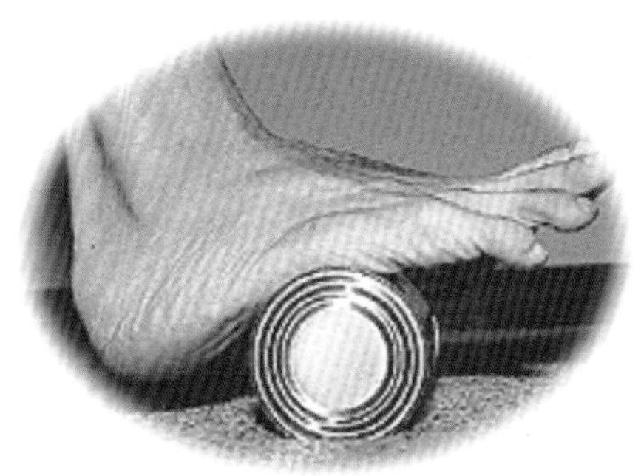

图 10.4　滚罐锻炼

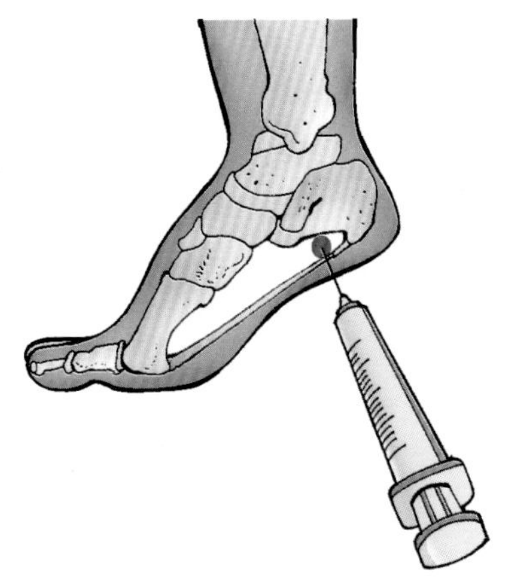

图 10.5　足跟痛患者局部注射类固醇激素的注射方法

足跟痛是一种自限性疾病，使患者接受这一点对于缓解病痛十分重要。

第二步：进一步（进阶）的保守治疗方法

胫后神经阻滞。

体外振波疗法（图 10.6）。

射频消融技术（图 10.7）。

使用石膏、助行器 4~6 周。

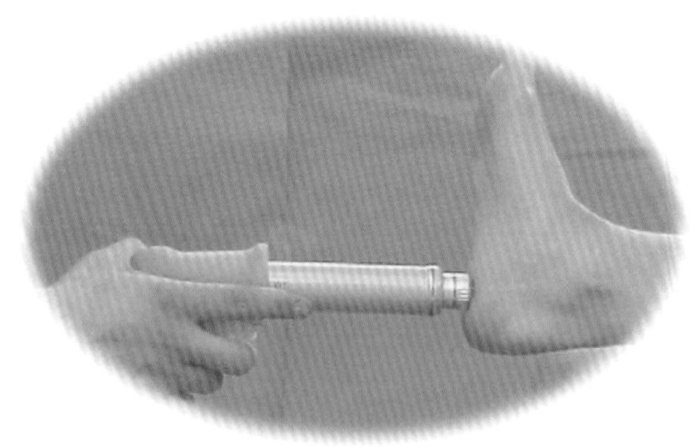

图 10.6　对足跟部进行体外振波治疗

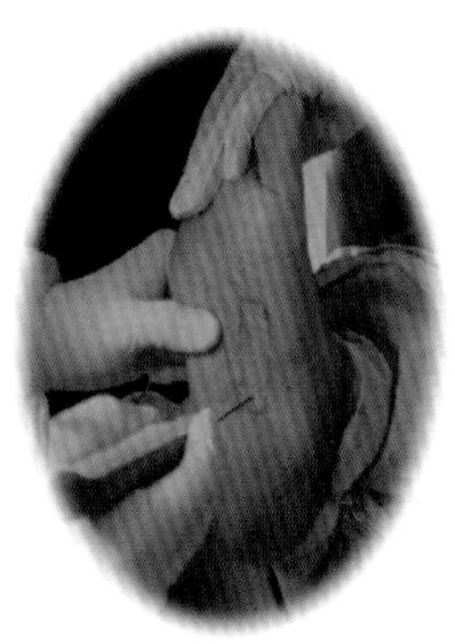

图 10.7　足底远侧筋膜炎，插入射频消融电极进行治疗

富含血小板的血浆注射。

腓肠肌退缩术。

进阶保守治疗应该尝试 6~12 个月。

第三步：手术治疗方法

对于所有尝试保守治疗 12 个月均无效果的患者，建议采取手术治疗。

软组织手术的目的是将足底筋膜从其所附着的骨骼下松解下来。

对神经组织的手术操作是对足底外侧神经的第一分支进行减压（图 10.8）。

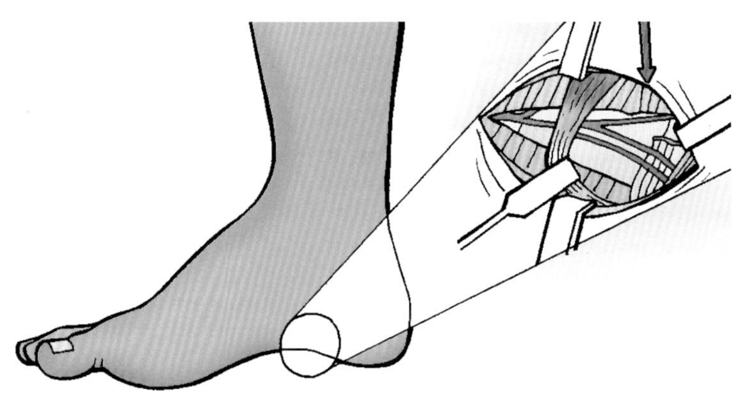

图 10.8　神经松解和足底筋膜切除的手术示意图

针对骨组织的手术操作是切除足跟的骨刺（目前这一操作尚存在争议）。

手术中采取仰卧位并且头低脚高位将会有很大帮助。

手术中必须使用止血带、2.5 倍的放大镜以及可从患者足端投照的无影灯。

术中结扎所有遇到的静脉十分重要。

将踇展肌向远端和足底侧牵开是实现神经完全减压的必备步骤。

术中用神经剥离子确定神经减压的情况。

术中应于足内侧矩形切除部分足底筋膜。

骨赘或许并不是引起疼痛的原因，但在手术中可以切除足跟部的骨赘。在发展中国家里，许多患者都认为骨刺会引起足跟疼痛。

手术结束时通常止血带放气后，再检查毛细血管血运、感受神经松解情况并且仔细止血。

术后早期活动是手术成功的关键。

对于一些依从性差的患者，在拆除伤口缝线后可以佩戴膝关节以下的可辅助行走的石膏外固定，这样有助于增强患者信心。

手术后出现的神经炎性疼痛预计要持续 3~4 个月。

上述手术操作可以在骨科内镜下完成，但是学习曲线会很陡峭。

第 11 章

扁平足患者的成长历程：从童年到成年

对于成年扁平足患者的治疗理念，应该摒弃漠视，采取更激进的态度！对于儿童扁平足患者，则应该避免激进，转而寻求稳妥的治疗方案！

成年人扁平足

不是每一个成年扁平足患者都是因为胫骨后肌腱长度不足而导致畸形！

但是胫骨后肌腱过短是成年扁平足畸形最常见的病因。

诊断方法

为了做出正确的诊断，每一个检查者都应明白以下问题的答案。

问题 1：是否真的存在扁平足畸形？

答案：病史，临床体格检查以及放射影像学检查有助于回答这一问题。

问题 2：导致扁平足畸形的原因是什么？

答案：在成年扁平足畸形的患者中，有以下 6 种基础病因。

1. 成人活动度尚可的扁平足畸形。

2. 成人获得性扁平足畸形或者胫骨后肌腱功能障碍（图 11.1）。

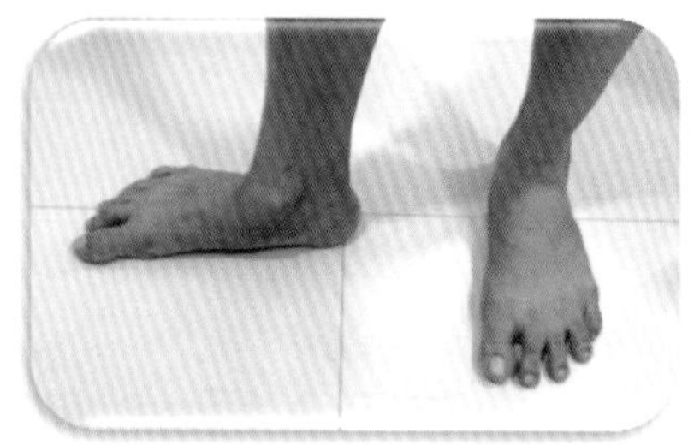

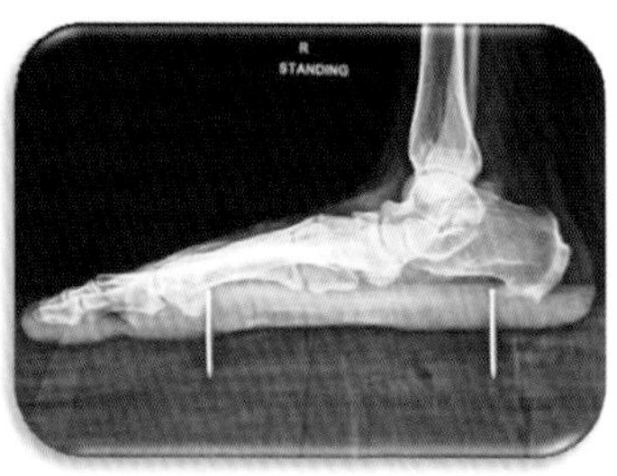

图 11.1 成年获得性扁平足患者的足部外观照和 X 线

3. 跗骨合并症（图 11.2）。

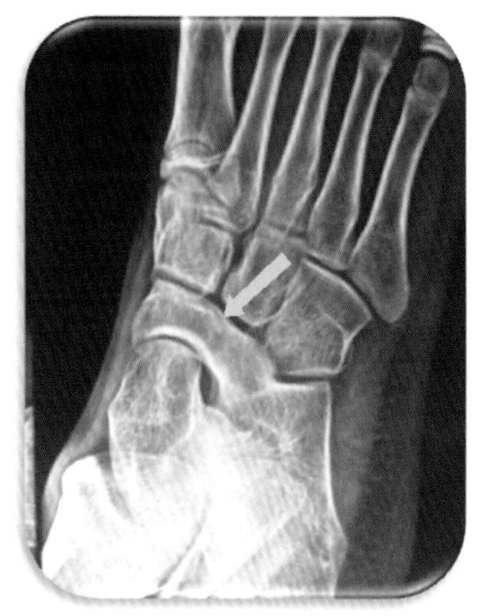

图 11.2 跟骨 – 足舟骨合并症患者的 X 线

4. 创伤后、关节炎后或医源性扁平足畸形（图 11.3）。
5. 夏科（Charcot）氏扁平足（图 11.4）。
6. 神经肌肉性扁平足。

扁平足畸形病因特异性的诊断特征如表 11.1 所示。

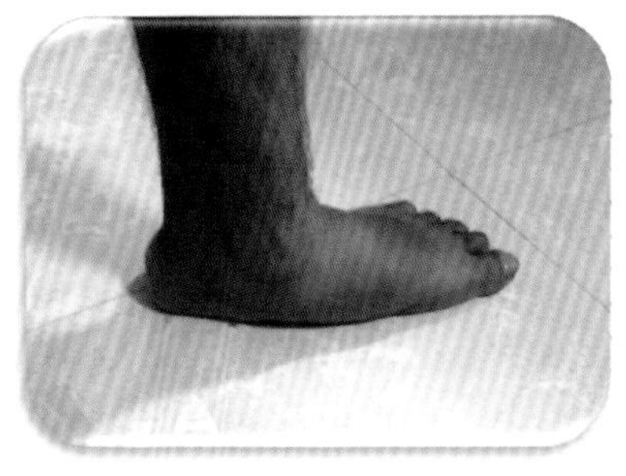
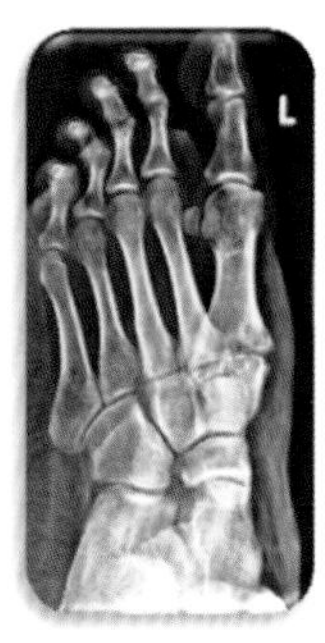

图 11.3　中足部的关节炎引起的扁平足畸形患者的足部外观照和 X 线

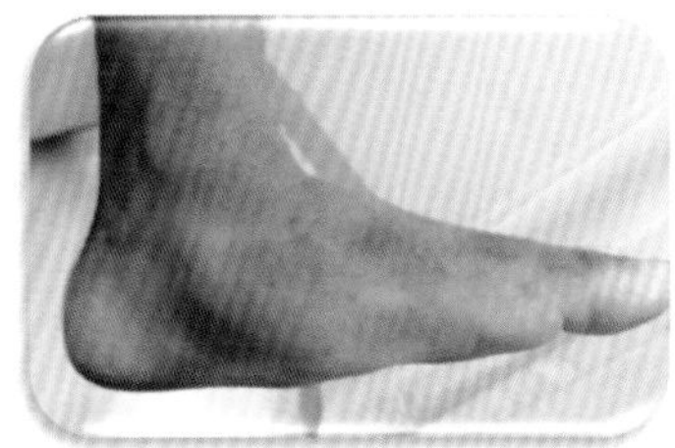
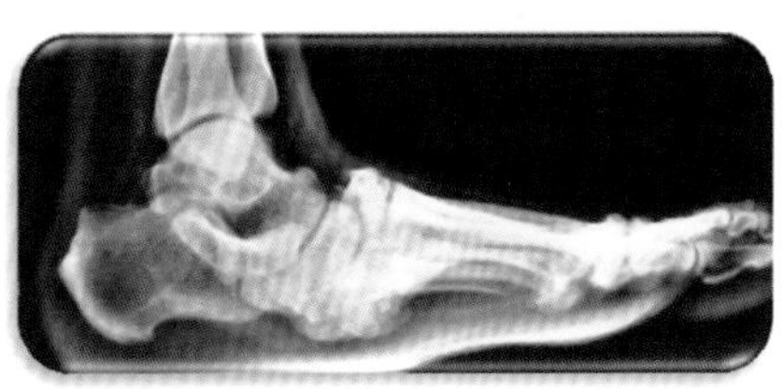

图 11.4　中足部的夏科氏病引起的扁平足畸形患者的足部外观照和 X 线

表 11.1　扁平足畸形病因特异性的诊断特征

序号	扁平足的病因	病因特异性的诊断特征
1	胫骨后肌腱功能障碍	· 胫骨后肌疼痛 · 足弓扁平 · 前足部畸形 · 后足部畸形 · 多个足趾存在阳性体征 · 提踵试验阳性 · 放射影像学征象
2	非胫骨后肌腱功能障碍性扁平足	· 存在姿势性的主诉 · 足弓疼痛 · 足跟疼痛 · 患足负重时症状明显 · 胫骨后肌腱形态完整 · 足部活动度良好 · 放射影像学上提示角度改变

续表

序号	扁平足的病因	病因特异性的诊断特征
3	关节炎性的扁平足，创伤后扁平足和医源性扁平足	· 存在创伤病史 · 有前期手术史 · 类风湿性关节炎或血清学检查阴性的关节炎 · 关节疼痛伴积液 · 放射影像学摄片提示存在内植物、关节病、肢体力线不良
4	跗骨合并症	· 青少年多见 · 有或无症状 · 后足的活动度减少 · 腓骨肌痉挛 · 僵硬性扁平足 · 放射影像学改变 · CT 平扫改变
5	夏科（Charcot）氏足	· 存在局部肿胀和畸形的病史 · 神经源性病变 · 放射影像学提示关节破坏、骨溶解、骨折以及血管钙化
6	成人神经肌肉性扁平足	· 存在创伤病史或曾行手术治疗 · 行走时出现疼痛 · 步态异常 · 神经肌肉功能障碍 · 放射影像学结果异常或力线异常

问题 3：患者成人获得性扁平足处于什么分期？

答案：疾病分期诊断标准如流程图 11.1 所示。

图 11.5 至图 11.13 展示的是不同时期的扁平足畸形。

治疗方法

治疗方法是针对特定原因引起的成人扁平足畸形。

不同原因的成人扁平足畸形的治疗方法如流程图 11.2 至流程图 11.6 所示。

不同分期的扁平足畸形的治疗方法如流程图 11.7 至流程图 11.9 所示。

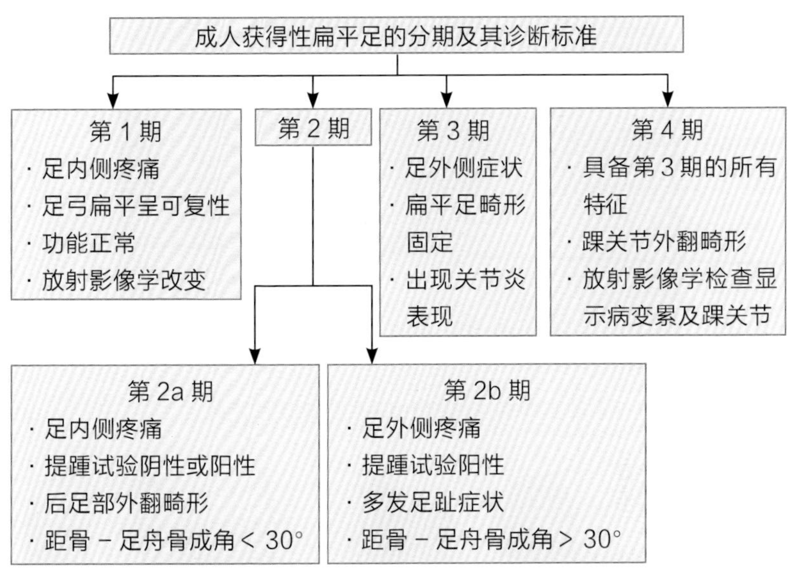

流程图 11.1　成人获得性扁平足畸形的分期及其诊断标准

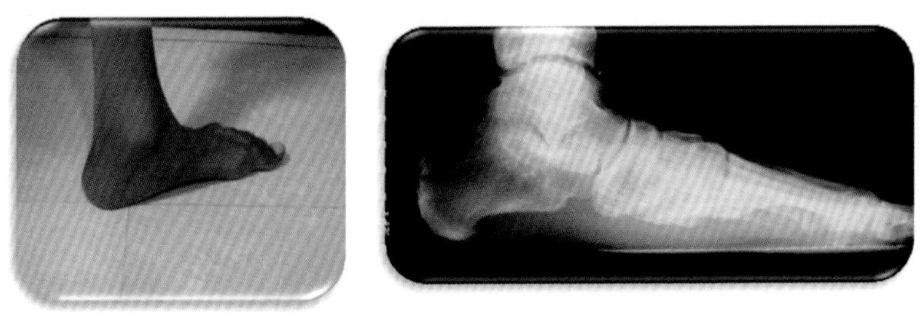

图 11.5　第 1 期的成人获得性扁平足畸形的临床外观照和 X 线

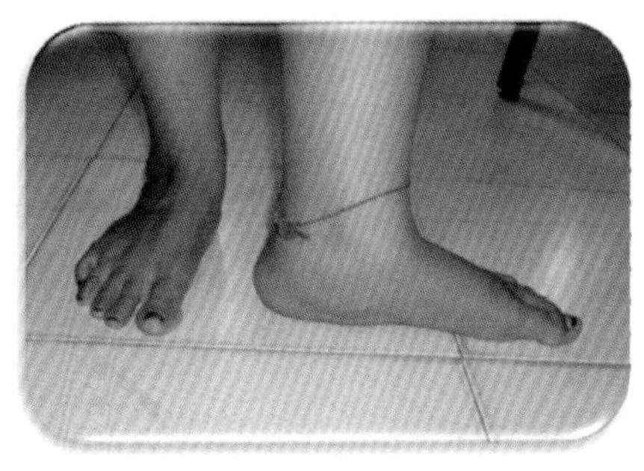

图 11.6　第 2 期成人获得性扁平足畸形的临床外观照

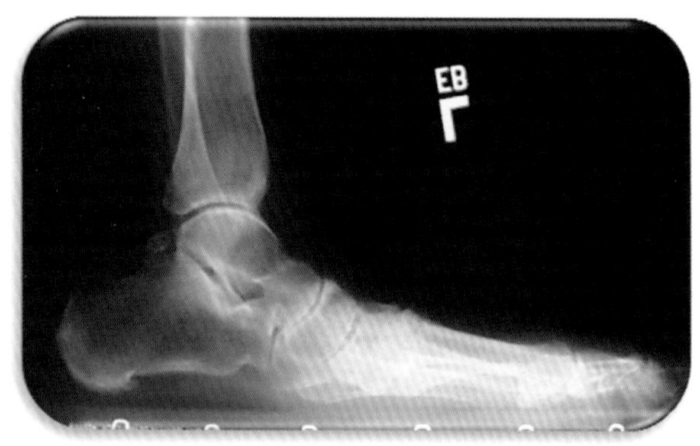

图 11.7　第 2 期成人获得性扁平足畸形的 X 线

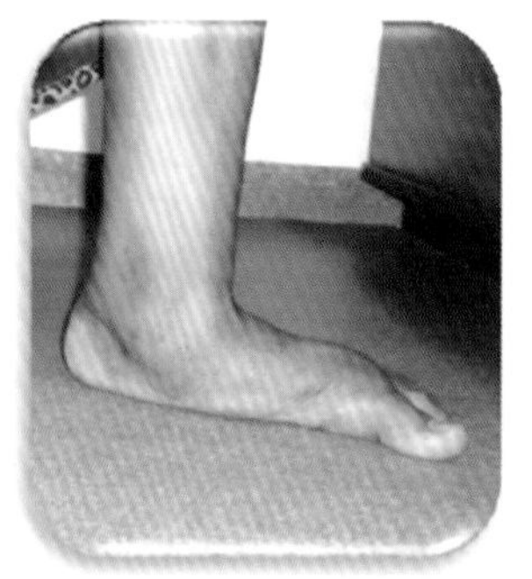

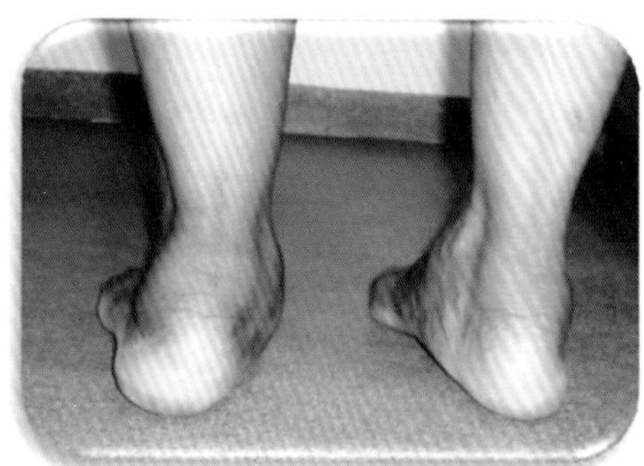

图 11.8　第 2b 期成人获得性扁平足畸形合并后足部外翻畸形患者的临床外观照

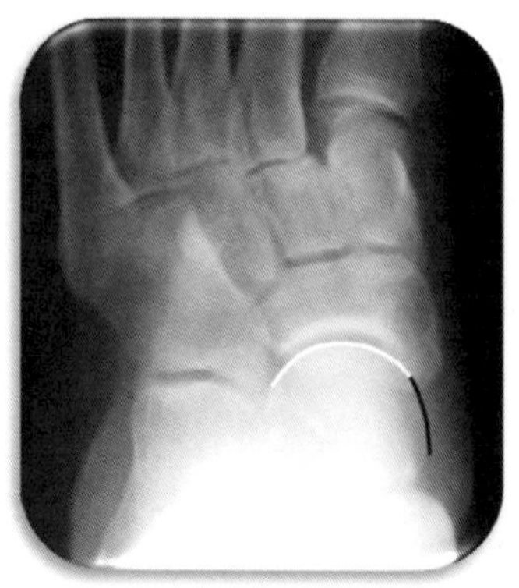

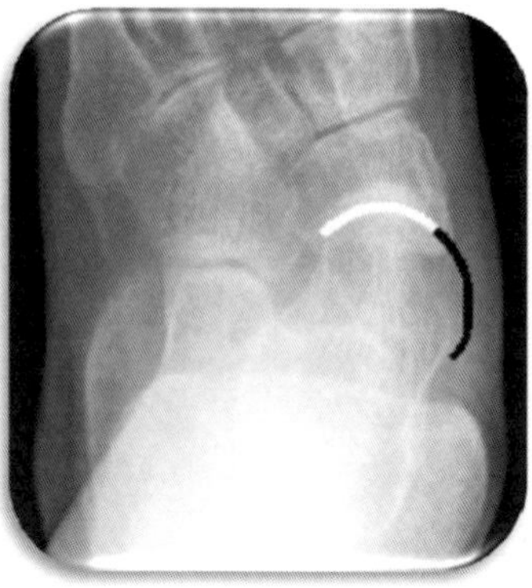

图 11.9　X 线显示的成人获得性扁平足畸形第 2a 期和第 2b 期的不同

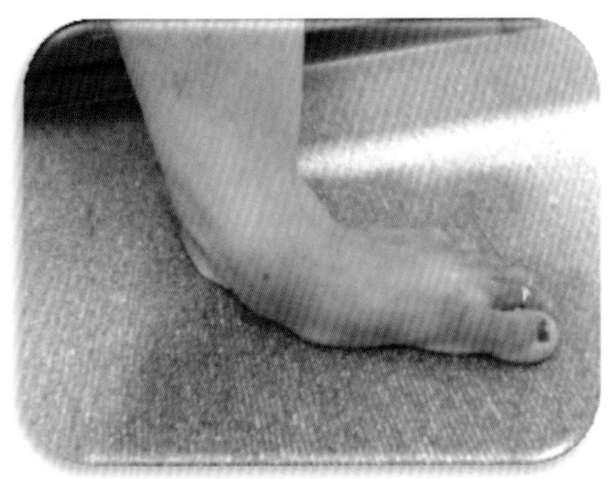

图 11.10　第 3 期成人获得性扁平足畸形的临床外观照

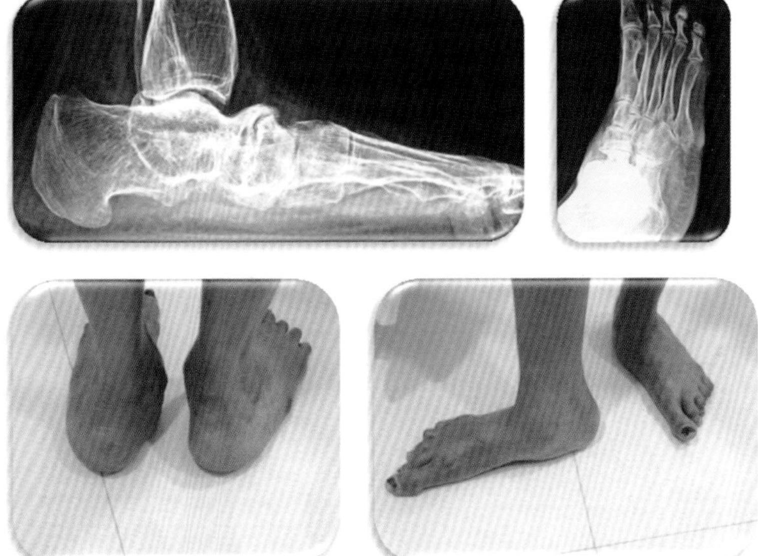

图 11.11　第 3 期成人获得性扁平足畸形的临床外观照和 X 线

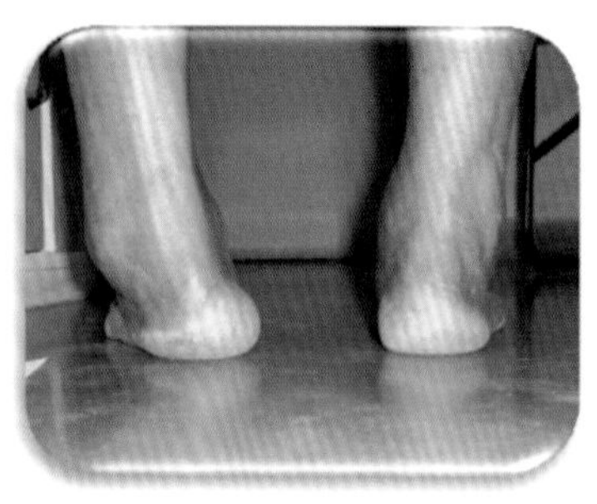

图 11.12　显示患者足跟部呈内翻位置

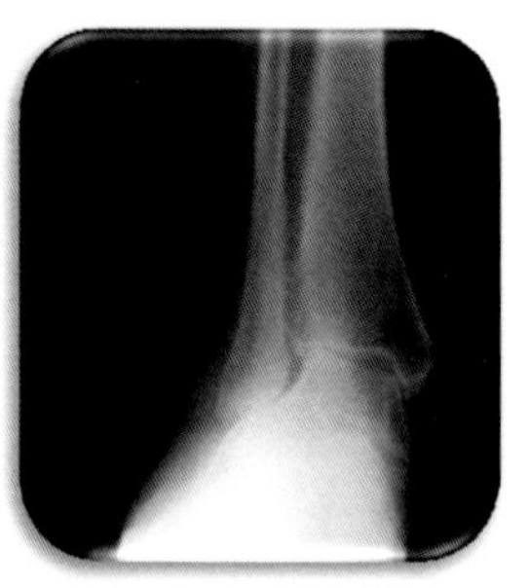

图 11.13　第 4 期成人获得性扁平足畸形患者的 X 线

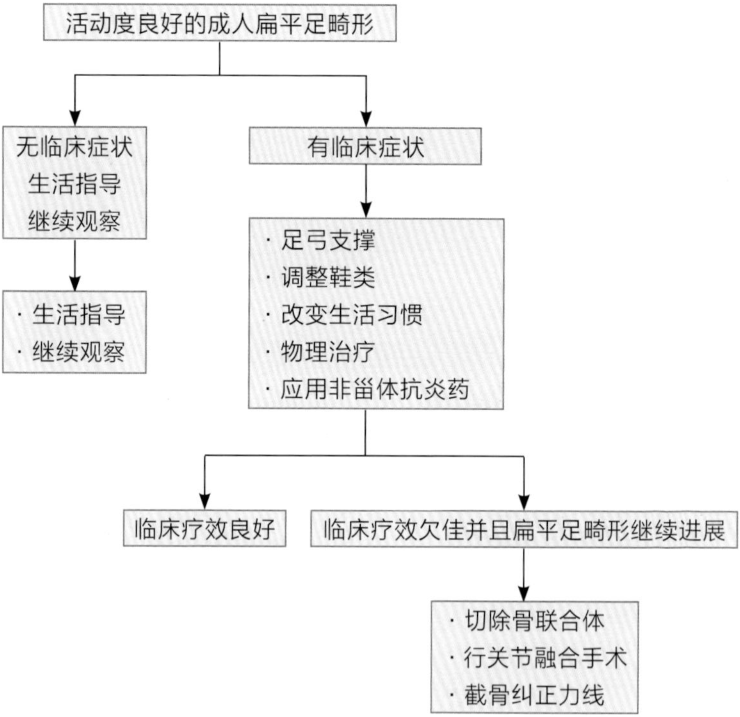

活动度良好的成人扁平足畸形

- 无临床症状
  生活指导
  继续观察
  - · 生活指导
    · 继续观察
- 有临床症状
  - · 足弓支撑
    · 调整鞋类
    · 改变生活习惯
    · 物理治疗
    · 应用非甾体抗炎药
    - 临床疗效良好
    - 临床疗效欠佳并且扁平足畸形继续进展
      - · 切除骨联合体
        · 行关节融合手术
        · 截骨纠正力线

流程图 11.2　活动度良好的成人扁平足畸形的治疗方案

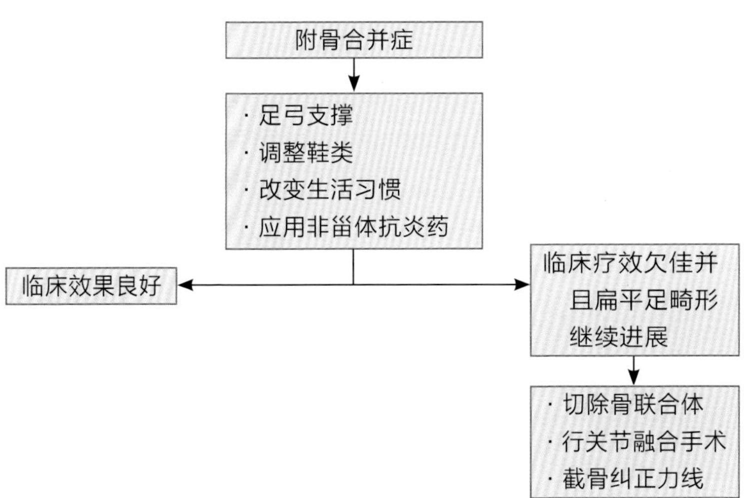

流程图 11.3　附骨合并症的治疗方法

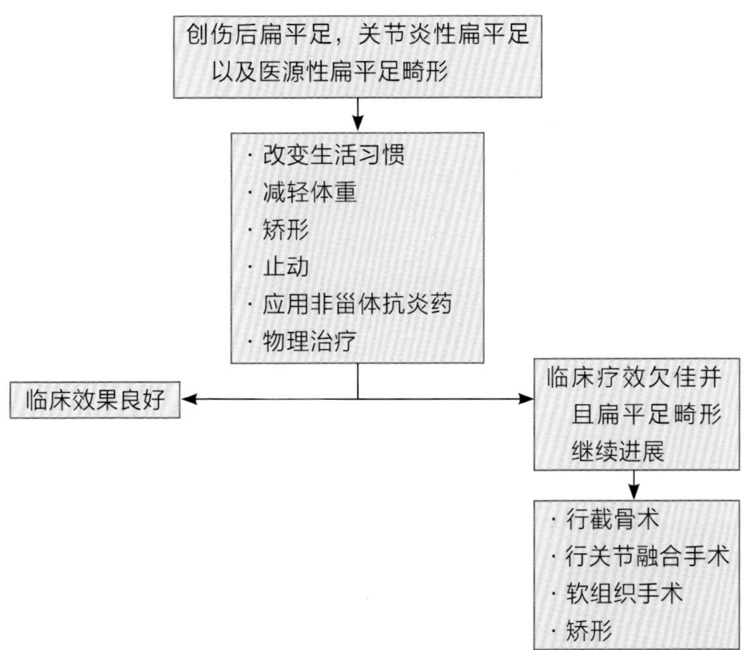

流程图 11.4　创伤后扁平足，关节炎性扁平足以及医源性扁平足畸形的治疗方法

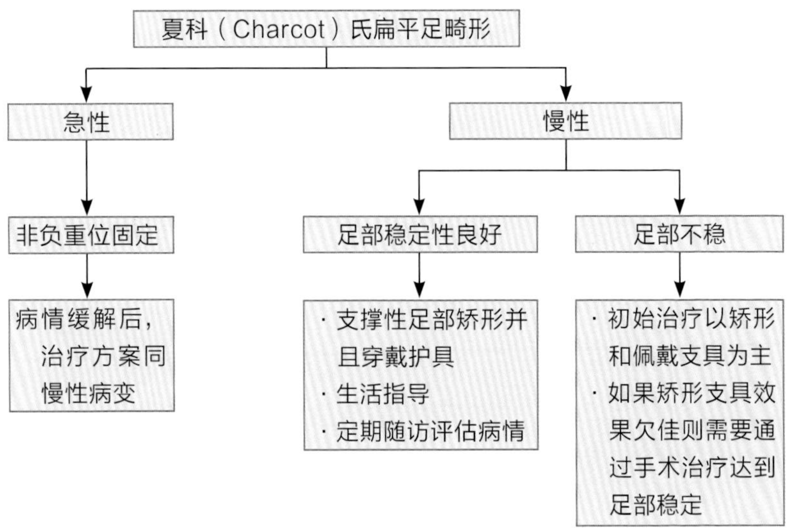

流程图 11.5　夏科氏扁平足畸形的治疗方法

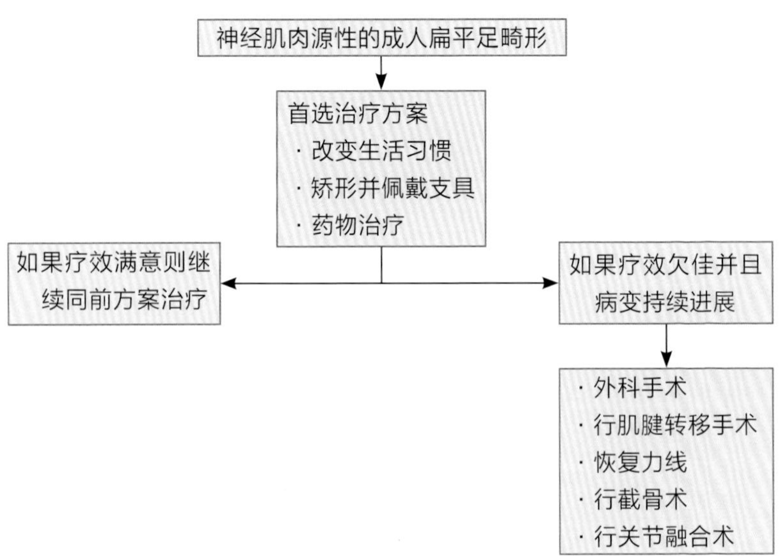

流程图 11.6　神经肌肉源性的成人扁平足畸形的治疗方法

第 1 期成人获得性扁平足畸形
保守治疗
· 生活指导
· 改变生活习惯
治疗效果不满意（血清学检查阴性关节炎合并肌腱炎）则行胫骨后肌腱鞘切除术

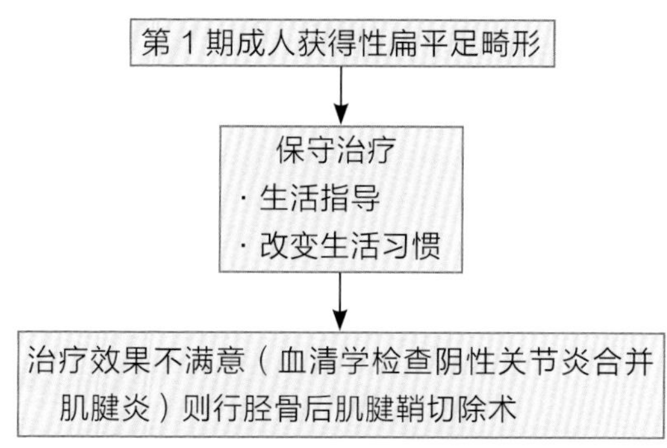

流程图 11.7　第 1 期成人获得性扁平足畸形的治疗方案

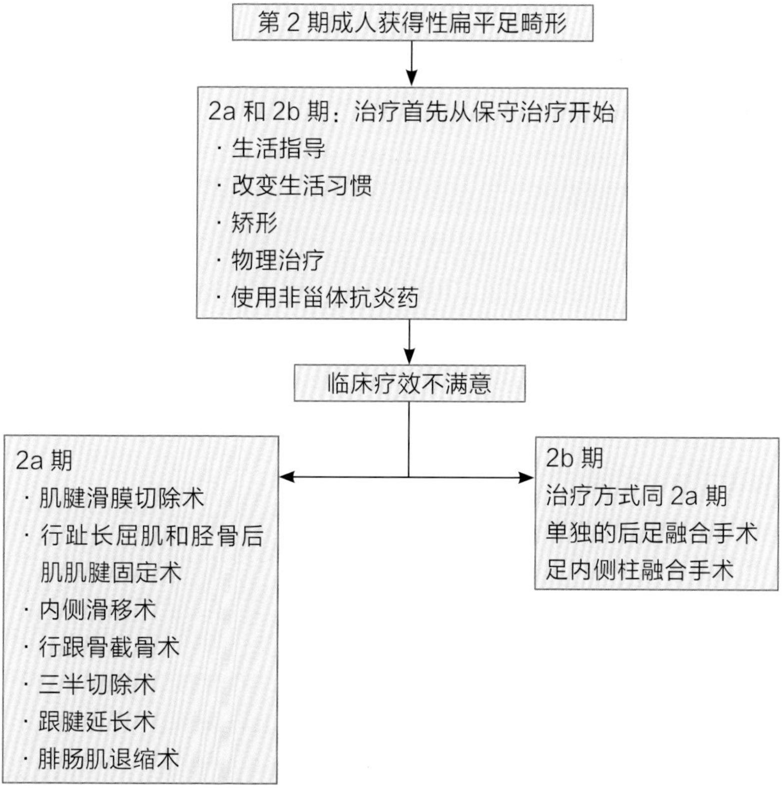

第 2 期成人获得性扁平足畸形
2a 和 2b 期：治疗首先从保守治疗开始
· 生活指导
· 改变生活习惯
· 矫形
· 物理治疗
· 使用非甾体抗炎药
临床疗效不满意
2a 期
· 肌腱滑膜切除术
· 行趾长屈肌和胫骨后肌肌腱固定术
· 内侧滑移术
· 行跟骨截骨术
· 三半切除术
· 跟腱延长术
· 腓肠肌退缩术
2b 期
治疗方式同 2a 期
单独的后足融合手术
足内侧柱融合手术

流程图 11.8　第 2 期成人获得性扁平足畸形的治疗选择

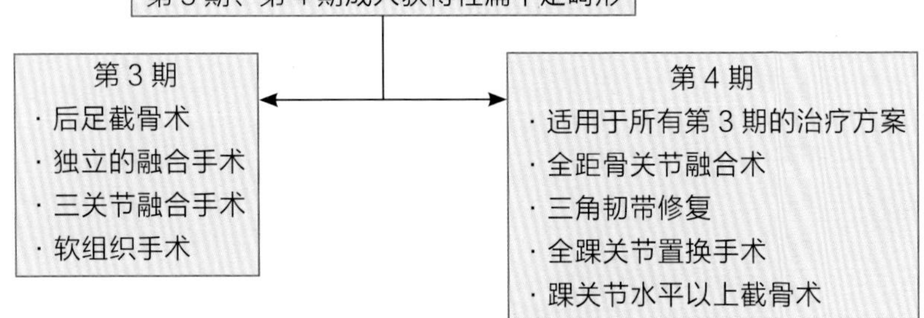

流程图 11.9　第 3 期、第 4 期成人获得性扁平足畸形的治疗选择

提示和技巧

对于常见的成人获得性扁平足畸形的治疗方法，以下提示可做参考。

胫骨后肌腱鞘切除术

1. 探查肌腱表面之下是否存在容易遗漏的撕裂。

2. 探查胫骨后肌在内侧跖骨的转弯处是否存在撕裂。

3. 无论是术前还是术后都应检查肌腱的游离程度。

4. 无论什么情况都应关闭肌腱的支持带，以防止肌腱弹响。

5. 在手术中应注意观察肌腱的形态学改变，时刻准备调整手术方案。

胫骨后肌的肌腱转移术和肌腱固定术

1. 在趾长屈肌和踇长屈肌行径处有很多横穿术野的血管，术中必须准备双极电凝器。

2. 通过被动屈曲患足外侧的 4 个足趾，以反复检查趾长屈肌的肌腱。

3. 为了保证转移肌腱的张力，应尽最大可能纠正扁平足。

4. 胫骨后肌近侧的断端应与趾长屈肌进行肌腱固定（图 11.14 至图 11.16）。

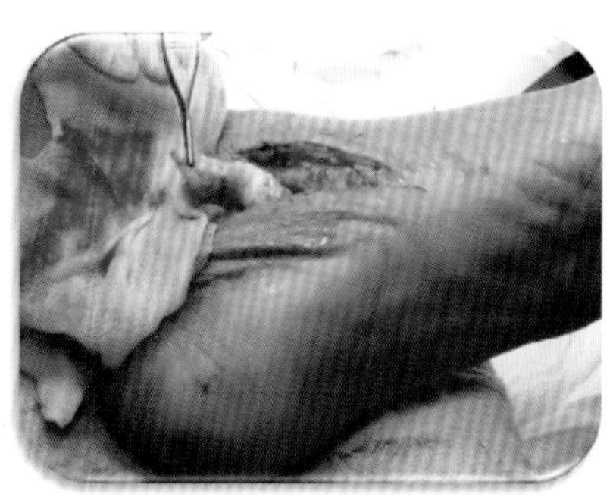

图 11.14　术中照片显示完全切断胫骨后肌

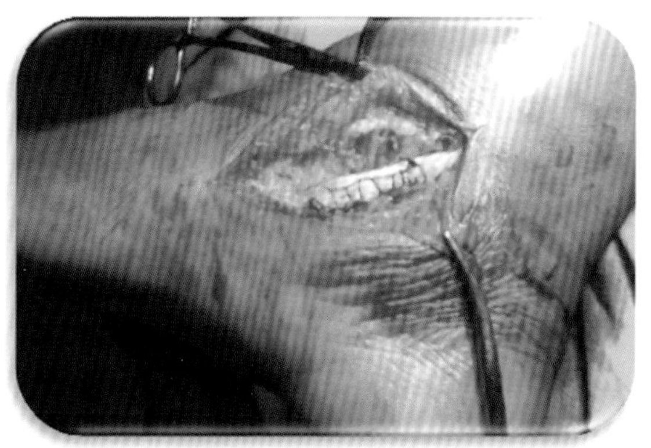

图 11.15　术中照片显示胫骨后肌与趾长屈肌腱进行肌腱固定术

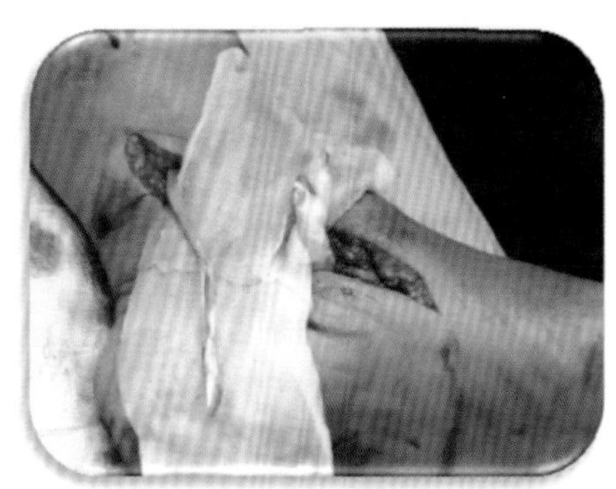

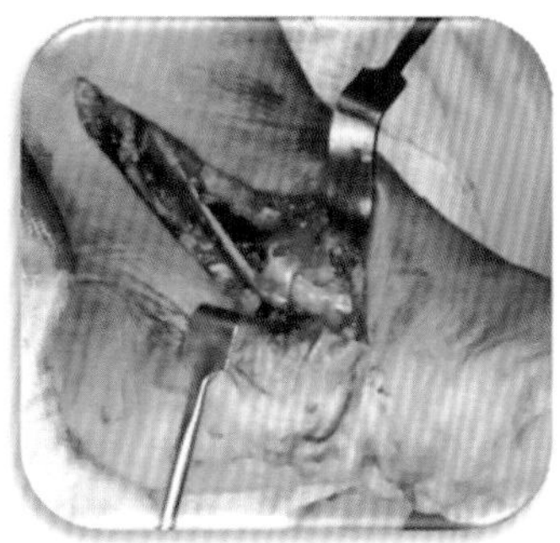

图 11.16　术中照片显示将趾长屈肌转移至胫骨后肌

跟骨内侧滑移截骨

1. 完成手术切口后应常规探查分离腓肠神经的分支。

2. 在做跟骨截骨时，用两个霍曼（Holman）拉钩分别牵开、保护跟腱和足底重要结构。

3. 用叶片状撑开器沿截骨线分离两侧骨块。这样可以使术者在肉眼直视下完成截骨后的内侧滑移，这样也可以防止内侧结构的损伤。

4. 截骨后的内侧滑移以 5mm 为限，避免损伤内侧的神经血管结构。

5. 内侧滑移截骨后的固定螺钉应从足跟的非负重区旋入（图 11.17）。

6. 在完成内侧滑移截骨后，应对锐利的截骨线近端骨块的外侧边缘进行修整，使其更加光滑。

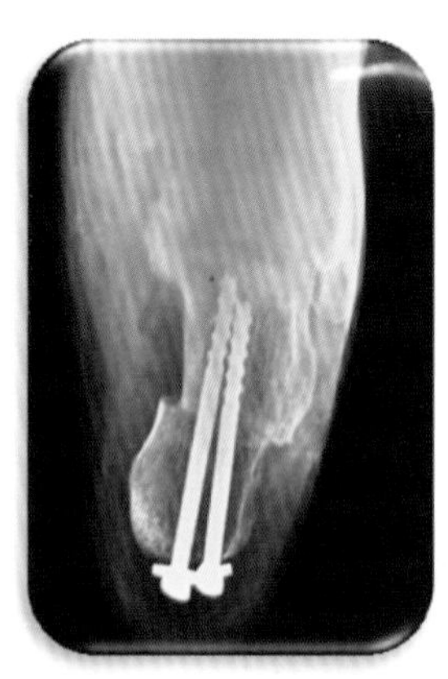

图 11.17　跟骨内侧滑移截骨术后的 X 线

跟腱的处理方法

几乎每例扁平足畸形的手术都需要处理跟腱。

在做腓肠肌切断操作时，应该尽最大可能探查并分离腓肠神经，以避免其受到损伤（图 11.18）。

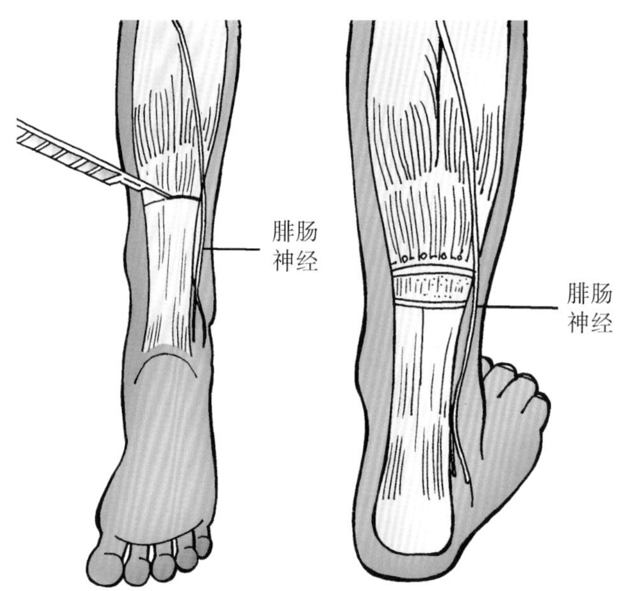

图 11.18　腓肠肌切断术的示意图

术中应仔细辨别跟腱；在做经皮跟腱延长术时，应时刻维持踝关节的背屈（图 11.19）。

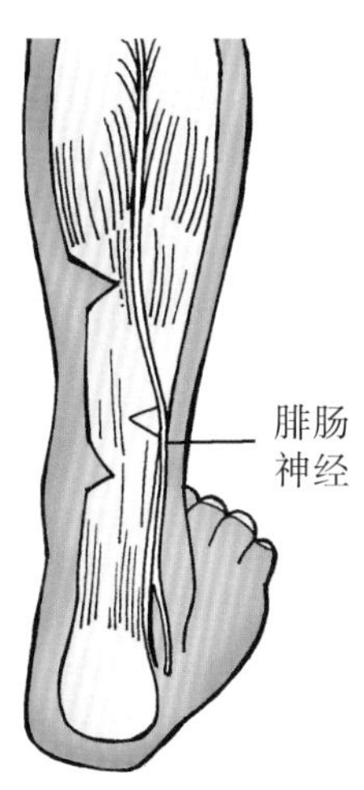

图 11.19　经皮跟腱延长术的示意图

小儿扁平足：其治疗方法是艺术还是科学?

其实我们出生时都有扁平足!

事实真相

我们出生时都存在扁平足!

随着生长发育的进行，足弓一般在出生后 5 年内形成，但是有些人需要更长时间，甚至需要 10 年!

目前没有证据表明，在处于生长发育期的儿童佩戴矫形支具可以促进足弓形成!

无症状的儿童患者不需要治疗扁平足。

对于有症状的儿童患者，使用矫形器是合理的!

儿童扁平足患者的手术原则和成人相同。

对于有症状的、扁平足畸形严重的儿童患者，采取何种治疗方法仍存在争议!

对于矫形外科医生而言，必须鉴别出正常情况、畸形出现早期和预后较差的畸形，这种预后差体现在如果不治疗将会导致残疾！外科医生应该具有科学的洞察力，一方面避免对于畸形出现早期患者的过度治疗，另一方面避免漏诊漏治有致残风险的患者!

儿童柔软性扁平足畸形的治疗，既是艺术又是科学!

有帮助意义的 4 个问题

问题 1：患足是柔软的还是僵硬的?

问题 2：患足柔软是畸形早期的正常解剖现象，还是一定会导致残疾发生?

问题 3：患儿是有症状性扁平足还是无症状性扁平足?

问题 4：患儿需要接受治疗还是仅仅安慰就可以?

治　疗

儿童扁平足畸形的治疗方案如流程图 11.10 所示。

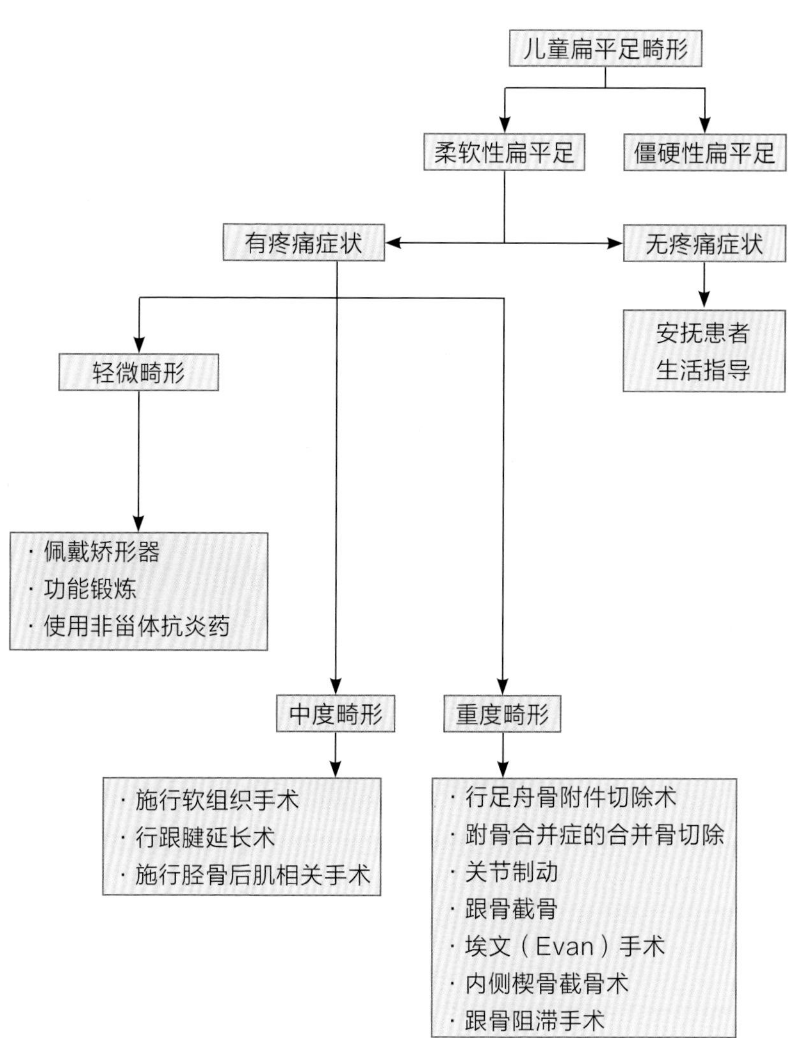

流程图 11.10　儿童扁平足畸形的治疗

足舟骨附件切除术如图 11.20 所示，并在流程图 11.11 中详尽描述。

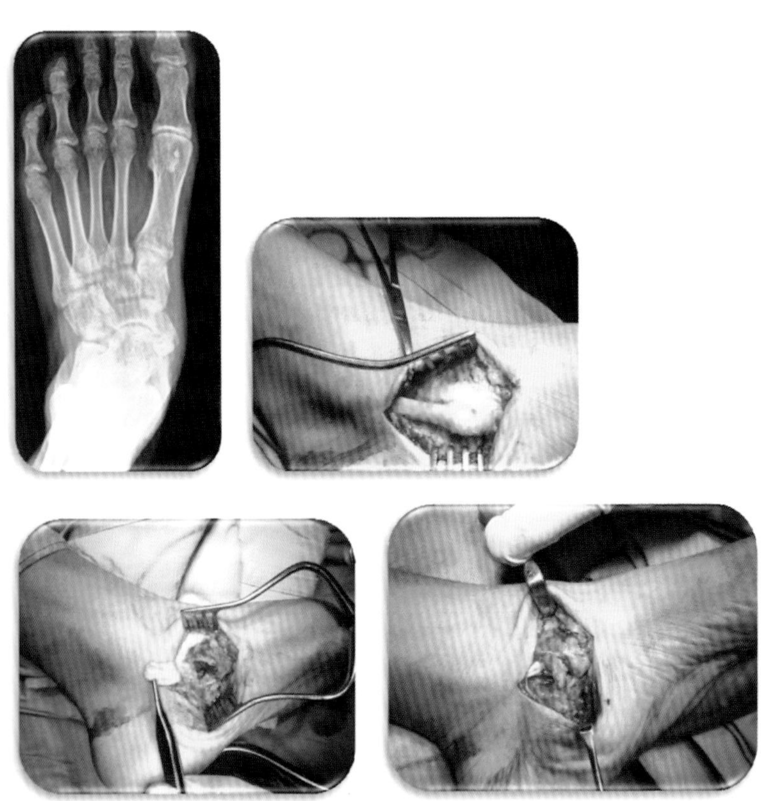

图 11.20　术中照片显示足舟骨附件切除术和胫骨后肌肌腱再固定术

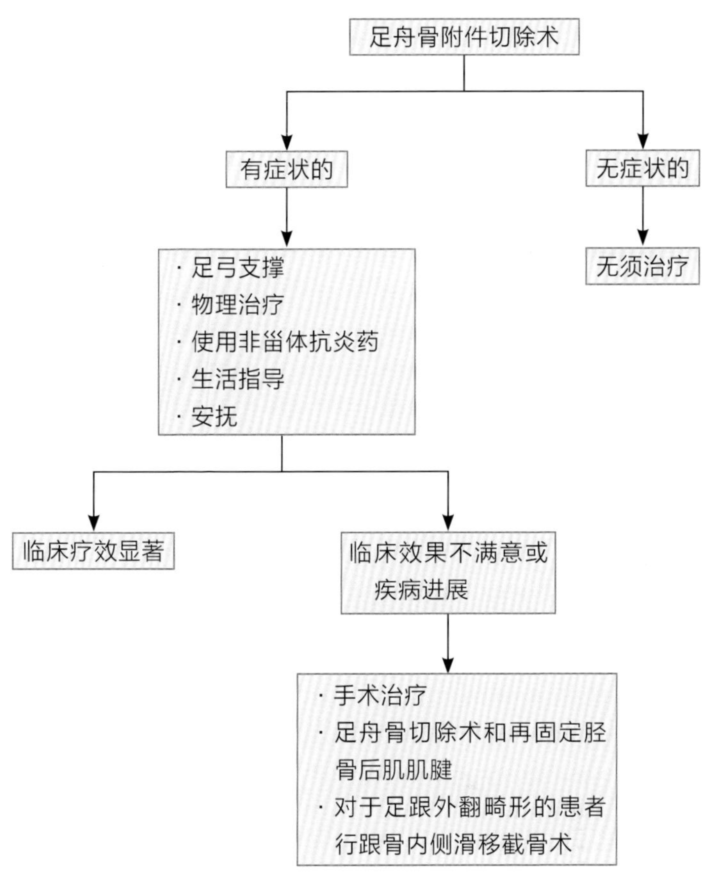

流程图 11.11　足舟骨附件切除术

第 12 章

糖尿病足的清晰认知和简单化治疗

印度是世界糖尿病之都！

关于糖尿病足的现状令人震惊

全世界罹患糖尿病的人数已超过 1 亿 3500 万。

预计 2025 年之前，糖尿病患者人数会达到 3 亿。

印度糖尿病患病人数达到 7000 万，拥有除中国之外世界最大的糖尿病患病人口。

预计 2025 年，印度的糖尿病患病人数将超过中国。

印度拥有 3500 万糖尿病前期患者。

有 15% 的糖尿病确诊患者在其一生中至少出现一次足部的溃烂（糖尿病足）。

1% 的患者需要行高位截肢手术。

在印度，每年有 20 万人因为糖尿病足溃烂、外伤和坏疽引发的感染而接受高位截肢手术。

在一侧肢体已经截肢的患者中，约 50% 的患者在术后 5 年内需要做对侧肢体的截肢手术。

截肢术后的死亡率

术后 1 年：13%~40%。

术后 3 年：35%~65%。

术后 5 年：39%~80%。

85% 的截肢患者其实可以通过简便、经济的治疗方法避免截肢。

出现进展性足部神经、血管病变以及痛觉消失的患者，保护和保留其足部表皮的屏障作用是预防溃疡出现的正确策略。

图 12.1 展示了糖尿病足出现溃疡、溃烂的原因。

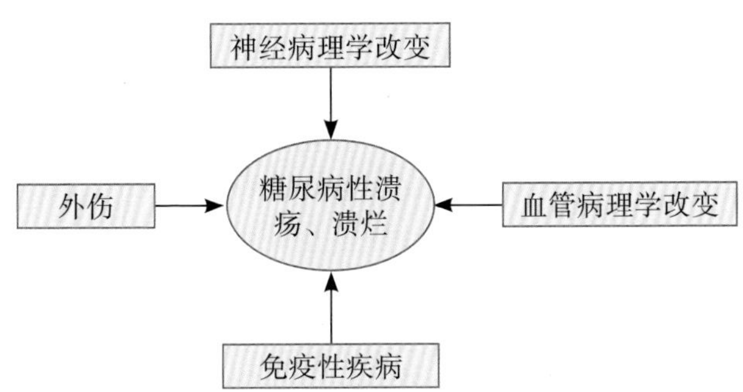

图 12.1　糖尿病足患者出现局部溃疡、溃烂的原因

完善足部的临床体格检查来评估出现溃疡、溃烂的风险

框表 12.1 展示了需要进行的 3 种临床体格检查方法。

框表 12.1　糖尿病足的 3 种临床体格检查

- 2min 体格检查法
  · 血管、血运检查
  · 趾蹼的检查
  · 足部皮肤情况的检查
  · 局部溃疡、溃烂的检查
  · 足部穿戴物的检查
- 5min 体格检查法
  · 包含所有 2min 体格检查法的内容
  · 单丝检查法（图 12.2）

· 检查内部肌肉的情况
· 用量角器测量第一足趾（踇趾）的背屈活动度（图 12.5）
- 10min 体格检查法
· 包含所有 2min、5min 体格检查法的内容
· 测量踝臂指数（踝动脉压力指数）
· 检查局部冷、热感觉
· 检查局部振动感觉

以下是糖尿病足溃疡患者需要做的各项检查。

单丝试验：用单根的细丝压迫足底的特定部位，这是用来诊断神经病理性改变的简易方法。如果患者无法感觉到压迫感，则可以断定存在神经病理改变（图 12.2）。

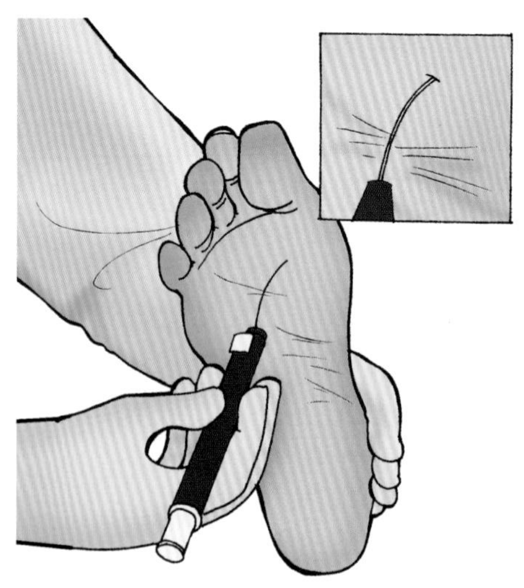

图 12.2 单丝试验

振感试验：生物振动感觉测定器可以用来测量振动感觉。将电极放置于足底的不同区域，测量其对振动的感知能力（图 12.3）。

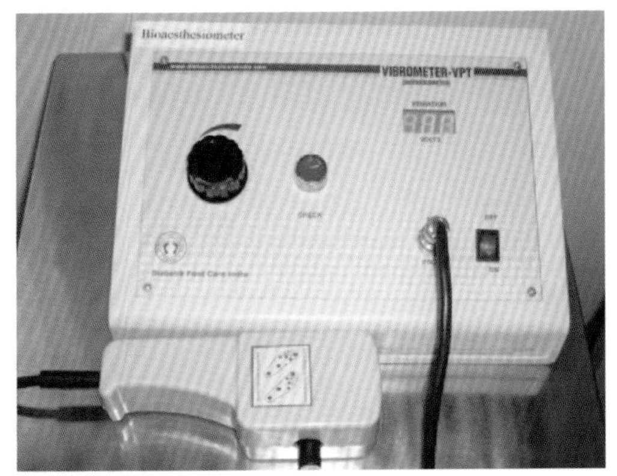

图 12.3　生物振动感觉测定器

评价血运的试验：用血管多普勒超声评估足与踝部的足背动脉和胫后动脉的血流情况。血流波的类型和血流的情况可以反映肢体血供情况（图 12.4）。

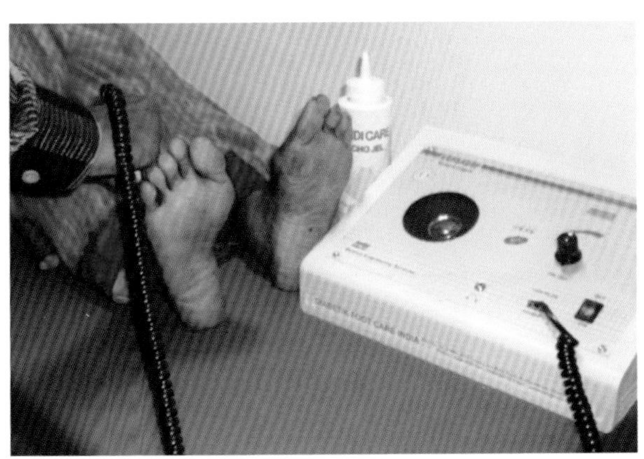

图 12.4　血管多普勒

测量活动度：用量角器来测量前足关节的活动度。在糖尿病患者中，上述活动度减少可以早期预警将会出现的僵硬和畸形，僵硬和畸形会进一步导致溃疡形成。图 12.5 展示了如何用量角器测量第一跖趾关节的背屈活动度。

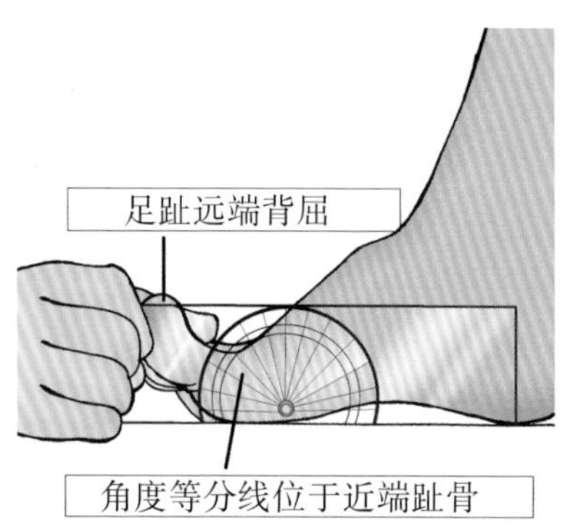

图 12.5　测量活动度

放射影像学检查

X 线平片：

· 软组织内存在活动性感染：片子可以提示肿胀、脂肪闭塞；存在脓肿或蜂窝织炎的患者，由于存在产气菌，局部会出现皮下积气（图 12.6）

· 溃疡、溃烂：可以表现为软组织缺损

· 骨性破坏：骨性结构出现虫噬样改变，骨髓炎改变，出现夏科神经性关节病以及关节炎表现（图 12.7 至图 12.9）

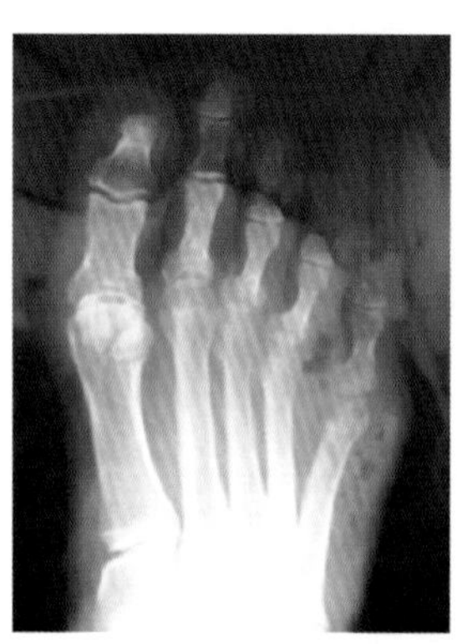

图 12.6　糖尿病足感染合并骨髓炎患者的放射影像学摄片，提示足外侧软组织内存在积气

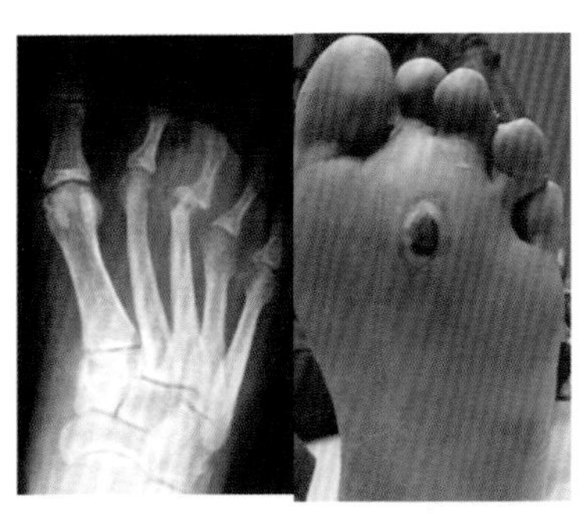

图 12.7　糖尿病足合并溃疡的患者，放射影像学摄片提示第三跖骨头存在虫噬样骨性破坏

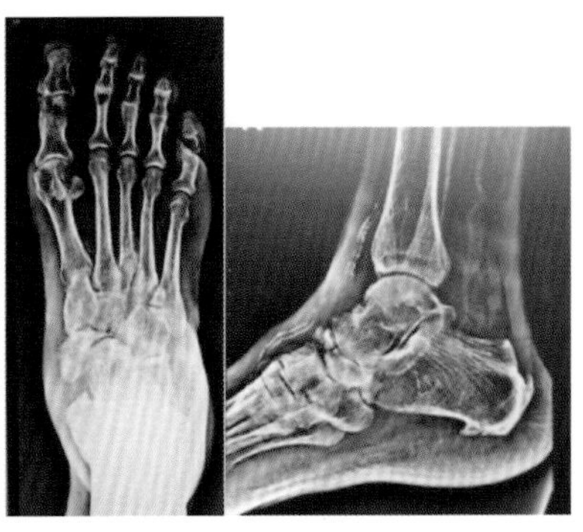

图 12.8　中足部的夏科氏关节的 X 线表现

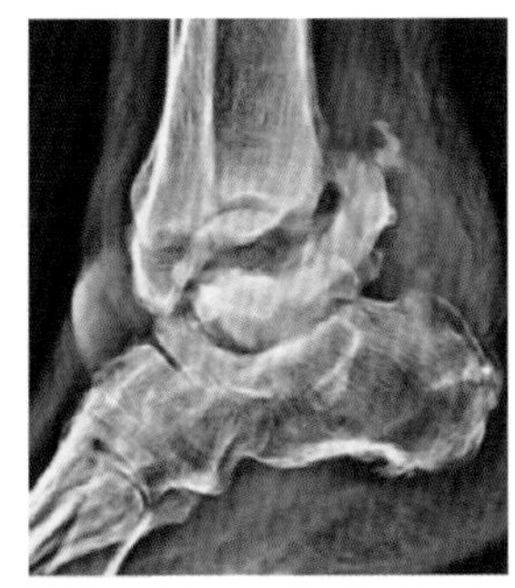

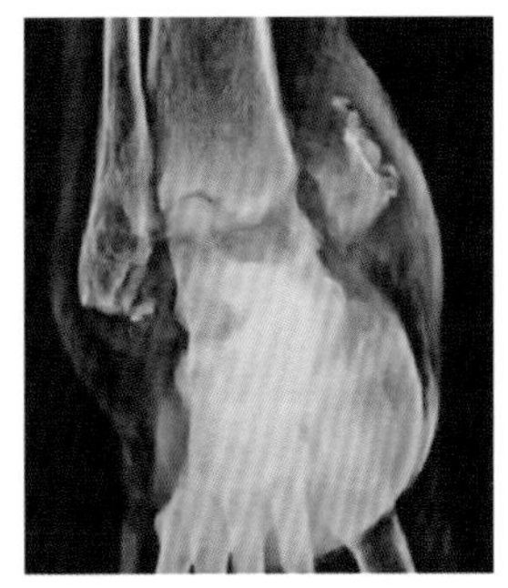

图 12.9　后足部的夏科氏关节的 X 线表现

超声检查：

· 对于肿块的检查：无论实质性肿块或囊性肿块均有意义

· 引导抽吸脓肿

· 骨扫描：明确有无骨结构的破坏

· CT 扫描：骨关节

MRI（图 12.10）：

· 脓肿：T2 相呈高信号，T1 相则为低信号

· 骨组织感染：骨髓水肿在 STIR 相呈高信号，T1 相则信号减弱

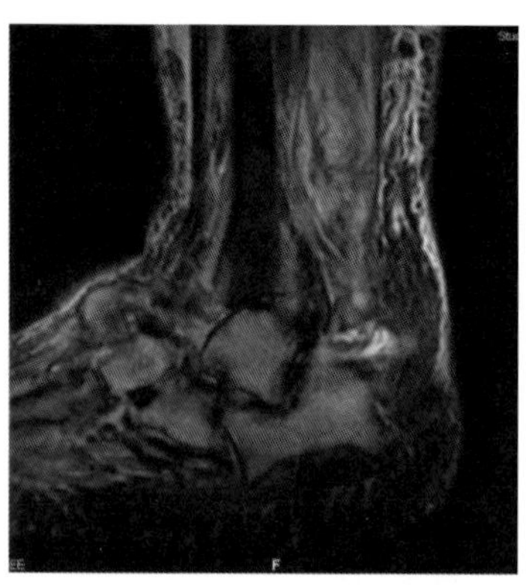

图 12.10　糖尿病患者夏科氏关节病的 MRI 图像

治疗方法

糖尿病足的溃疡和伤口

糖尿病足合并溃疡、溃烂形成的保守治疗方案如流程图 12.1 所示。

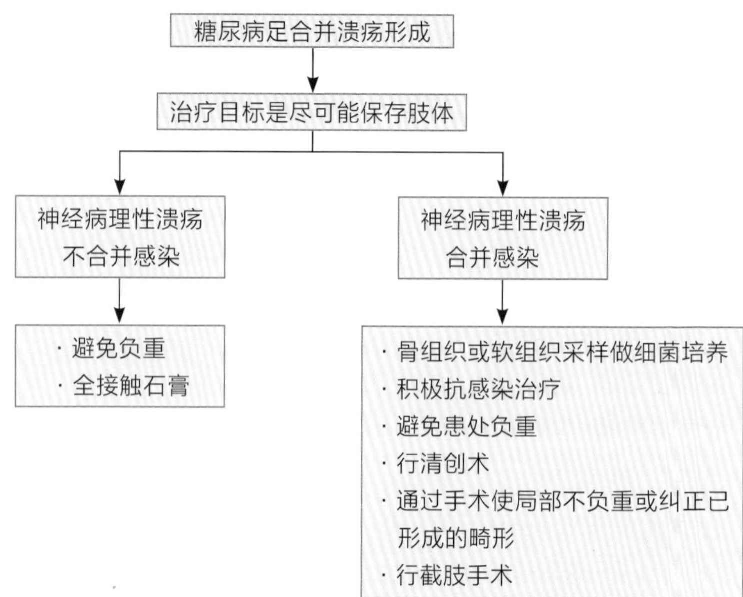

流程图 12.1　糖尿病足合并溃疡、溃烂形成的保守治疗方案

用接触石膏治疗糖尿病足溃疡如图 12.11 所示。

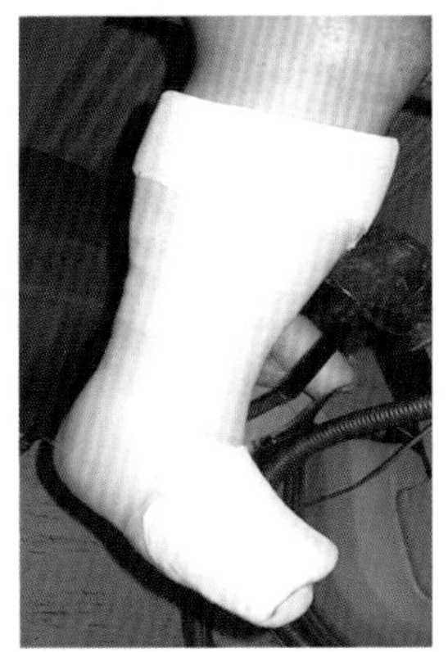

图 12.11　展示了治疗糖尿病足溃疡所用的全接触石膏铸型

以下列举了一些治疗糖尿病足伤口的方法：

- 局部应用血小板衍生的生长因子和上皮细胞生长因子
- 泡沫敷料
- 伤口负压治疗
- 皮肤替代产品
- Jetflo 整复器
- 超声整复器
- Versa Jet 整复器
- 蛆疗法
- CO_2 激光疗法
- 高压氧疗
- 可吸收抗生素链珠
- 干细胞治疗
- 富血小板血浆治疗

以下列举了糖尿病足合并畸形病例的正确手术方法：

- 经皮跟腱延长术

· 足趾畸形可行屈肌腱切断手术

· 僵硬的畸形可行关节成形手术

· 跖骨头切除术

· 对于第一跖趾关节掌侧溃疡可行背侧楔形截骨

· 背屈畸形可行胫骨前肌腱转移术

背侧楔形截骨矫形术，中足部外生骨疣切除术以及后足矫形融合术均作为减少患处负重的手术方法，上述手术方法按顺序如图 12.12 至图 12.14 所示。

提示和技巧

为了手术治疗糖尿病足的伤口和溃疡、溃烂，应重点关注以下几点：

糖尿病足之所以会形成溃疡、溃烂，是因为生物力学异常导致的；单纯使用大剂量抗生素和加强更换伤口敷料是无法治愈溃疡和溃烂，除非使溃烂区压迫减轻！

在手术之前务必彻底评估局部的血运情况，在急性病例中也应该这样。

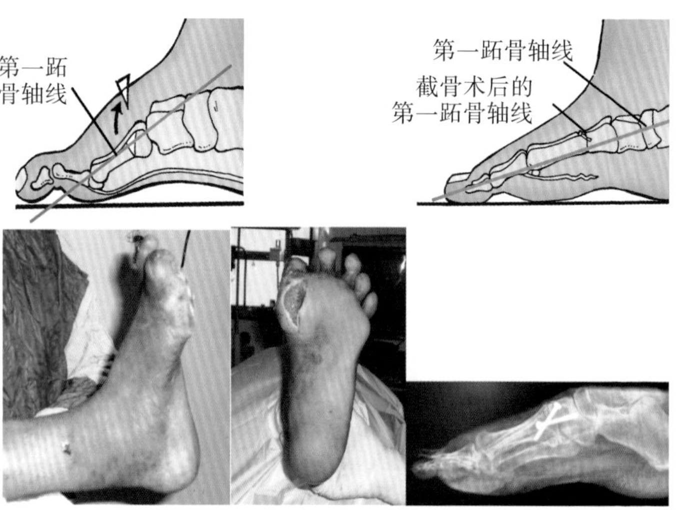

图 12.12　第一跖骨背侧楔形截骨治疗糖尿病足第一跖趾关节掌侧溃疡

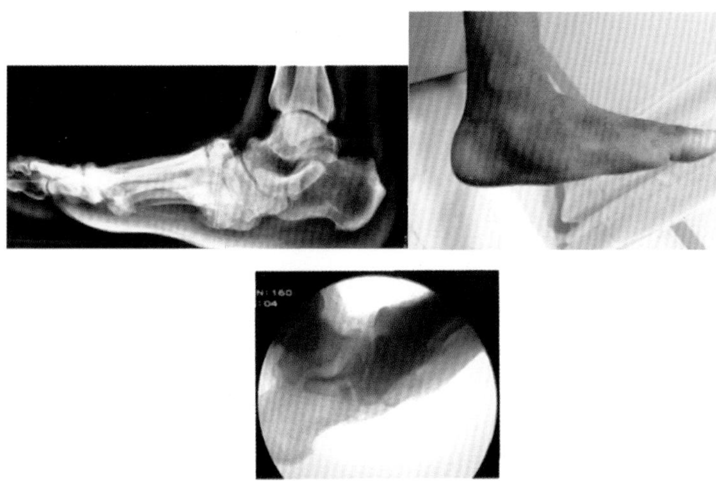

图 12.13　中足部外生骨疣切除术

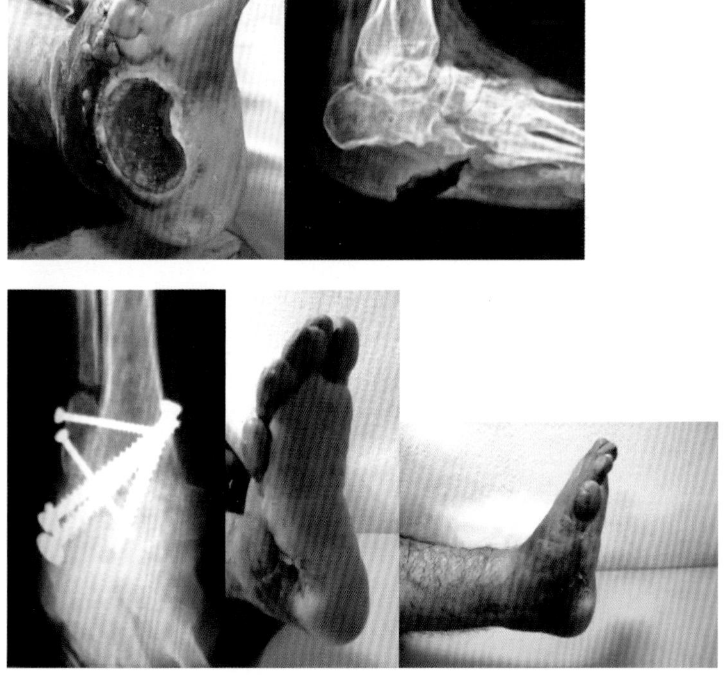

图 12.14　后足部溃疡经久不愈可行后足关节矫形融合术

如果踝臂指数小于0.7，那么在做主要的骨科手术操作之前应重建血运。

在重建血运之前应做局部的清创术，血运重建后再次彻底地清创。

时刻注意探查溃疡、溃烂区，明确其深度和是否累及骨质（图 12.15）。

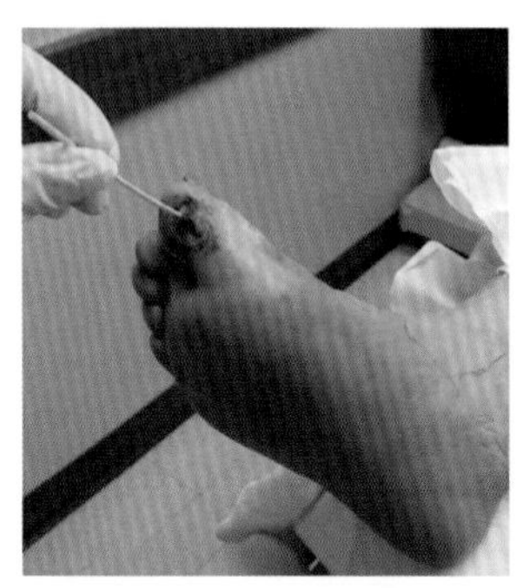

图 12.15 临床照片展示如何探查溃疡、溃烂区

在正确、彻底的清创操作中，应明确足部分区的概念。

为了畅通足部特定区域的坏死组织引流，应采取“去顶”方法；在很多临床病例中，看上去正常的足趾也要去除。

为了彻底清理感染病灶，必须沿肌腱的腱鞘探查并彻底暴露之，因为感染常沿着肌腱的腱鞘蔓延。

将血清白蛋白水平维持在高于3.5mg的水平，是获得术后良好预后的必备条件。

为了治愈糖尿病足溃疡、溃烂，应该树立伤口湿性愈合和伤口基底愈合的概念。

应该遵循如下的TIME原则

· T= 组织清创（图 12.16）

· I= 感染和炎症控制

· M= 水分控制

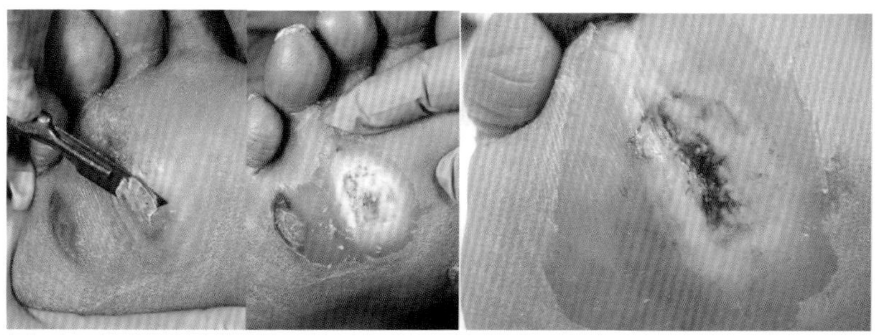

图 12.16　清理足部胼胝体的步骤

· E= 溃疡边缘，患者教育

应该早期拆除缝线，因为其有可能会导致感染和伤口裂开。

必须保证患处非负重，直至伤口完全愈合。

VAC：糖尿病足溃疡通过负压辅助治疗通常会收到满意的效果（图 12.17）。

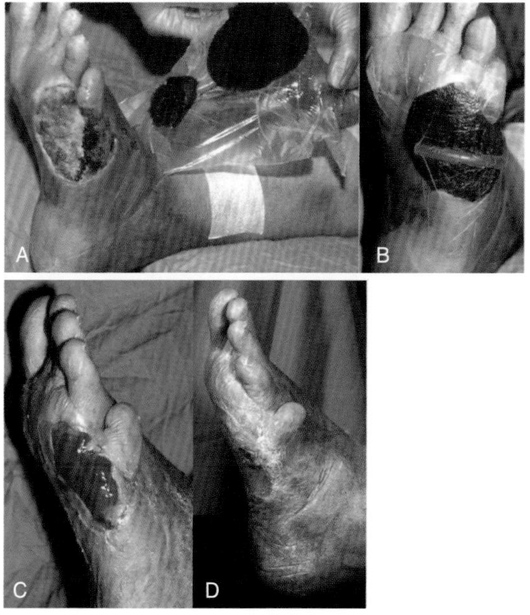

图 12.17（A 至 D）　组图展示了（A）糖尿病足溃疡，（B）溃疡床面覆盖负压装置，（C）更换三次负压装置后的表现，（D）最终溃疡愈合

流程图 12.2 显示糖尿病足合并伤口和溃疡的理想换药方法。

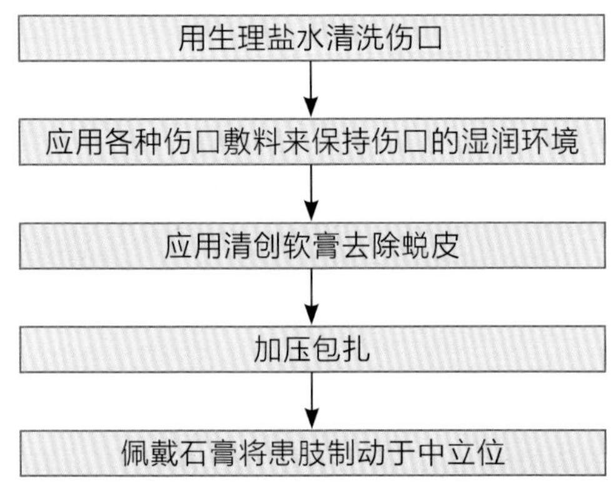

流程图 12.2　糖尿病足合并溃疡、溃烂的换药方法

导致糖尿病足伤口延迟愈合的因素如下：

- 氯己定（洗必泰）——2%
- 聚维碘酮
- 漂白粉溶液
- 过氧化氢
- 硫酸新霉素
- 液体洗涤剂
- 糖皮质激素和呋喃妥因

夏科（Charcot）氏足

流程图 12.3 展示了夏科氏足的治疗方法。

提示和技巧

为了治愈糖尿病和并夏科氏足，应着重注意以下几点：

治疗的目标始终是实现足底负重行走。

必须矫正畸形。

绝对避免畸形原位融合。

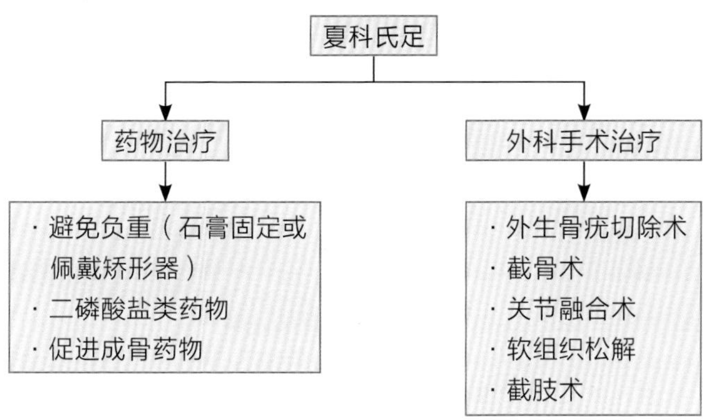

流程图 12.3　夏科氏足的治疗方法

融合手术需要较长的、更坚强的固定，以及联合应用固定器材（图 12.18）。

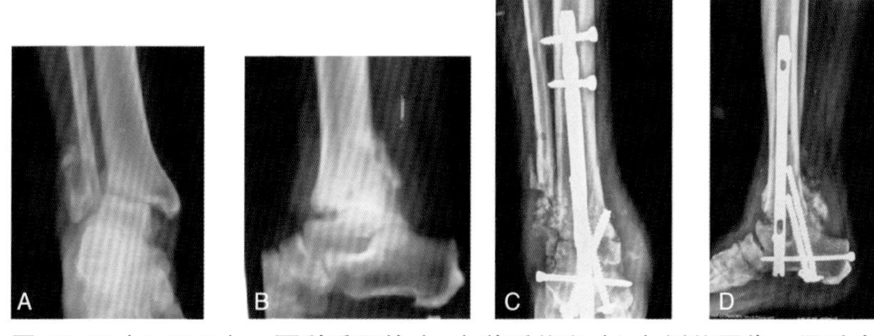

图 12.18（A 至 D）　夏科氏踝的（A）前后位和（B）侧位图像，通过穿经胫骨、距骨、跟骨的髓内钉实现踝关节和距下关节的融合，（C）术后的前后位图像，（D）术后侧位图像

固定时应跨越临近骨质或关节，以期达到更好的稳定性（图 12.19）。

必须要辅以适当的软组织松解。

要采取双重措施实现患肢制动。

延迟负重。

术后佩戴支具或矫形器 12 至 18 个月。

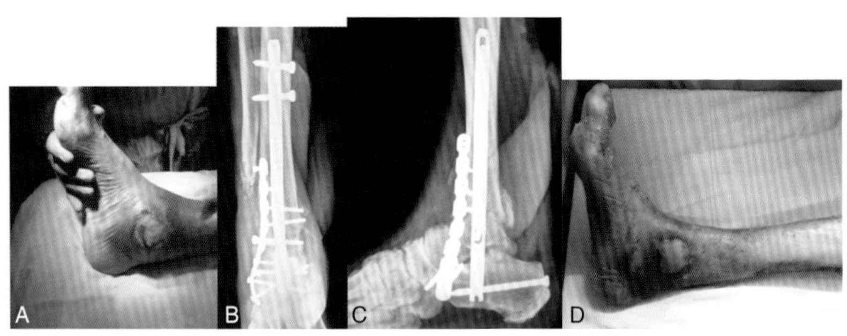

图 12.19（A 至 D） （A）糖尿病性夏科氏踝合并内踝溃疡不愈合，（B）和（C）分别是术后前后位和侧位 X 线，展示了通过穿经胫骨、距骨、跟骨的髓内钉达到踝关节和距下关节的融合，（D）最终痊愈的照片

糖尿病足的截肢

提示和技巧

做好糖尿病足的截肢，应注意以下几点：

保留踇趾的近节趾骨，以便保留踇长屈肌。

截肢平面应远于踇长屈肌远侧止点。

跖骨头处的足底筋膜及足底固有肌肉，必须于截除肢体分离时重新缝合于骨性结构上。

尽量保留第一跖骨、趾骨。

对于第二趾坏死的情况，可以行第二跖骨、趾骨同时截肢。

在第五趾截肢手术中，对于突出的骨性结构应该予以适当修剪，避免二次形成溃疡、溃烂。

在行截肢手术时，截除跖骨头时，截骨线应该沿着由背侧远端向掌侧近端的方向。

在病变涉及一个以上足趾的病例中，建议行所有病变足趾连同其对应的跖骨的截肢术。

在做第五跖骨、趾骨的截肢时，应保留跖骨基底，以便保护腓骨短肌的远侧附丽点。

一旦第一跖趾区域的病变无法治愈、截肢无法避免，应该行跖骨间的截肢手术。

在所有行前足和中足水平截肢手术的病例中，常规行经皮跟腱切断术。

尽量保留肢体比治愈糖尿病足更重要！

糖尿病足护理的十条戒律

不要光脚行走。

每日检查患足。

不要对患足进行冷敷或热敷，忌用刺激性强的外用药。

穿鞋要正确。

患足不要负重行走。

不要跷二郎腿时间过长。

旅行时不要脱掉鞋子太长时间。

定期修剪趾甲，并且挫平趾甲边缘。

不要用刀具或其他锐器切削足部的胼胝体。

每日用清水肥皂清洗足部两次：擦干水并涂抹润肤用品。

适合糖尿病足的鞋类

在糖尿病足患者身上，合适的鞋类可以起到和足部一样的作用！

好的糖尿病足鞋类应具备以下特征：

- 容纳足趾的空间宽阔
- 额外加深
- 具有合适的鞋垫
- 带有鞋跟
- 鞋底较硬
- 鞋底弧度可调节

足部的畸形与活动度的水平直接相关。活动越费力畸形越严重（图 12.20）。

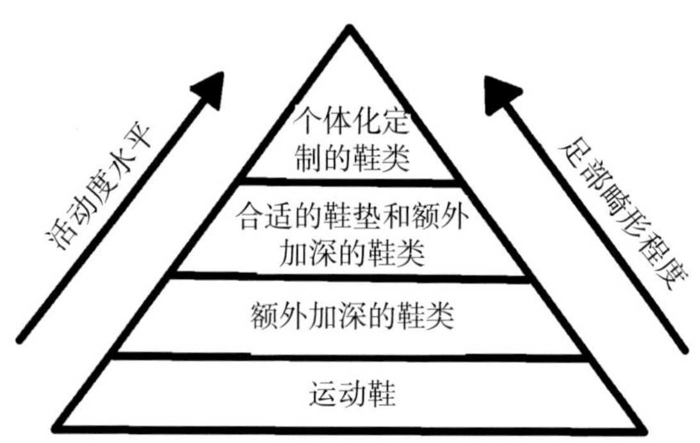

图 12.20　糖尿病足金字塔，展示了活动度水平、足部畸形程度与不同鞋类的关系

第 13 章

常见足与踝的感染：诊断和治疗

现代的感染性疾病在病原菌、耐药性、感染类型和特殊的免疫缺陷情况等方面与以往相比均有所不同！

介　绍

图 13.1 展示了临床医生为了和现代感染性疾病做斗争而必备的“武器”。

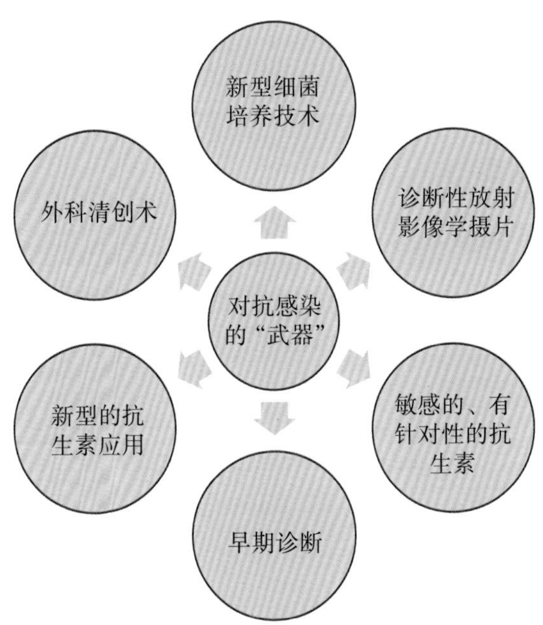

图 13.1　现代感染的应对技术

足与踝部的感染性疾病有何不同?

足部的感染与身体其他部位的感染有很大不同，因为足部具有特殊的解剖学结构和生理学特征。这些特征使感染更易于扩散，这方面内容将在图 13.2 中详述。

足与踝部感染的发病机制

足与踝部感染性疾病的发病机制将在流程图 13.1 中详述。

流程图 13.2 展示了足与踝部对感染易患性的原因和相关情况。

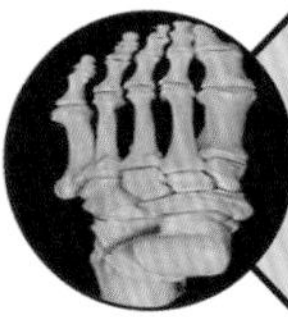

解剖结构复杂
在封闭的间室内包含了许多骨骼、关节、肌腱、韧带，这使感染易于扩散

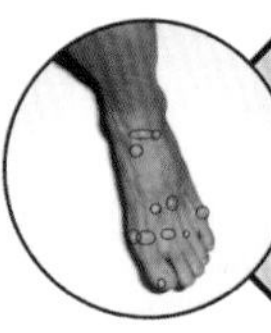

足背侧的软组织覆盖十分薄弱，使感染易于扩散

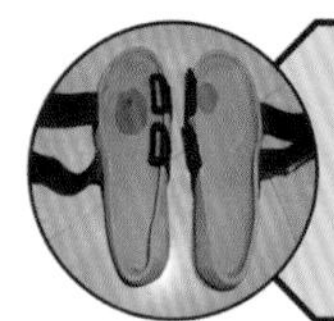

负重功能

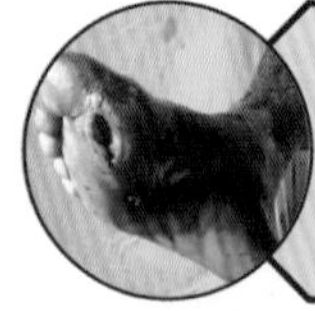

即便在穿鞋的情况下，足与踝部都易受到异物或细菌的侵犯

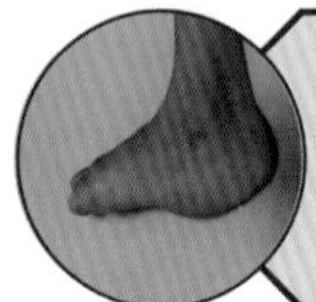

若存在外周血管疾病（PVD）、糖尿病和免疫受损时，感染情况往往更复杂

图 13.2　导致足部感染容易扩展的因素

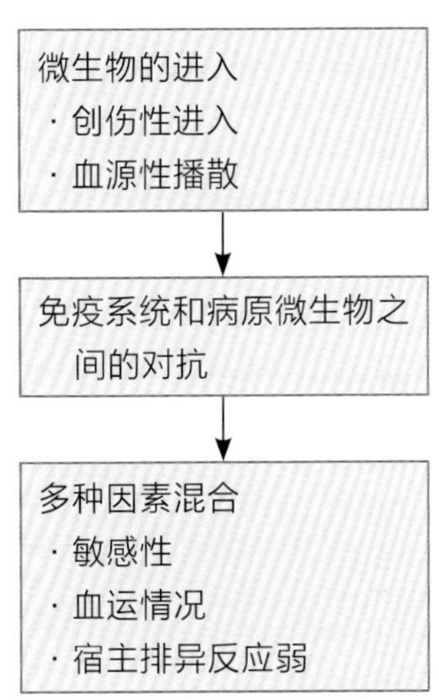

流程图 13.1 足与踝部感染的发病机制

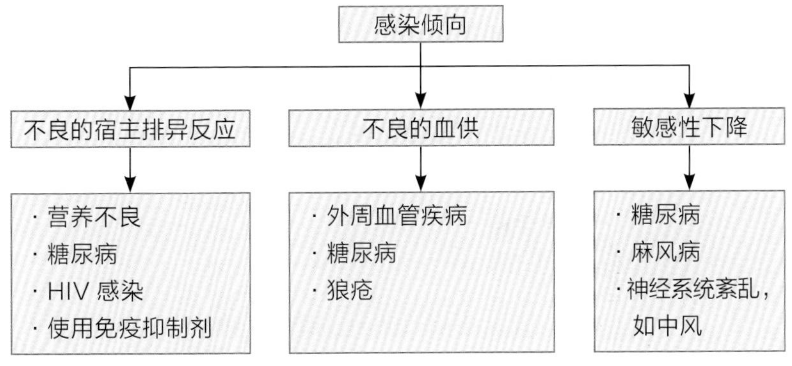

流程图 13.2 易患感染的原因

感染谱

足部可以受到很多种因素影响，包括从风险相对低的异物肉芽肿到危及肢体甚至生命的坏疽。

病因：创伤性或非创伤性。

任何一种病因都会导致以下结果：

· 蜂窝组织炎

· 筋膜炎

· 骨髓炎

· 感染性关节炎

软组织感染可以继发于以下情况：

· 趾甲嵌入

· 甲沟炎

· 红癣

· 异物嵌入

· 穿刺伤

· 蜂窝组织炎

· 外周血管疾病

骨组织的感染（骨髓炎）：急性、慢性或创伤后。骨髓炎可以是化脓性或者结核性的。

糖尿病足：其自身具有多样性。

常见的引起足部感染的细菌包括：

· 金黄色葡萄球菌

· A 型溶血性链球菌

· 铜绿假单胞菌

· 一些不常见的情况和病原菌也应留意，如放线菌、奴卡氏菌和真菌。

诊　断

为了达到明确诊断的目的，应该正确采集包括患者症状和体征进展的所有病史。

病　史

一个详细的病史是至关重要的，在足部感染性疾病中尤其如此。一个对于患者来说无关紧要的创伤病史，可能对于观察疾病的整个临床变化至关重要。

创伤类型的细节描述（低能损伤或高能损伤）以及创伤所发生的环境（如创伤地点为农场），可能会对致病菌或处理措施提供重要线索。

详尽的病史也可以提供一些合并症的情况，如糖尿病、外周血管疾病以及吸烟史等。

症　状

疼痛：跳痛常常提示化脓性感染或炎症。

肿胀。

系统性症状，如发热、恶心或者呕吐可指示败血症或菌血症。

伤口渗出物：观察渗出物的颜色以及是否含有骨块。

体　征

皮色发红。

水肿：导致皮肤纹理消失。

窦道：用探子仔细探查窦道，明确窦道基底是骨性结构还是软组织。当探查高度怀疑存在骨性损伤时，应做局部骨质的触诊，这对明确骨髓炎诊断有较高的指示意义。

伤口渗出物：渗出物的气味、颜色对推测所涉及的致病菌有帮助（图 13.3）。

神经血管系统的体格检查对于诊断合并的神经源性疾病和血管疾病是很有必要的。

神经病变出现疼痛症状可以提示存在潜在性感染。

检　查

在开始治疗之前，应该完善以下检查。

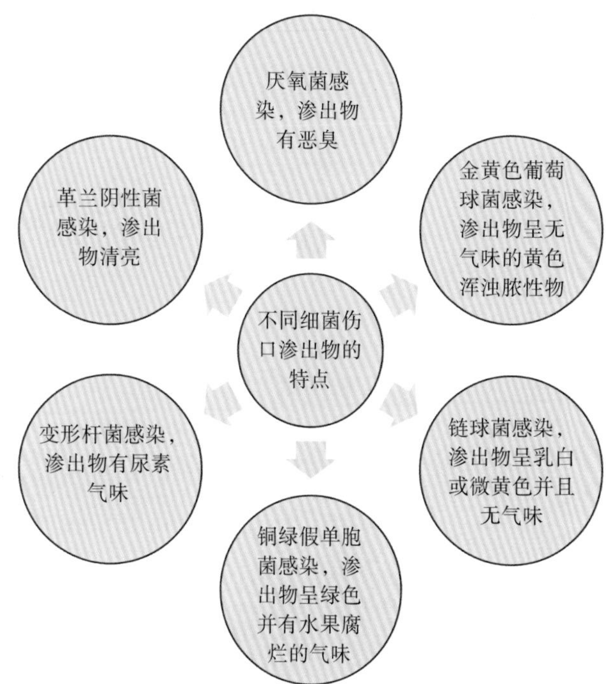

图 13.3　不同细菌感染的伤口渗出物表现

血液学检查

全血细胞计数在严重感染病例中可能并不升高。

红细胞沉降率和 C 反应蛋白可以作为感染的标志，也可以用于评估抗感染和（或）清创术后的感染改善情况。

在开始抗生素治疗前必须评估患者的肝肾功能。

血清白蛋白水平有助于指导纠正营养不良。

放射影像学平片

可能会提示软组织密度影增加。

若出现积气可以提示气性坏疽。

可以显示异物残留。例如不透 X 线的物体可能是金属异物、石块或者玻璃碎片，这些都易于在 X 线平片上观察到。

出现骨组织的溶骨性破坏、骨膜反应、出现死骨、出现骨性包壳等，提示存在骨髓炎。上述表现会在感染发生 2 周后在 X 线上观察到。

超声检查

X 线可穿透的物体，例如玻璃、橡胶以及木材等，可以在超声检查中易发现。

超声检查还可以确定脓肿的大小和径线。

MRI 检查

这是一种最为敏感的检查方式。有研究表明，MRI 检查在敏感性和准确性方面有明显优势，在骨髓炎诊断特异性方面和 X 线平片、锝 -99m 和镓 -67 骨扫描显像持平。在骨骼感染的病例中，骨髓腔被脓液及炎性细胞占据，在这种情况下，骨髓腔在 MRIT1 加权相上显示为信号减低区域，而在 T2 加权相和 STIR 序列上显示为高信号。

在发现软组织病变方面，行 MRI 检查是最佳选择。

通过 MRI 检查还可以分析感染是否累及肌肉、韧带、关节、筋膜。

MRI 检查还可以将有活性的组织从坏死组织中区分出来。

在评估失活组织或引流液积聚时，普遍认为 MRI 检查优于 CT 扫描。

CT 扫描

CT 检查是发现骨质改变的理想手段。

CT 检查还适用于发现皮质骨破坏以及溶骨性病变。

在显示骨质包壳和死骨形成方面，CT 也有较大帮助。

CT 还可以发现骨髓腔内积聚的脓液。

CT 可以勾勒出脓腔的边界。

在产气菌感染和坏死性筋膜炎病例中，CT 可以发现深层组织内的积气。

核素显像

核素显像检查有助于诊断足部骨组织感染，有助于鉴别骨组织感染和软组织感染，以及鉴别骨组织感染和夏科氏骨关节病。

临床常用的三种核医学显现包括锝、镓、铟的放射性同位素。

锝 -99m 亚甲基二磷酸盐（methylene diphosphonate，MDP）

- 感染发病后 24~48h，MDP 可发现
- 这一试验分三个阶段
- 三个阶段均出现核素浓集提示骨髓炎
- 最后一阶段没有或少量核素浓集提示软组织感染
- 本检查特异性不是很高，因为手术之后、创伤后、骨肿瘤以及夏科氏骨关节病时，也可以出现较高的核素浓集

镓 -67

- 镓可蓄积于骨组织
- 使用抗生素的病例可出现假阴性
- 在软组织感染、血肿、骨折、手术以及肿瘤病例中可出现假阳性

白细胞标记铟 -111

- 本项检查敏感性以及特异性更高
- 本检查无法发现夏科氏骨关节病
- 本检查时间较长（3d）

白细胞标记锝 -99m 六甲基丙二胺肟（hexamethyl propylamine oxime，HMPAO）

- HMPAO 代谢需要 3~4h
- 本项检查有助于从骨折后或术后区域中鉴别出骨髓炎
- 本项检查有助于鉴别骨髓炎和夏科氏骨关节病

伤口分泌物培养

从深层组织中提取的检材最适合做培养。

拭子从浅表处取材可能沾染正常定植菌群，所以需要尽量避免。

组织活检同样对诊断骨组织感染很有帮助。骨组织活检在骨髓炎诊断过程中仍处于金标准的地位。

革兰氏染色和 Zei-Neihlson 染色有助于开始经验性抗生素治疗。

为了鉴定病原微生物可以应用多种培养基。

感染的治疗

流程图 13.3 提供了足与踝部感染外科干预的概况。

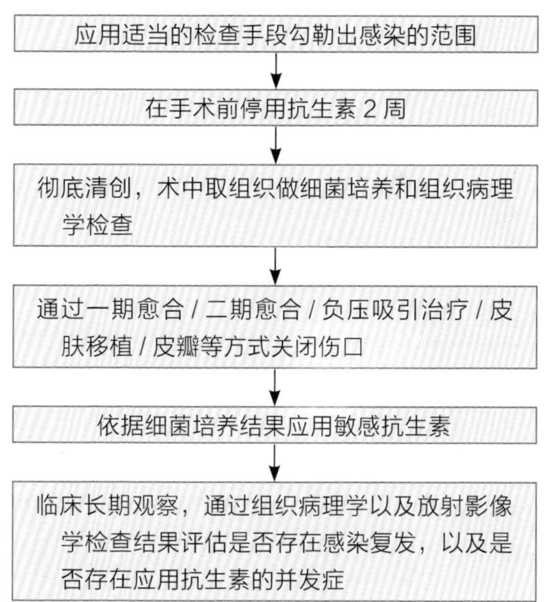

流程图 13.3　外科治疗感染的概述

非手术治疗

非手术治疗适用于浅表性感染以及蜂窝组织炎。总体来说，这类感染是由金黄色葡萄球菌、表皮葡萄球菌或者链球菌引起的。

有时需要患者休息或抬高患肢。

有时也需要给予口服抗生素（氨苄西林和克拉维酸，第一代头孢菌素，左氧氟沙星或林可霉素）。

如果病情出现明显恶化，需要考虑给予有创性治疗。

做小切口包扎治疗之前需要遵循以下共识：

浸润生理盐水的敷料所产生的湿润环境，清除坏死组织，通畅的引流都可以阻止细菌的生长，并可以刺激肉芽组织的形成。

避免使用聚维酮碘、过氧化氢、漂白粉溶液、溴棕三甲胺，因为这些消毒剂不利于正常肉芽组织的形成。

上述消毒仅可用于存在大量坏死组织的情况。

当伤口渗出物较多时，可使用含吸水材料的敷料。

伤口的负压治疗是一种新型的封闭式敷料，使用这种敷料往往可以收获良好的效果。其拥有以下优势：

· 具有稳定的伤口环境

· 可以去除细胞外液体

· 加速伤口愈合

· 增加伤口周围的血液循环

· 减少伤口的细菌负荷

· 改变伤口的生化和系统应答

· 改善伤口软组织床的准备情况

· 有助于避免外科有创性治疗，或者减少覆盖伤口所必需的手术范围

· 应在做扩大清创之前应用

清创的原则

应该去除所有坏死及失活组织，仅保留正常组织，因为坏死及失活组织提供了细菌生长所需的环境。

中度至重度的感染需要做积极的清创治疗，应该清除所有无血运的皮肤、软组织及骨组织。

软组织以及骨组织的清创范围应该直至边缘出现新鲜的渗血，只有这样才能确保已经去除所有的坏死组织。

必须留取足够的深层组织标本，以备送检细菌学培养以及组织病理学检查。

避免做一期缝合关闭伤口，因为新的正常 – 坏死组织边界将会在清创术后 2~3d 出现，这种情况下需要做进一步清创。

窦道应该作为一个整体进行切除，并且送组织病理学检查，以便排除癌变。

表 13.1 展示了不同组织的有活性和失活状态的不同，如脂肪组织、肌腱、肌肉以及骨组织。

表 13.1　脂肪组织、肌腱、肌肉以及骨组织有活性和失活状态

	有活性	无活性
脂肪	柔软，有弹性，颜色呈亮黄色	无韧性，硬度高，颜色呈灰白色
肌腱	白色并有光泽	灰暗，柔软，纤维化
肌肉	呈牛肉样的红色，切割易出血，刺激可收缩	灰暗，手术操作时容易碎裂，对刺激无反应
骨骼	坚实，切割易出血	色白，变软，切割不易出血

诊断特异性的治疗方案

对于一些特殊的疾病状态需要进行特异性的治疗。针对病因及临床表现的特点，相应的治疗选择在表 13.2 中列出。表中提及的疾病状态如下：

1. 蜂窝组织炎。
2. 甲沟炎。
3. 脓肿形成。
4. 穿刺伤伤口。
5. 急性、慢性以及继发于创伤后骨髓炎。
6. 坏死性筋膜炎。
7. 结核病。
8. 真菌感染。
9. 糖尿病足。

表 13.2 不同情况下的诊断特异性治疗方案

病例状态	病因	要点 / 临床表现	治疗方案
蜂窝组织炎	· A 群链球菌感染 · 金黄色葡萄球菌感染	· 皮温高 · 皮色亮红 · 体温升高 · 可以进展为深层组织感染	· 使用敏感抗生素 · 休息 · 随访
甲沟炎	· 甲周感染 · 趾甲嵌入性生长是最常见的原因		· 应用抗生素 · 部分或全部甲床切除术 · 开放性手术切除甲床 · 药物性甲床切除
脓肿形成			· 畅通引流 · 应用抗生素
穿刺伤伤口	· 金黄色葡萄球菌感染 · β 溶血性链球菌感染 · 厌氧菌感染	· 有赤足行走病史 · 伤口位于足底 · 常常被漏诊 · 会出现迟发性症状 · 确诊遵循“科赫（Koch）”法则	· 彻底清除污染物和残留异物 · 彻底清除异物引起的肉芽肿 · 应用抗生素
急性、慢性以及继发于创伤后骨髓炎		· 表现为急性、慢性骨髓炎或出现于创伤之后 · 感染累及的软组织层较薄 · 直接蔓延感染	· 应用抗生素 · 手术清创

续表

病例状态	病因	要点 / 临床表现	治疗方案
坏死性筋膜炎	· 感染由多种细菌引起（多种微生物）	· 需要急诊手术处理 · 有时需要截肢甚至危及生命 · 感染沿筋膜层以及深层结构蔓延 · 后期出现感染累及皮肤 · 皮肤坏疽形成	· 可重复行彻底清创手术 · 行重建手术
结核病	· 临床遇不典型感染常常怀疑结核	· 诊断依靠临床表现、放射影像学征象、组织活检以及结合均培养	· 应用抗结核药物 · 手术清除窦道、脓腔以及死骨
真菌感染	· 外源性接种引起感染或皮肤感染灶转移引起 · 全身扩散常继发于皮肤感染	· 容易漏诊 · 穿透性损伤 · 引流物着色 · 对抗生素及抗结核药物不敏感 · 真菌培养	· 手术切除 · 抗真菌药物治疗 6 个月
糖尿病足	参照糖尿病足一章		

特殊情况下的感染

一些患者由于免疫系统缺陷引起的感染，如人类免疫缺陷病毒（human immunodeficiency virus，HIV）感染者、系统性红斑狼疮患者、类风湿性关节炎患者、使用大剂量糖皮质激素的患者以及脾脏切除患者。

HIV

HIV 感染患者容易感染真菌以及其他继发于病毒感染的细菌感染。

足癣和甲癣常见于 HIV 感染人群。

人乳头状瘤病毒，其表现为跖疣，在 HIV 感染人群的发生率远高于非 HIV 感染者。

系统性红斑狼疮

系统性红斑狼疮患者很容易发生皮肤或软组织感染，主要是由金黄色葡萄球菌引起。

系统性红斑狼疮患者的少部分感染是由 A 群链球菌引起。

类风湿性关节炎

该病患者有全身性的关节病变，例如本病患者经常需要长期使用糖皮质激素治疗，这样会抑制细胞介导免疫，也会使感染风险增高。

类风湿性结节常出现于足部受压的区域，这些结节可以碎裂，引起皮肤破溃、红斑以及感染。

无脾综合征

无脾综合征患者有高度罹患包膜细菌感染的风险。

对无脾综合征患者使用抗生素应覆盖直接针对有包膜的病原微生物，并且使用包括第三代及第四代头孢类在内的抗生素。

如果出现硬结并成为菌落，若为了治疗感染应该彻底清除病灶，因为细菌容易定植在这些区域。

外周血管病变

外周血管病变引起的足部缺血，因为局部含氧量低使其更容易频繁发生感染，以及更容易发生严重感染。

病例讨论

病例一

43 岁的男性患者，出现足背部窦道并渗液 5 个月，其足部临床照片以及放射影像学摄片如下（图 13.4）。

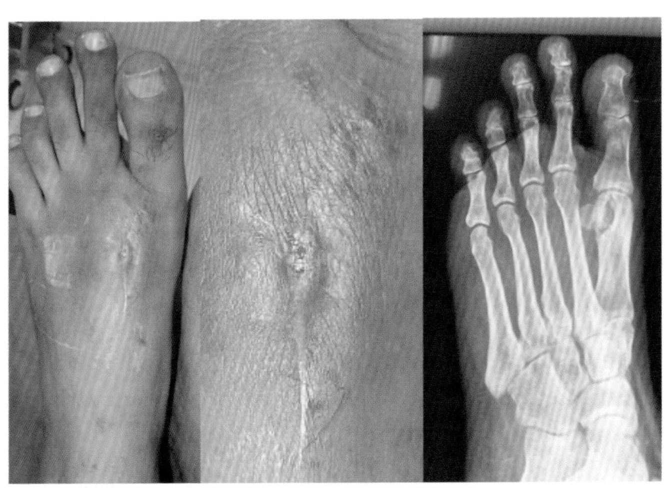

图 13.4　病例 1 患者足部的临床照片以及 X 线

该患者曾接受第一跖骨结核病灶搔刮手术。结核抗酸培养阳性并且开始使用敏感的一线抗结核药物进行抗结核治疗。在接受治疗 3 个月后，手术伤口仍未完全愈合。X 线提示死骨未完全清除。

MRI 检查提示第一跖骨远端信号增强（图 13.5）。

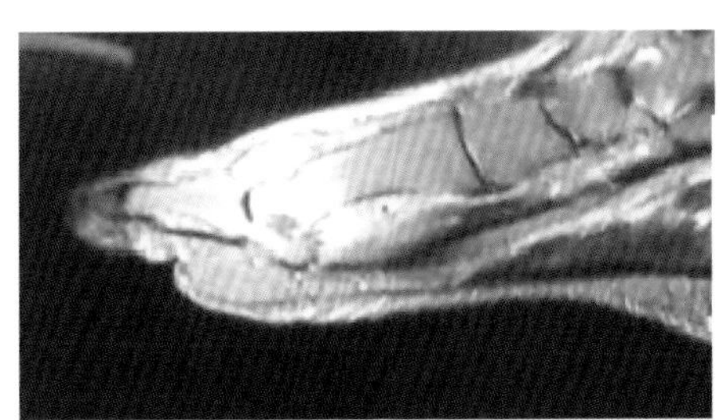

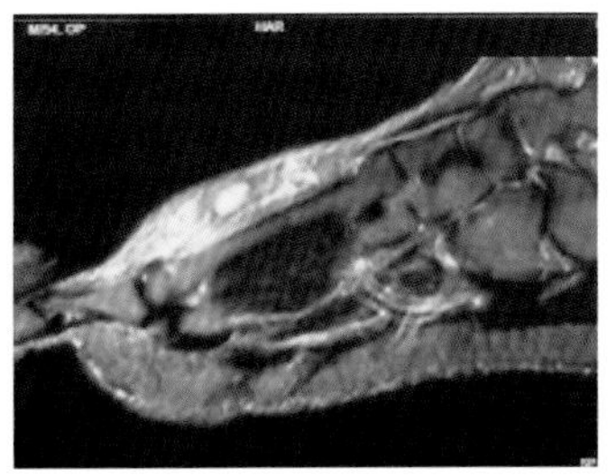

图 13.5　MRI 检查提示第一跖骨头信号增强

最终决定再次行病灶刮除手术并且去除了死骨（图 13.6）。

第二期病灶刮除时采样做培养，结果阴性；继续使用一线抗结核药物进行抗结核治疗。伤口窦道于二次术后 3 周愈合。最终伤口完全愈合如图 13.7 所示。

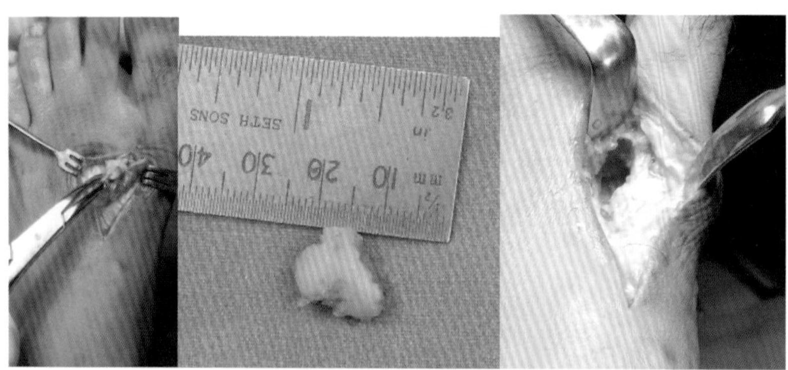

图 13.6　病灶刮除手术中的照片

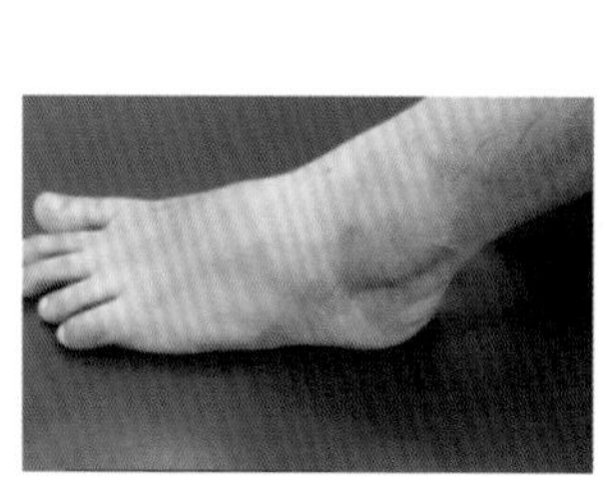
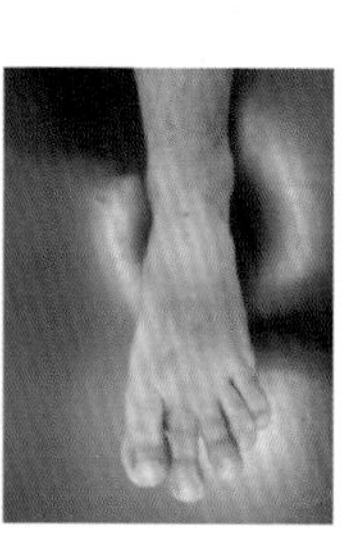
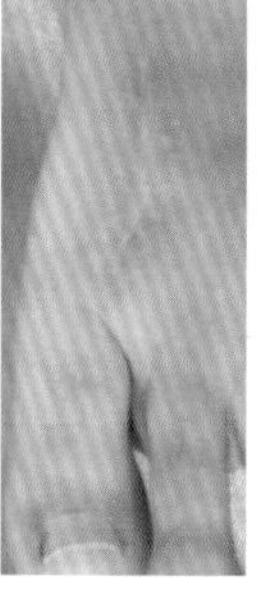
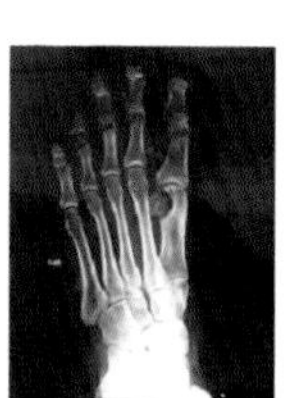

图 13.7　术后 10 个月，停用抗结核药物后的最终伤口愈合情况

病例二

35 岁的男性患者，曾接受两次的抗结核治疗，出现足部窦道并渗液多年。继续追问病史，患者诉曾有足部穿刺受伤史。图 13.8 为该患者的临床照片。

CT 平扫以及 MRI 提示患者足部存在骨性缺损（图 13.9，图 13.10）。

患者接受了病灶刮除以及窦道切除手术。在手术过程中，发现骨性缺损处有木质异物碎片（图 13.11）。

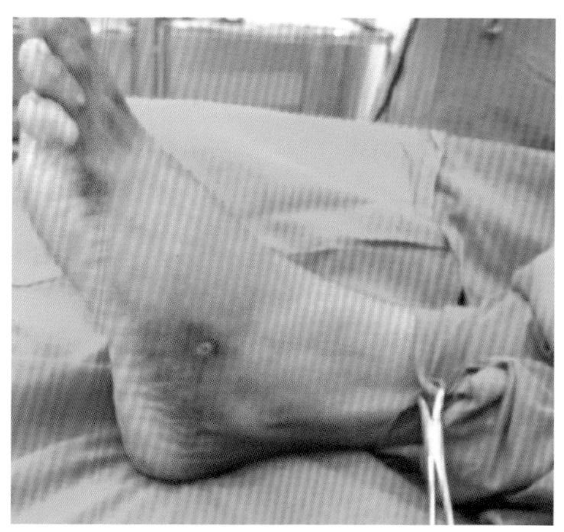

图 13.8　病例二患者足部的临床照片

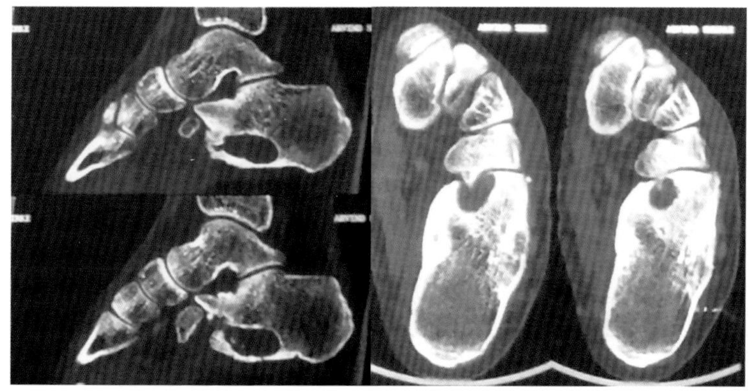

图 13.9　该患者足部的 CT 平扫，提示骨质缺损

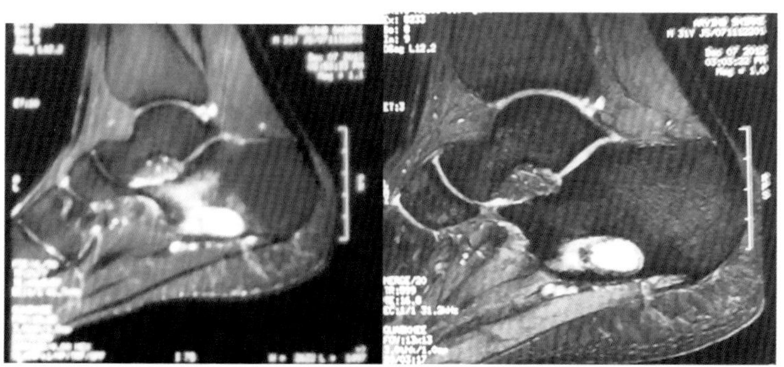

图 13.10　该患者的足部 MRI 影像

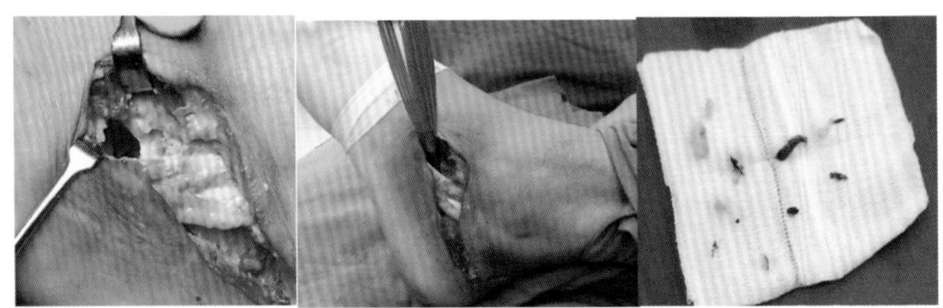

图 13.11　患者术中照片，发现了木质异物碎片

病例三

成年女性患者，来院时存在全身症状，足部存在污秽的感染灶（图 13.12）。

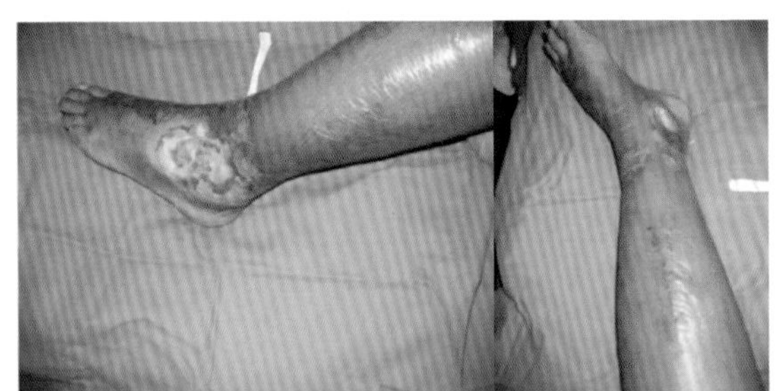

图 13.12　患者足部的临床照片，显示感染灶周围存在蜂窝组织炎

患者入院后，因为诊断为坏死性筋膜炎而急诊进行手术治疗（图 13.13）。

定期更换伤口敷料，并给予敏感抗生素抗感染治疗。进行创面准备，直至组织新鲜，后期进行植皮治疗（图 13.14，图 13.15）。

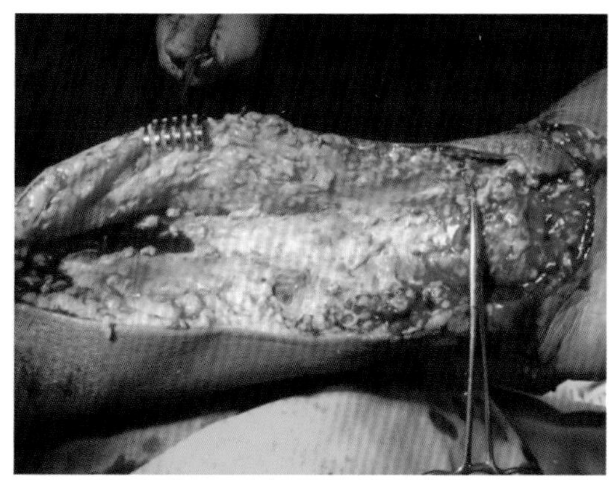

图 13.13　术中照片提示感染已经向深层组织蔓延

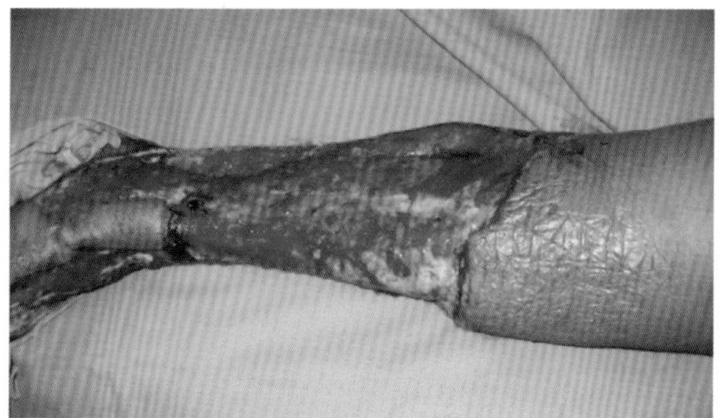

图 13.14　植皮前的临床照片

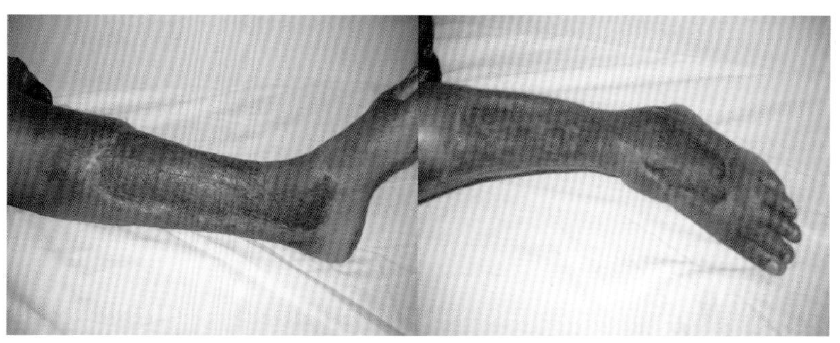

图 13.15　最终愈合后的临床照片

第 14 章

足与踝关节融合手术的艺术

关节融合手术是一门艺术，让我们加油干吧！

关节融合手术的指征

关节融合手术的目的如下：

- 创造一个足够宽的、松质骨构成的、有新鲜出血的融合界面
- 恢复足底负重行走的能力
- 关节融合处加压并加强固定
- 骨缺损处进行自体骨移植或填充骨替代材料
- 如果需要，可以应用生物骨材料促进融合

提示和技巧

充分的软组织松解以及软组织平衡。

正确的手术顺序应该是先近端后远端。

行关节融合手术务必使关节在正确位置融合。

必须先去除多余骨质以纠正畸形，再去除关节面软骨。

如果需要，应该在行关节融合手术同时松解跟腱以及挛缩的肌肉。

有时需要肌腱转移手术以达到软组织平衡，这也是关节融合手术的辅助操作。

尽可能多的保留关节功能。

在关节面钻孔以便增加血运。

新鲜化关节融合界面以便血运重建。

严重感染病例如果需要做关节融合手术，应该先彻底清创。

低毒性感染的病例可以做一期关节融合手术，具体手术过程也要先清创再融合。

在骨量储备充裕，并且有良好软组织覆盖条件的病例中，关节融合手术可以使用接骨板以及螺钉。

在骨量储备不足、软组织覆盖条件差以及有合并症的病例中，关节融合手术可以使用外固定架或环形外固定器材。

在骨不连病例中，关节融合手术同时要做骨不连处的融合以达到稳定的目的。

在严重畸形病例中，近端或者远端的矫形截骨术可以作为关节融合手术的辅助操作。

在存在神经病变并需要融合的病例中，应该使用更长以及更加坚强的固定物；固定器材应该跨越多个关节以增加稳定性。

存在神经病变的关节融合病例，需要更长的制动时间以及更久的患肢非负重时间；融合术后较长的时间都需要佩戴保护性支具。

做中足部以及前足部的关节融合手术时，需要用各种型号的叶状撑开器和 Hintermann 拉钩。

踝关节融合术

融合位置：踝关节融合位置需要保持在中立位（不跖屈或背屈），足部保持 5~10 度的外旋，并保持后足部处于中立位；足外翻 5 度并且距骨轻度后移。关节镜下踝关节融合手术和开放踝关节融合手术的适应证如流程图 14.1 所示。

踝关节融合手术可以选择前方入路、后方入路以及侧方入路（流程图 14.2）。

依据畸形程度的不同，关节融合手术的具体操作也应有所变化，可以增加一些辅助性的手术操作（流程图 14.3）。

在合并感染的病例中，治疗感染应该先于关节融合（流程图 14.4）。

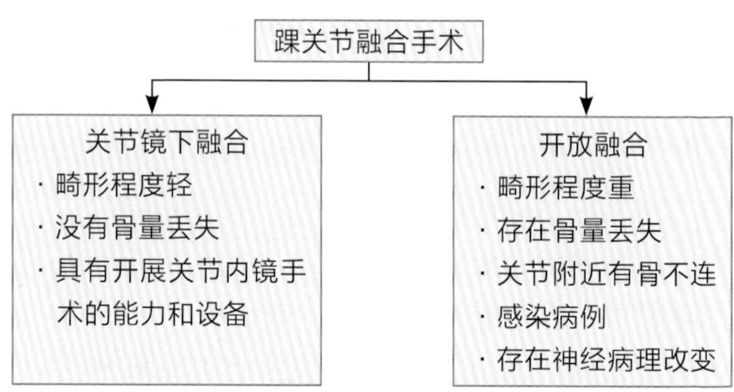

流程图 14.1　关节镜下踝关节融合术和开放踝关节融合术的手术

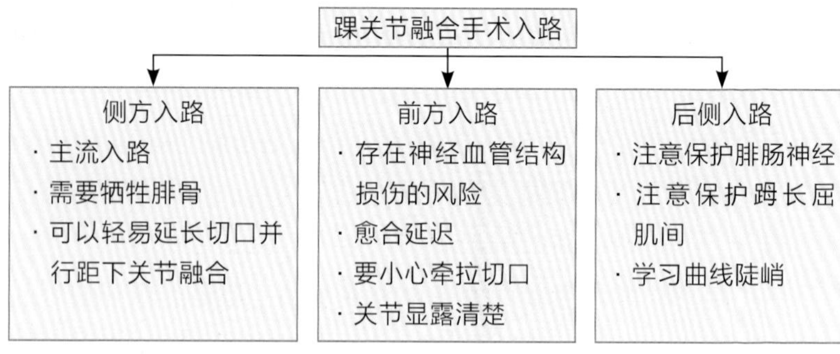

流程图 14.2　不同手术入路的比较

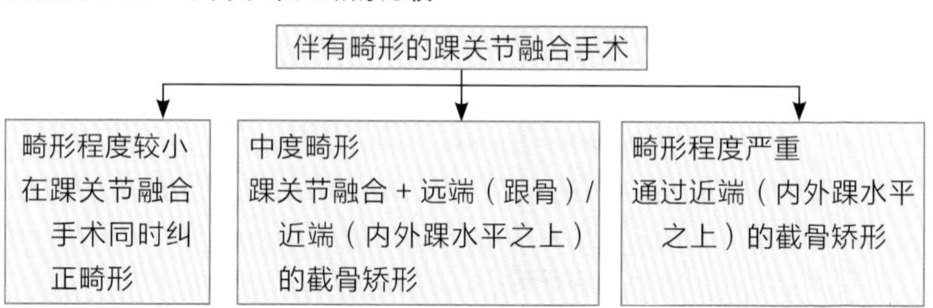

流程图 14.3　伴有畸形的踝关节融合手术

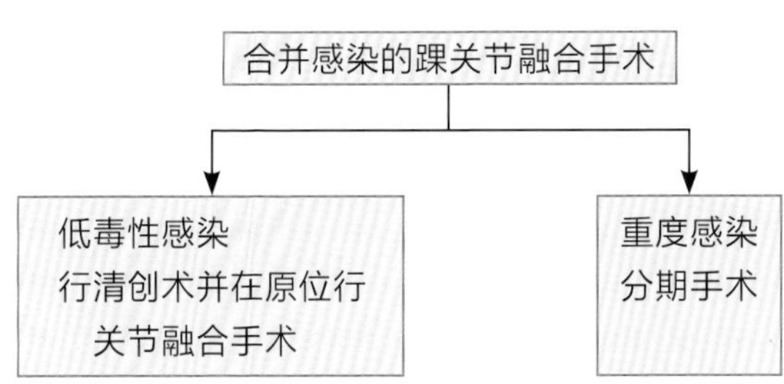

流程图 14.4　合并感染的踝关节融合手术

提示和技巧

常规在术前评估跖跗关节以及距下关节的活动度。

评估肢体的血运情况。

评估肢体的神经支配情况。

为了实现成功融合，必须在术前评估距骨的血运情况（图 14.1）。

必须明确畸形的情况，并在关节融合术中予以纠正（图 14.2）。

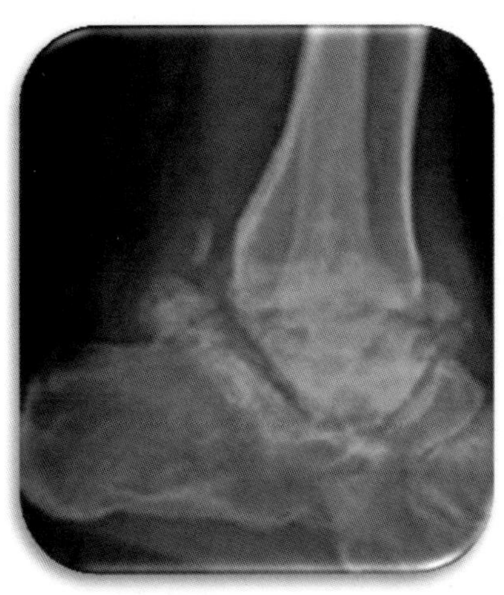

图 14.1　X 线显示距骨缺血性坏死合并踝关节骨性关节炎

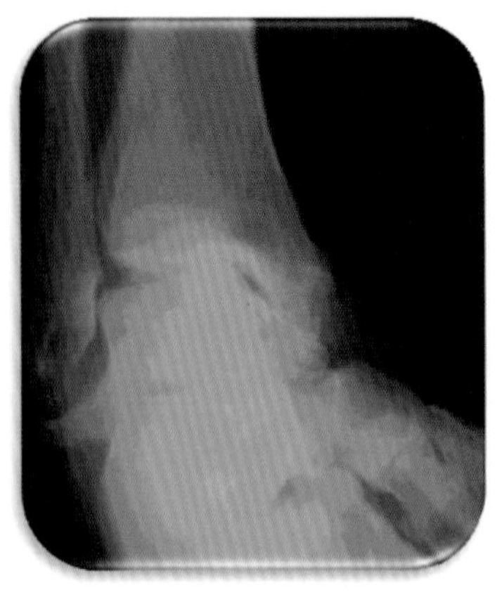

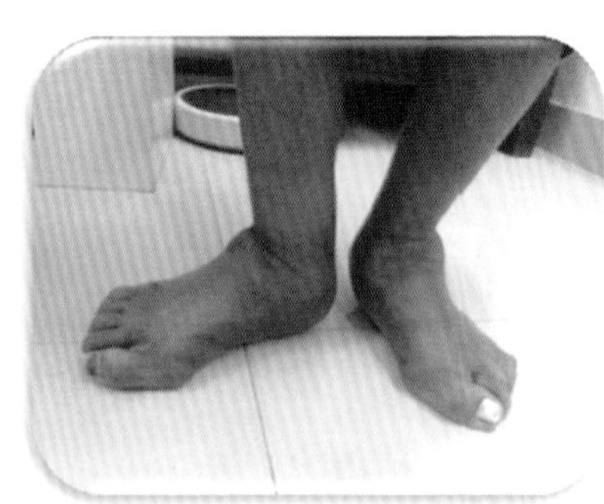

图 14.2　X 线以及临床照片显示足部严重内翻畸形合并踝关节骨性关节炎

必须评估跟腱挛缩的情况，如果需要，可以行跟腱松解手术。

存在前期手术的瘢痕以及手术切口愈合不良时，手术入路应进行相应的调整（图 14.3）。

患者一般条件差，例如存在糖尿病、骨质疏松症以及其他合并症等，应选择强化治疗方案，如在常规治疗之外，采取更多的内固定、外固定、加长的护具等措施（图 14.4）。

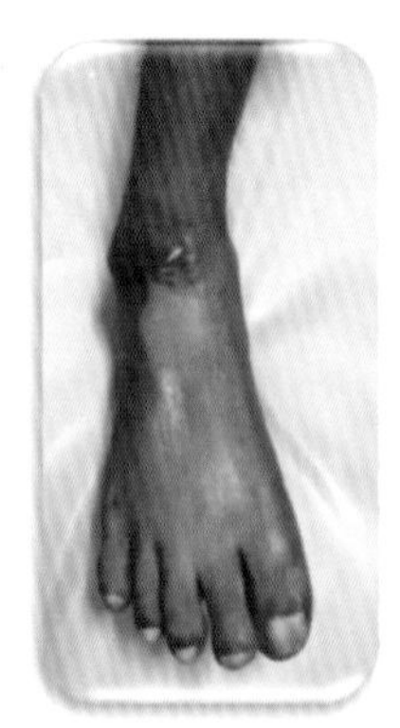

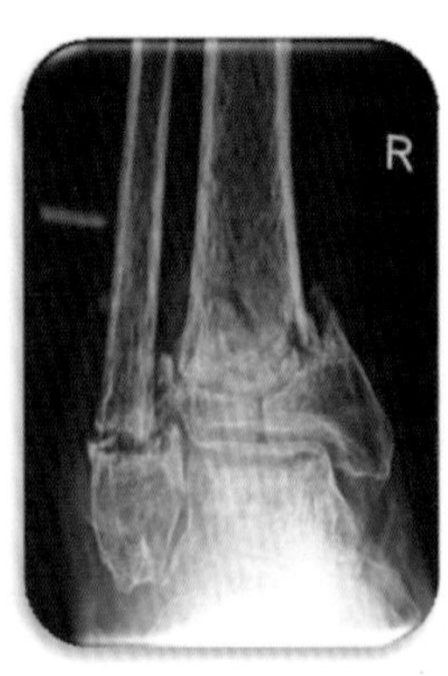

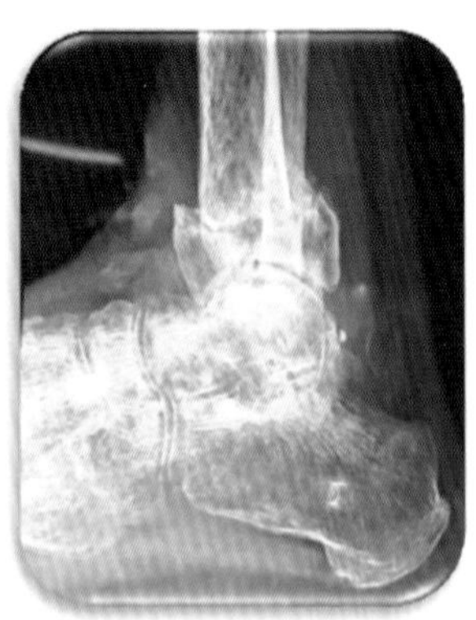

图 14.3　临床照片以及放射影像学摄片显示踝关节外侧皮肤条件差，进行融合手术时选择前侧入路

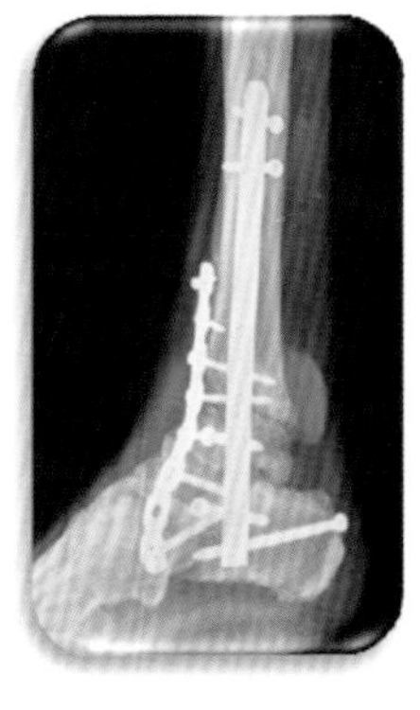
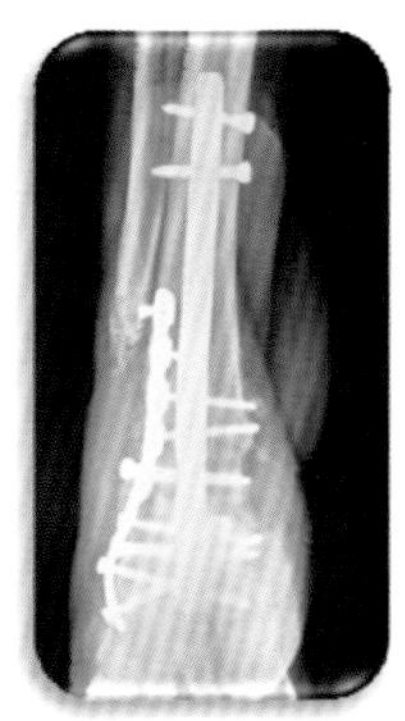

图 14.4　糖尿病患者行踝关节融合手术，使用穿经后足部的髓内钉配合接骨板进行固定

在行关节融合手术时，应注意保护皮下神经，以免出现远期的神经病理性并发症。

可使用全厚皮片，避免过度牵拉软组织。

手术中必须切除胫骨前侧的骨赘（图 14.5）。

如果可能的话尽量采取经腓骨的外侧入路。

腓骨截骨水平应位于外踝尖上 2.5cm 处，并使腓骨截骨线沿近端外侧向远端内侧的方向走行。

腓骨远端截骨块应该作为生物接骨板，其通过两枚 4mm 的螺钉进行固定，一枚固定于胫骨，另一枚固定于距骨（图 14.6）。

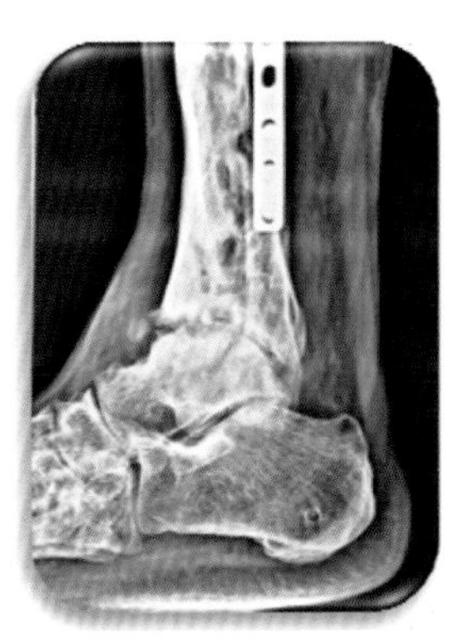

图 14.5　X 线显示踝关节骨性关节炎合并胫骨前方骨赘形成

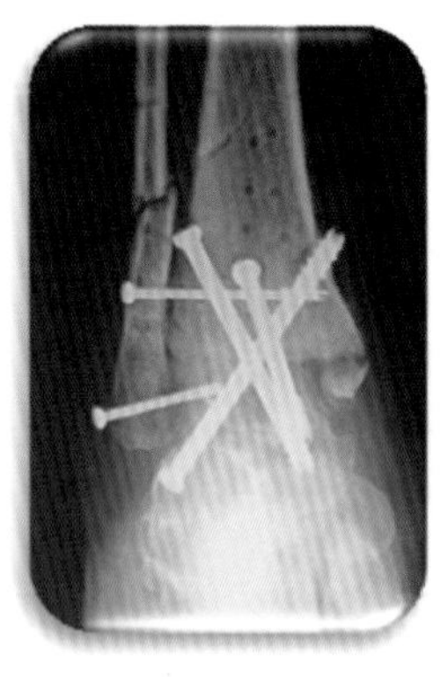
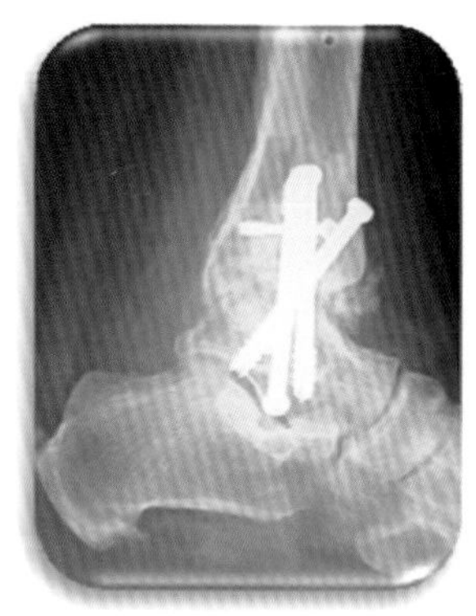

图 14.6 1 例踝关节化脓性关节炎的病例，其经腓骨入路进行踝关节融合，这是术后的前后向及侧向投照的 X 线。在这个病例中，腓骨远端截骨块作为生物接骨板辅助融合

关节融合界面的加压应该在放置接骨板之前进行。

所有固定螺钉的螺纹都必须穿经融合界面。

加压螺钉的交叉不应处于关节融合界面。

对于仅有轻微畸形并且无骨量丢失的病例，关节镜下的踝关节融合手术是最佳选择。

在年轻患者中应尽可能保留腓骨，为远期可能进行的全踝关节置换手术提供方便（图 14.7）。

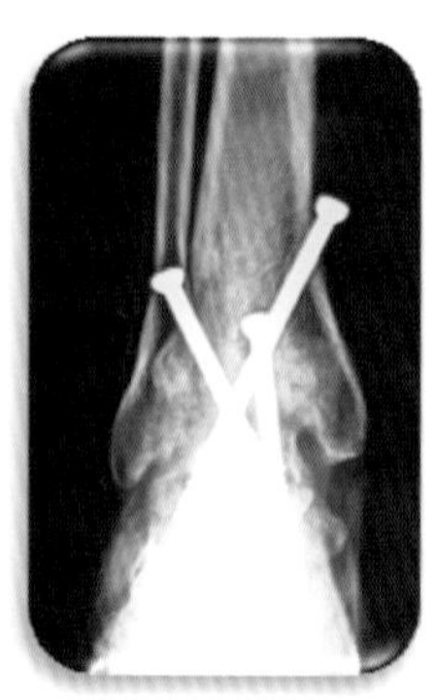
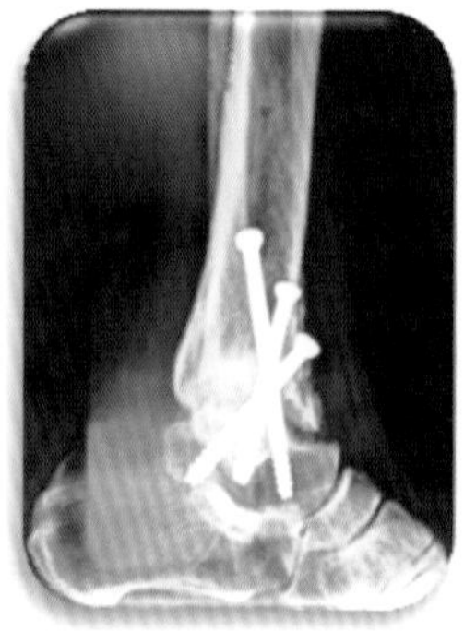

图 14.7 1 例踝关节融合并保留腓骨的病例，这样做为远期踝关节置换手术提供可能

对于 Pilon 骨折骨不连，合并踝关节骨性关节炎的患者，踝关节融合的范围应该适当扩大至能够解决骨折骨不连的问题（图 14.8）。

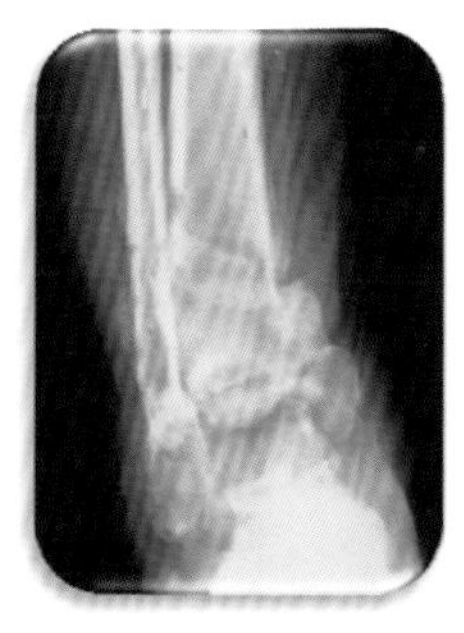
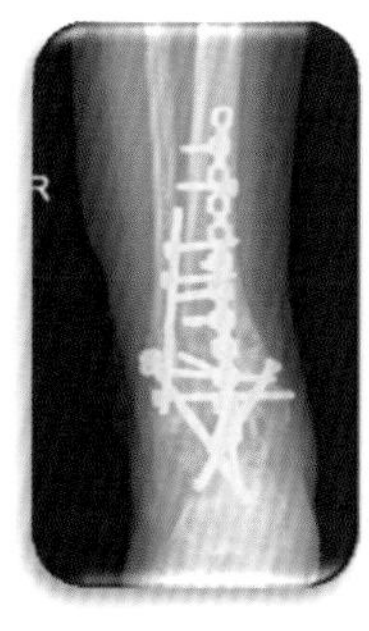
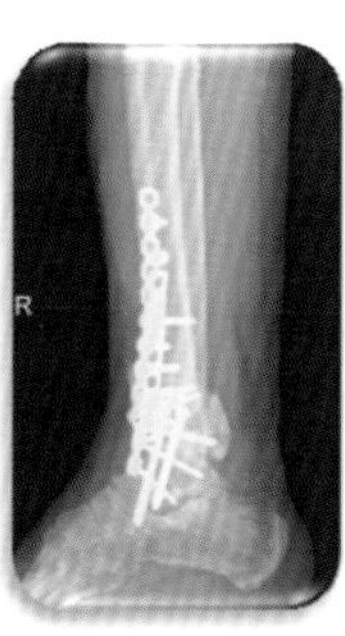

图 14.8　本系列 X 线展示 Pilon 骨折骨不连合并踝关节化脓性关节，本病例的治疗方式是扩大踝关节融合范围至 Pilon 骨折水平以上，同时达到治疗骨不连的目的

距下关节融合术

融合位置是距下关节 5~10 度外翻，跗横关节保持 0 度中立位，既不内收也不外展。

距下关节融合的指征为跟骨骨折畸形愈合或者其他原因。不同原因的治疗方式选择如流程图 14.5 所示。

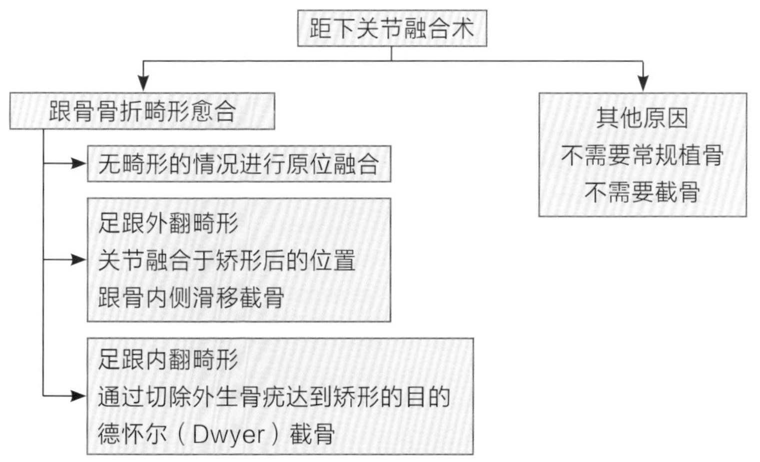

流程图 14.5　距下关节融合手术指征及其特异性治疗方案

提示和技巧

必须评估距下关节远端和近端的活动度。

使用弯曲的克氏针作为牵开器，将腓肠神经牵向背侧，将腓骨肌腱牵向掌侧（图 14.9）。

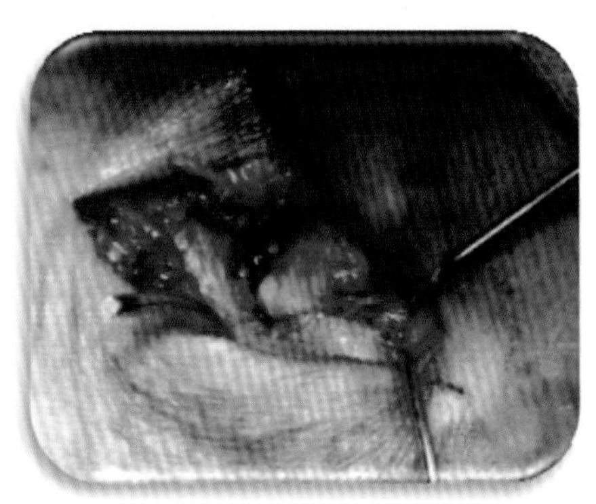

图 14.9　术中照片展示了将弯曲的克氏针作为牵开装置

通常情况下，骨赘不利于距下关节的显露，需要切除骨赘而到达关节。

叶状撑开器应置于跗骨窦处使距下关节保持一定的活动度（图 14.10）。

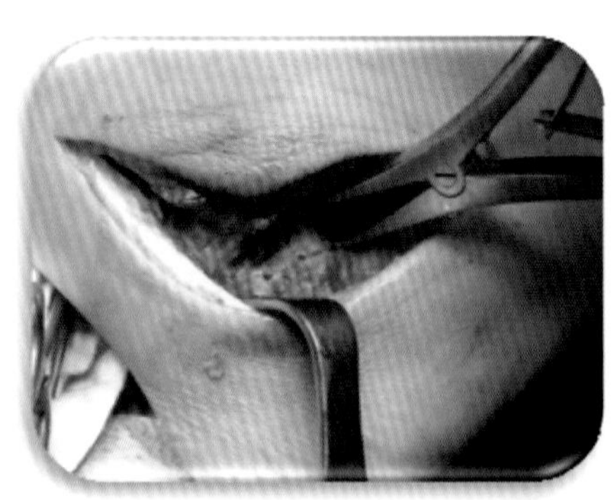

图 14.10　叶状撑开器放置于跗骨窦处，这样可以更好的显露距下关节，同时可以使距下关节张开

踇长屈肌是进行关节融合准备的内侧边界的标志。

固定螺钉应该穿经足跟的非负重区。所有的螺钉均应做埋头处理，以避免内置物撞击的问题（图 14.11）。

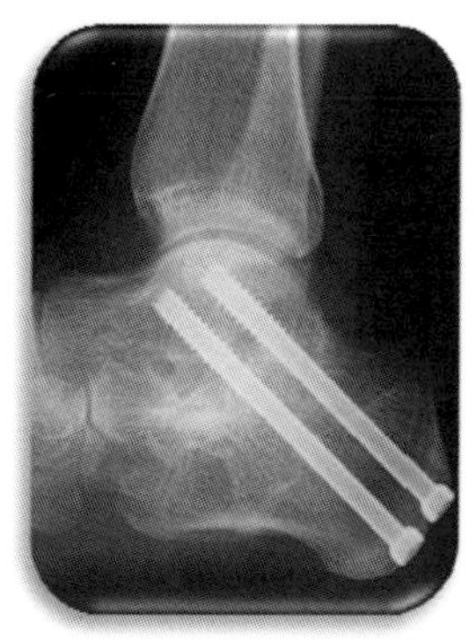

图 14.11　距下关节融合术后 X 线，显示固定螺钉穿经跟骨非负重区

为了使螺钉的螺纹不经过融合界面，可以使用短螺纹钉。

从跟骨前结节至距骨颈的前方固定螺钉可以增加骨质疏松症患者的固定强度（图 14.12）。

图 14.13 和图 14.14 是经跟骨的距下关节融合手术术后的 X 线。

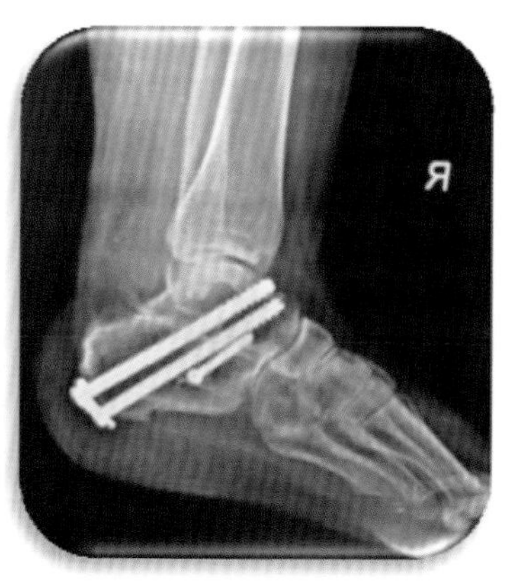

图 14.12　使用前方固定螺钉以增加融合概率

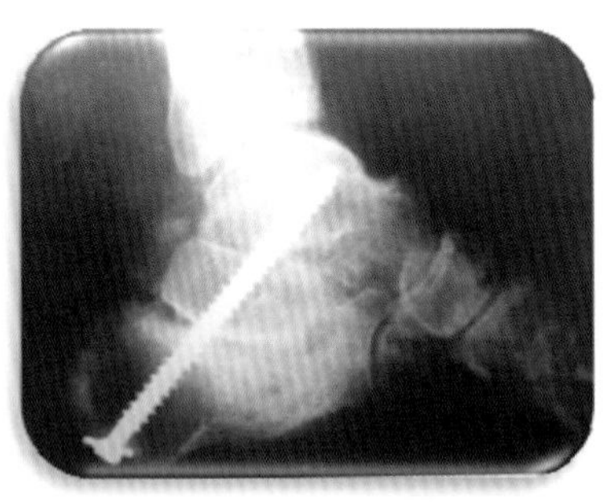

图 14.13　跟骨骨折畸形愈合后的加压距下关节融合手术

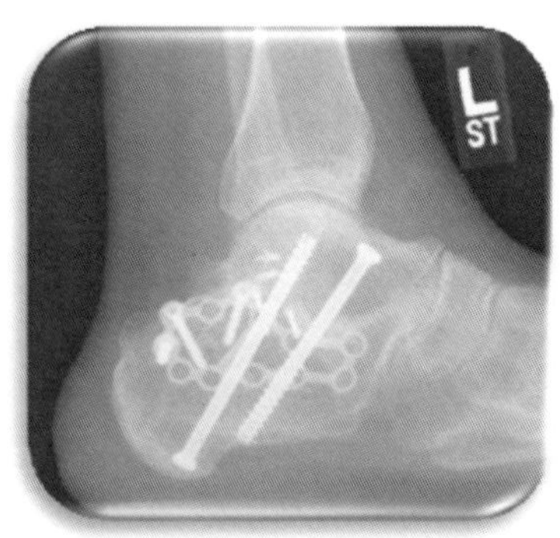

图 14.14　X 线展示了跟骨骨折内固定术后行距下关节融合手术

胫骨－距骨－跟骨融合手术

融合位置：距下关节处于 5~10 度外翻，踝关节处于 0~5 度背屈，内外旋处于中立位并且距骨向后推移。

框表 14.1 展示了胫距跟关节融合手术的适应证。

框表 14.1　胫距跟关节融合手术的适应证

- 踝关节和距下关节炎
- 翻修手术患者
- 存在神经病理性改变

- 存在较大的内翻或外翻畸形
- 距骨缺血性坏死
- 骨量丢失
- 全踝关节置换失败

提示和技巧

手术切口需要延长至第四跖骨基底部，以便显露距下关节。

关节融合时，对距下关节的处理和处理踝关节同等重要。

后足部的畸形（内翻或外翻畸形）应在置入髓内钉时予以矫正。对于外翻畸形的病例，后足部应给予充足的内移。

必须使用与髓腔匹配的髓内钉以获得更好的稳定性；因此，应尽可能使用大直径的髓内钉。

使用联合固定技术更适合于夏科氏关节，联合固定就是使用髓内钉固定的同时使用有限接触锁定加压接骨板固定（图 14.15）。

必须使用专用工具，使髓内钉在穿经踝关节和距下关节处产生加压效果。

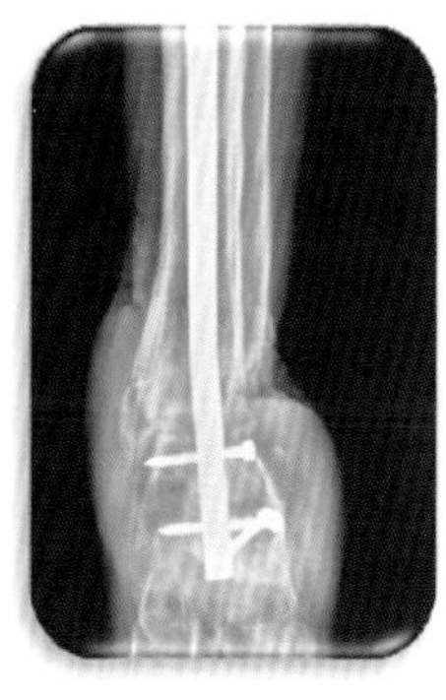

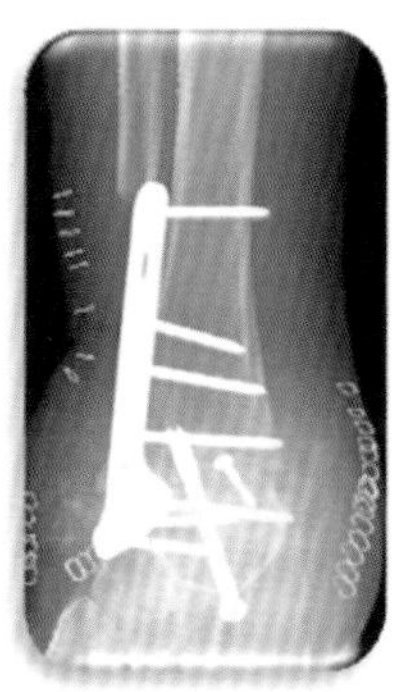

图 14.15　两张胫 – 距关节融合的放射影像学摄片，分别使用了髓内钉固定和接骨板固定

三关节融合术

融合位置：距下关节处于 5~10 度外翻位，距舟关节和跟骰关节处于内收和外展的中立位。

提示和技巧

手术矫正马蹄足畸形必须先于解剖复位。

为了获得满意的远期疗效，必须评估并矫正合并存在的踝关节畸形。

手术中至关重要的操作是使跟骨处于距骨下方的中心位置，在完成距舟关节固定之后就应该进行前述操作。

将叶状撑开器置于跗骨窦处并进行撑开，有助于畸形的矫正。

足够长的切口以及充分的软组织松解将有助于畸形的矫正。

用单纯内侧入路进行三关节融合手术时，需要做一独立的外侧入路以显露距舟关节的外侧面。

对于距下关节的融合手术，需要准备前方、中部和后方的融合界面。

必须仔细准备距舟关节的融合界面，因为距舟关节是人体最难融合的关节之一。

在压缩距舟关节间隙时，需要经内侧和外侧入路将两个手指同时置于舟骨的内外侧，以确认关节间隙的消除（图 14.16）。

在矫形外翻畸形的时候，使足舟骨相对于距骨头的矫枉过正是一种错误的做法。

从内侧楔骨的突出部旋入铰刀，通过该骨道旋入距舟关节内侧的固定螺钉。

在做跟骰关节融合手术时，去除跟骨前结节的部分骨质，这样有助于旋入加压融合螺钉（图 14.17）。

为了获得正确的跟骰关节融合螺钉的钉道轨迹，应该在腓骨肌腱后方经软组织做近端进钉点（图 14.18）。

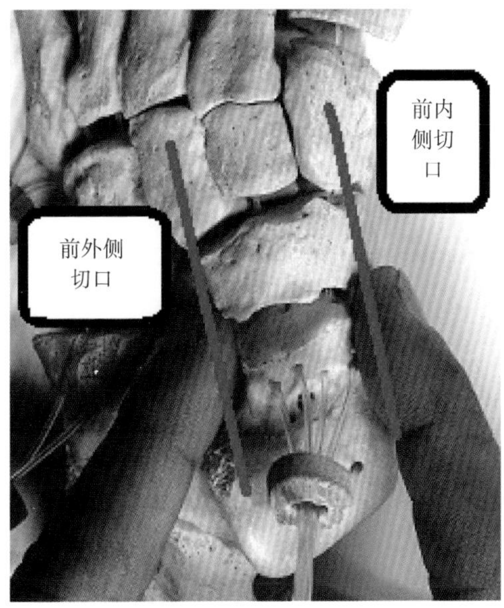

图 14.16　三关节融合手术中，如何确认消除距舟关节间隙

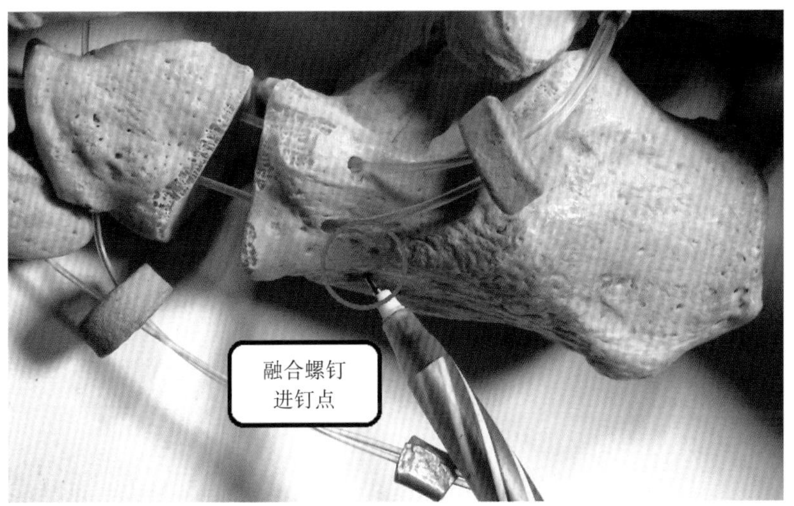

图 14.17　去除跟骨前结节处的部分骨质，以旋入螺钉

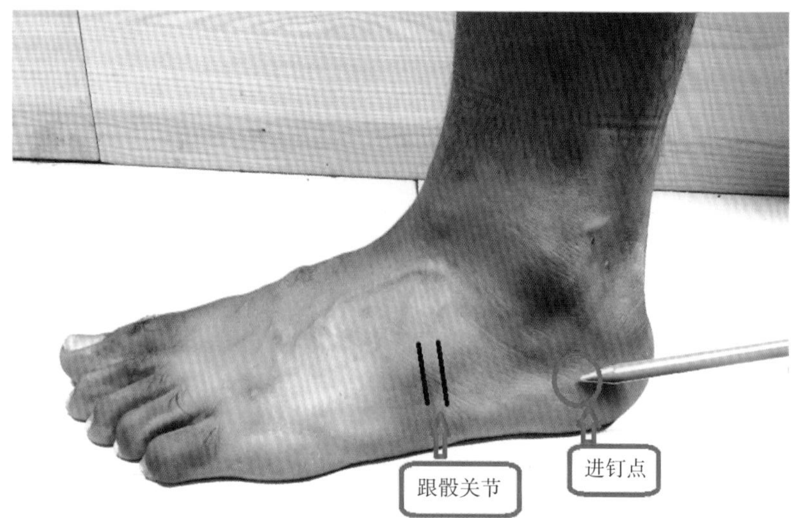

图 14.18 于跟骰关节近端经皮做进钉点有助于获得更好的跟骰关节融合钉道

为了获得最大的把持力度，不要将螺钉全长旋入。

融合螺钉的旋入顺序应该是先距下关节，然后是距舟关节，最后是跟骰关节。

为了获得更好的稳定性，第三枚距舟关节融合螺钉应该从舟骨外侧旋入，穿经距骨，再旋入跟骨。

手术显露时应该做全厚皮瓣剥离，避免过度牵拉软组织，避免切口经过的各层组织之间形成间隙，这样可以有效地避免皮肤坏死等问题。

在做三关节融合手术时，注意保护神经是最重要的。

在钻头穿经关节软骨面时不要进行盐水冲洗，因为这样会稀释局部的成骨性物质。

为了获得满意的远期效果，在距骨、跟骨、足舟骨以及骰骨之间进行植骨融合，即所谓四关节融合处（图 14.19，图 14.20）。

融合螺钉可以经过皮肤刺口旋入。

在关闭伤口之前必须止血带放气。

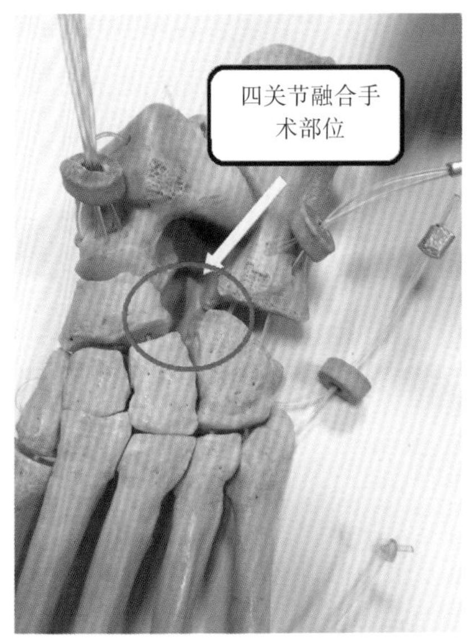

图 14.19　四关节融合手术部位示意图

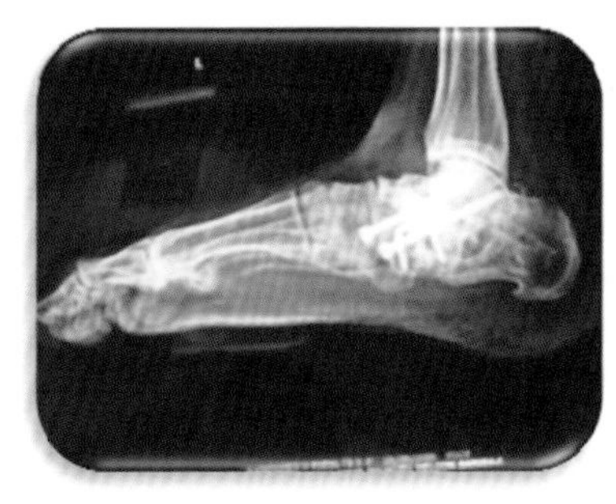
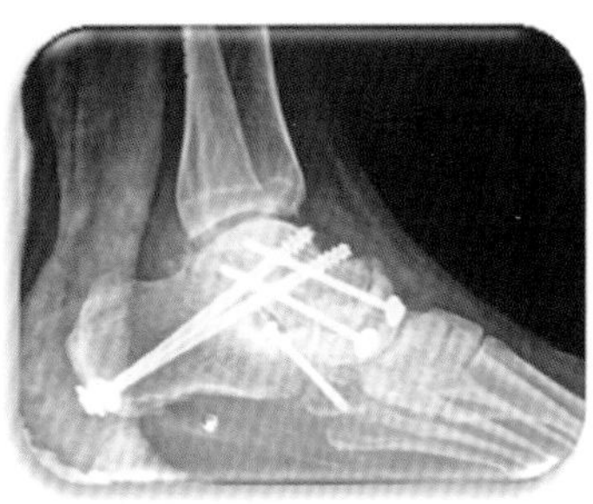

图 14.20　三关节融合手术后的 X 线

中足部以及 Lisfranc 关节融合手术

融合位置：内收和外展的中立位，以及跖屈和背屈的中立位。

提示和技巧

手术之前进行各关节处的诊断性局部阻滞有助于辨别责任关节。

在存在畸形的病例中，在做关节融合手术同时应计划做截骨术。

有些情况下需要做跟腱延长术和跖腱膜松解术。

横行手术入路并不适合每一种情况，这种入路会损伤浅表的神经和肌腱。

手术中需要高度警惕并保护神经、肌腱以及血管，避免损伤。

有时关节间隙会被骨赘遮挡而不易显露，这种情况下需要切除骨赘。

手术中必须应用 C 型臂来辨别关节面。

在紧固融合螺钉时需要保持足趾最大限度地背屈（图 14.21）。

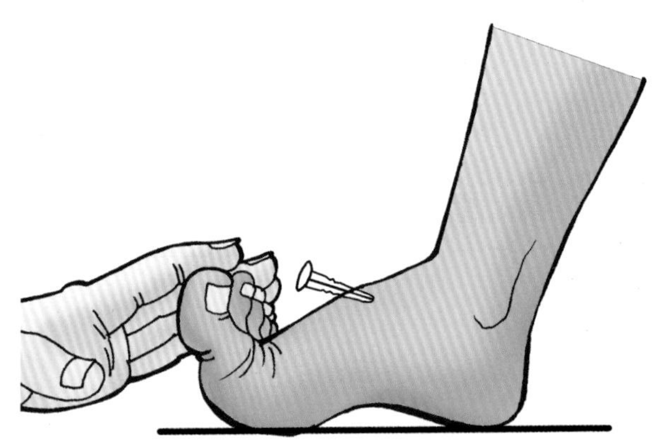

图 14.21　在行 Lisfranc 关节融合手术时，在紧固融合螺钉时需要背屈足趾

使用加压固定螺钉后，可使用接骨板进行内固定。

所有固定螺钉旋紧后，钉尾会在骨面上形成小凹，这时必须再次推挤螺钉以确认是否牢靠（图 14.22）。

使用接骨板固定时，需要提前塑形。

避免融合足外侧柱。

必须保留足部的纵弓，其方法是在前后位和侧位 X 线上重塑距骨 – 第一跖骨的轴线。

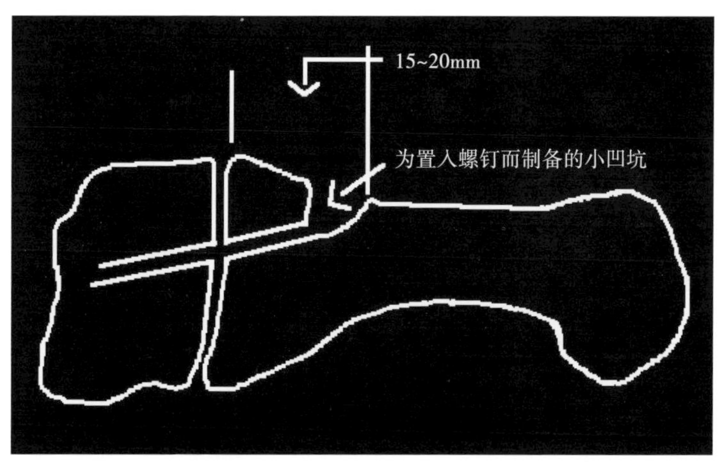

图 14.22　钉尾形成的小凹

对跗跖关节的处理应由背侧直至其基掌侧，这样可以避免该关节融合后的背屈位畸形愈合。

临时固定后，必须在足底放置一平板，以便检查跖骨头之间的相对位置。第一跖骨头的位置必须比其他跖骨头更偏足掌侧（图 14.23）。

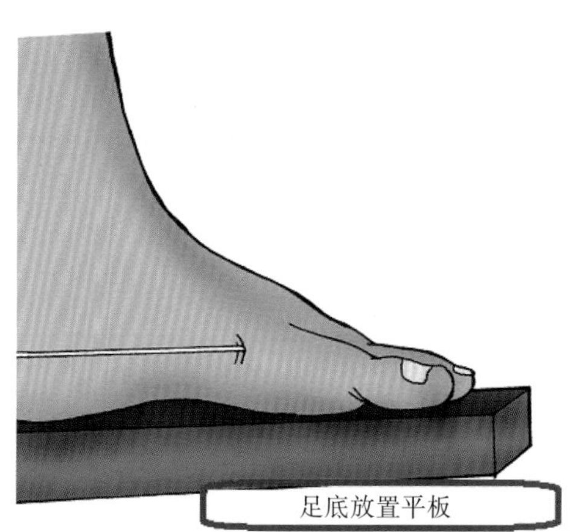

图 14.23　关节融合后，通过在足底放置一平板来评估跖骨头的位置

为了纠正前足的外展，一开始应先在内侧楔骨上固定接骨板，接下来将第一跖骨靠近接骨板。

为了增加稳定性，可使用跨关节的接骨板或螺钉进行固定，这样做可以代偿远期出现的关节退变（图 14.24）。

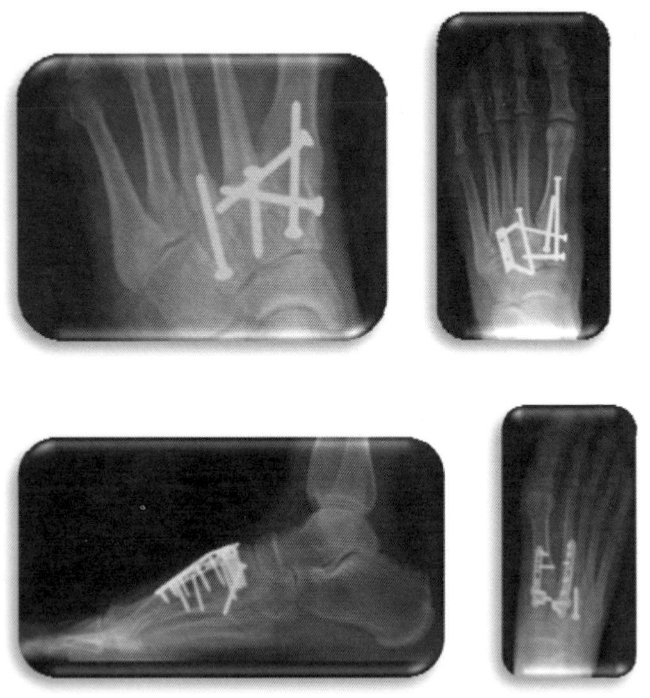

图 14.24　中足部以及 Lisfranc 关节融合术后的 X 线

第一跖趾关节融合术

融合位置：对于不穿高跟鞋的人群来说，理想的融合位置是大踇指 10~15 度背屈，以及 10~15 度外翻，并且处于旋转的中立位（图 14.25）。

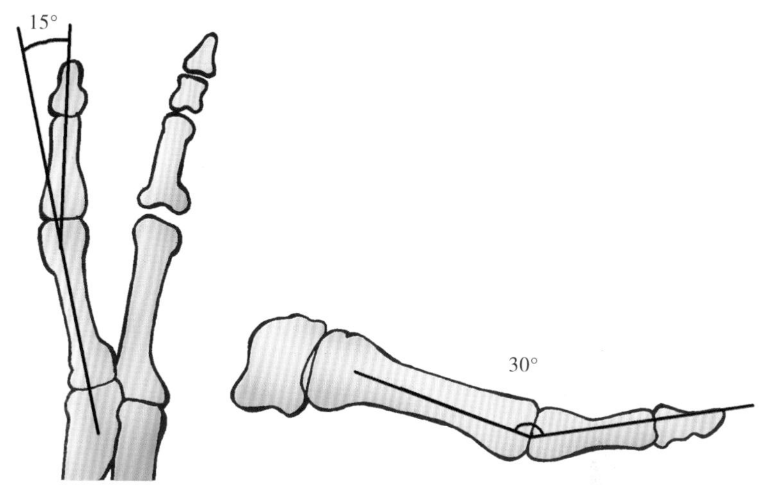

图 14.25　第一跖趾关节（大踇趾）融合位置的代表性参数

提示和技巧

手术前应仔细鉴别有无跗跖关节的关节炎，因为这是第一跖趾关节融合手术的相对禁忌证。

术前必须评估局部神经情况以及跟腱紧张度。

对内侧和外侧关节囊及腱划结构进行松解，直至达到趾骨相对于跖骨头能够完全跖屈。

避免损伤浅表神经不是最重要的。

在没有凸形和凹形骨锉的情况下，必须通过去除关节面软骨的方法来保留相邻关节面的形态，并且可以做到骨量丢失最少。

可以接受的最大短缩量是 6mm。

在足底侧放置直形接骨板可以指示正确的关节融合位置（图 14.23）。

使用加压螺钉以及有限接触型足背侧接骨板可以获得最佳的稳定性（图 14.26）。

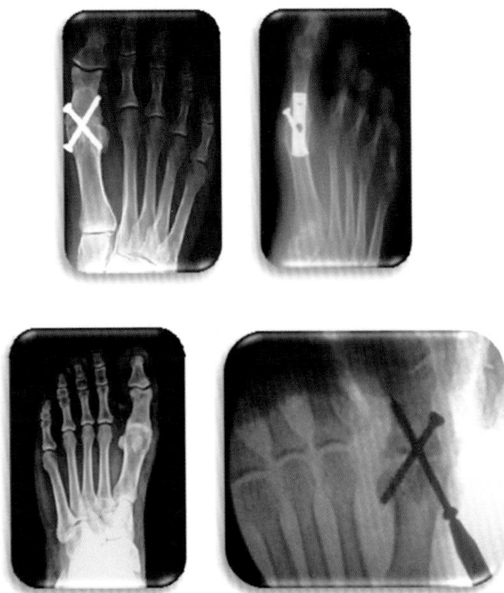

图 14.26　第一跖趾关节融合术后的 X 线

第 15 章

如何处理跟腱问题

跟腱是人体最为强健的肌腱，它对维持人类步态循环贡献巨大！

跟腱功能紊乱

常见的跟腱功能紊乱如下：

· 急性撕裂

· 慢性撕裂（易被忽略）

· 跟腱非附丽点处的肌腱病理改变

· 跟腱附丽点的肌腱病理改变：肌腱问题、局部滑囊问题、骨性撞击症以及撕裂

基础研究

基于解剖学基础的对于跟腱功能紊乱的典型认识如下：

跟腱在其止点附近扭转了 90 度，所以腓肠肌附丽点在后外侧，而比目鱼肌附丽点位于后内侧（图 15.1）。

扭转的肌腱纤维具有一定的紧张度，这也形成了所谓的“绞榨效应”，该效应使局部血供受影响并加速了缺血性退变。

跟腱周围组织十分菲薄（图 15.2）。

跟腱的附丽于跟骨的中央偏内侧，在驱动跟骨活动时使其产生轻微翻转。

跟腱附丽点：位于跟骨结节跖面和掌面的中间。

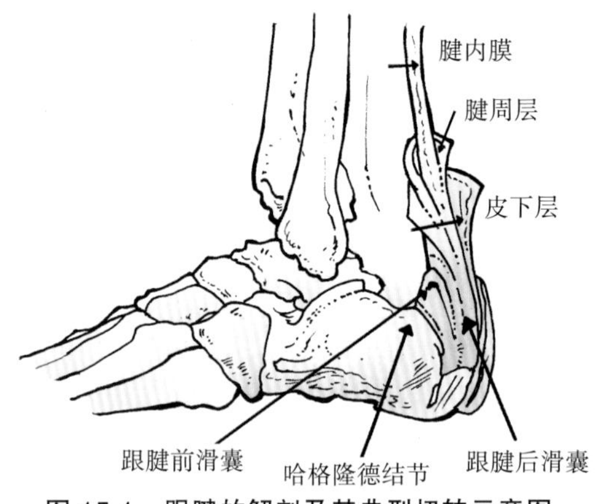

图 15.1 跟腱的解剖及其典型扭转示意图

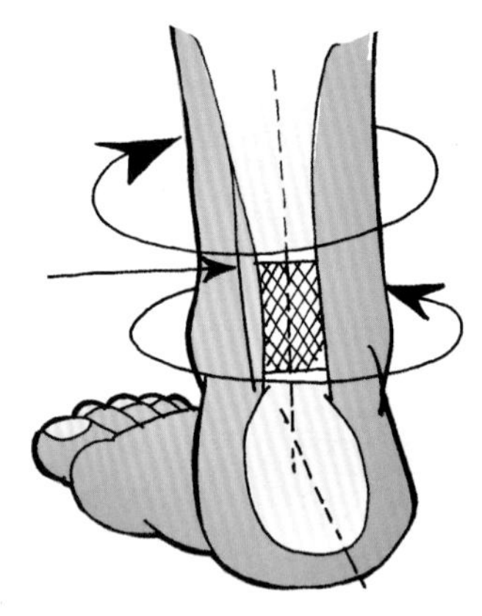
图 15.2 跟腱周围软组织菲薄并会产生绞榨效应

在跟腱附丽点处有两个滑囊：一个位于跟腱前面，另一个位于跟腱后方（图 15.3）。

在跟腱附丽点及近端 2~6cm 内是跟腱的缺血区，局部腱周组织菲薄，导致该区域容易发生损伤以及退变（图 15.4）。

距下关节（距骨 – 跟骨关节）的活动以及过度旋转会加重跟腱的绞榨效应。

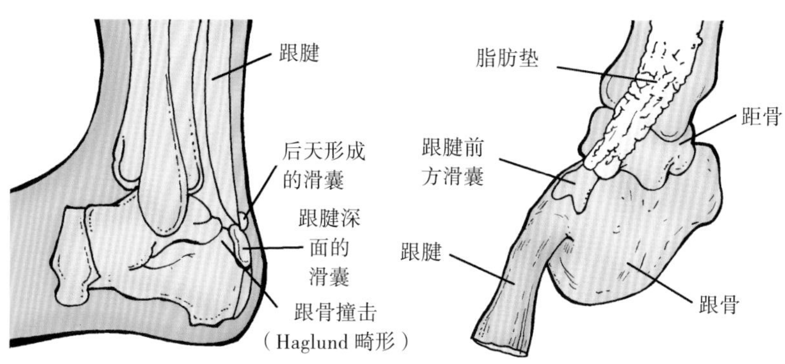

图 15.3 跟腱周围滑囊位置的示意图

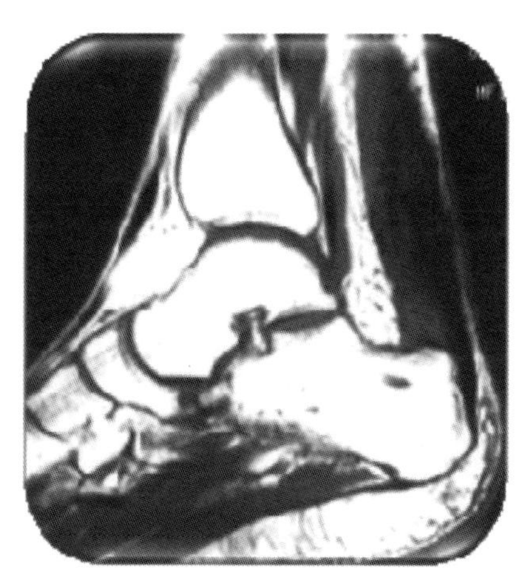

图 15.4 MRI 影像显示跟腱缺血区

跟腱的生物力学

跟腱附丽点的应力很高。

在奔跑过程中，跟腱承受了 5~7 倍体重的应力。

距下关节的活动会产生对跟腱的扭转力。

足部以及踝部的力线异常会对跟腱产生偏心性的负荷。

当膝关节保持伸直位，并且踝关节背屈时，跟腱附丽点处应力较高。

重复的负荷会引发跟腱过早的退行性变。

急性和慢性跟腱撕裂

由于其他使踝关节跖屈的肌肉活动可以部分代偿跟腱的功能，跟腱损伤可能被漏诊！

撕裂可以发生在跟腱的许多部位，其发生率如下：

- 高位撕裂（肌肉－肌腱结合处）——9%
- 中部撕裂——72%
- 跟骨结合处撕裂——19%

跟腱撕裂的易患因素如下：

- 既往存在的肌腱疾病
- 肿瘤
- 腿部肌肉不平衡
- 不当的体育锻炼
- 足部旋前
- 局部使用类固醇类激素
- 使用氟喹诺酮类药物

诊　断

如果以下问题的答案是肯定的，那么诊断跟腱撕裂将会很容易。

- 曾经跟腱部位出现异响
- 患肢无法负重
- 跟腱局部可以触及凹陷或断端之间的间隙
- 汤普森试验（Thompson’s test）阳性
- 可能无法完成足尖反复的跖屈、背屈活动
- B 超检查阳性
- MRI 检查阳性

治　疗

关于跟腱急性撕裂的治疗方式极具争议!

框表 15.1 列出了如何选择保守治疗和手术治疗的标准。

框表 15.1　跟腱撕裂的保守治疗和手术治疗的标准

- 保守治疗：依照以下标准决定是否保守治疗
  - 老年患者
  - 习惯久坐或活动力差的患者
  - 合并糖尿病患者
  - 有吸烟嗜好的患者
  - 使用类固醇激素的患者
- 手术治疗：依照以下标准决定是否手术治疗
  - 年轻患者
  - 活动力强的患者
  - 从事体育运动的人群

跟腱撕裂治疗的提示和技巧

跟腱损伤后的 48h 以内，应该尽早开始非手术治疗及护理。

在做非手术治疗时，必须做术前 B 超检查；这段时间内，跟腱的断端可能尚未分离。

在保守治疗过程中，应该密切观察并逐渐减小踝关节的背屈角度。

如果做跟腱中央纵向切口，术后可能会出现瘢痕处的疼痛；做外侧纵向切口可能会损伤腓肠神经；因此，推荐做内侧纵向切口。

在开放手术修复跟腱损伤时，切勿在皮肤和腱鞘之间的组织中分离形成界面。

注意保护腓肠神经是至关重要的。

术中持续牵引跟腱 5min，有助于松解周围组织并可以延长断端达 2cm（图 15.5）。

在跟腱损伤修复手术中，在患足背侧放置小枕，这样有助于维持踝关节的跖屈。

手术时消毒双侧下肢并铺无菌巾，这样在手术中可以和健侧比较并精准修复跟腱长度（图 15.6）。

手术中避免使用锁边缝合，这样做会影响肌腱愈合并可能增加瘢痕。

就像修复手部屈肌腱一样，跟腱断端吻合后做单纯间断缝合进行加强。

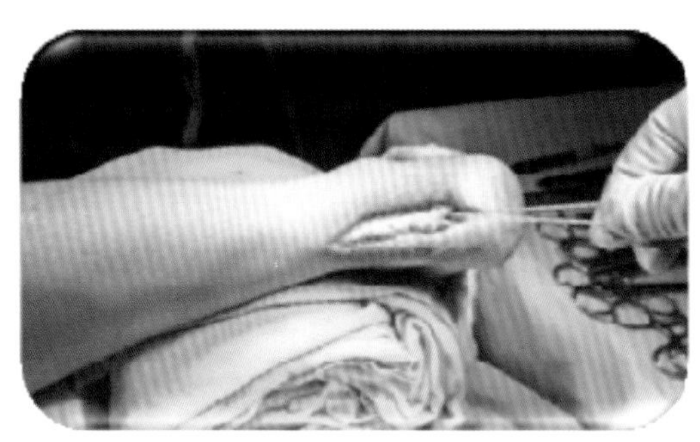

图 15.5　术中牵引跟腱近侧断端以使之延长

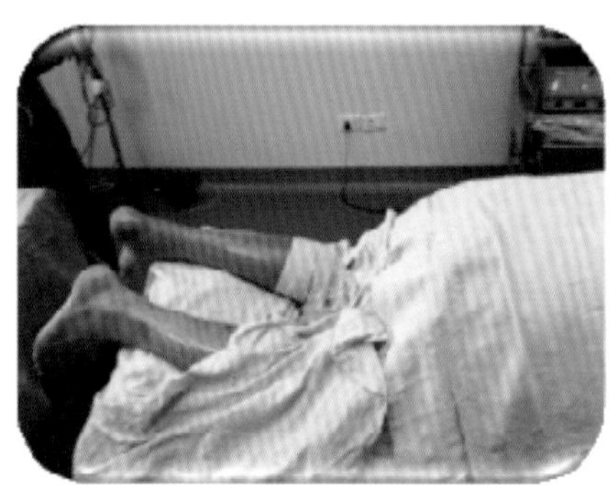

图 15.6　手术体位的照片显示双下肢同时消毒铺巾，并在患肢下方放置小枕

腱周组织应仔细修复以促进愈合（图 15.7）。

术后采用重力辅助背屈法（图 15.8）。

术后早期活动可以获得更好的功能。

尽量做一期修复，腱性部分退变需要切除，这样会增加断端间距。

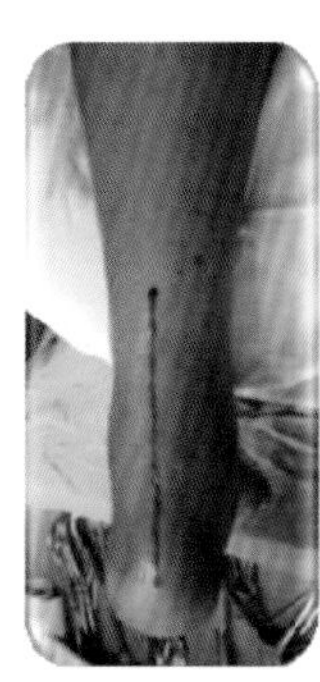
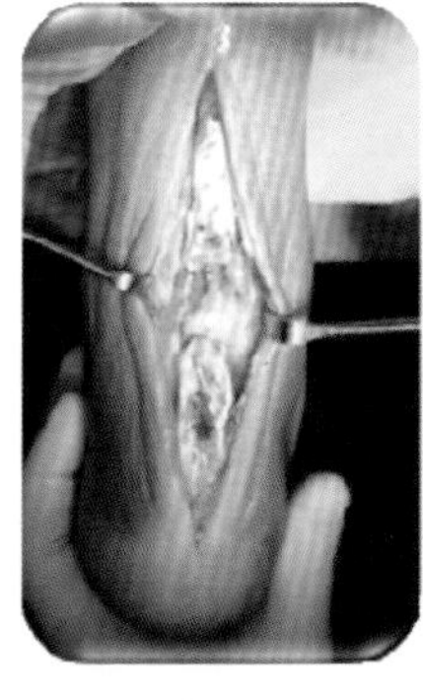
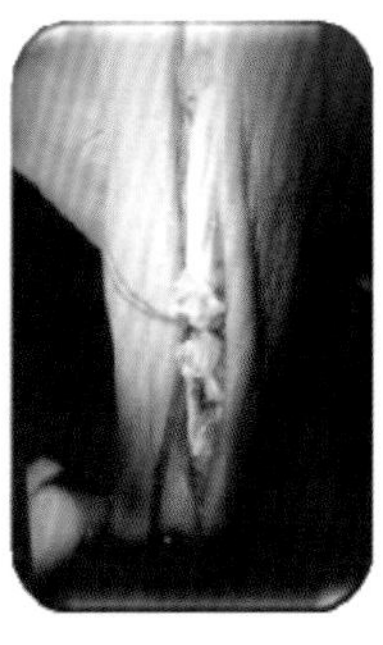
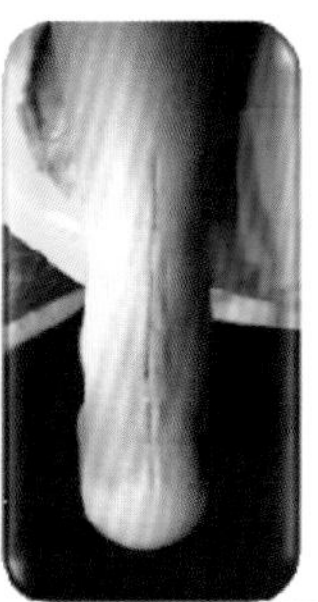

图 15.7　急性跟腱撕裂修复手术术中组图

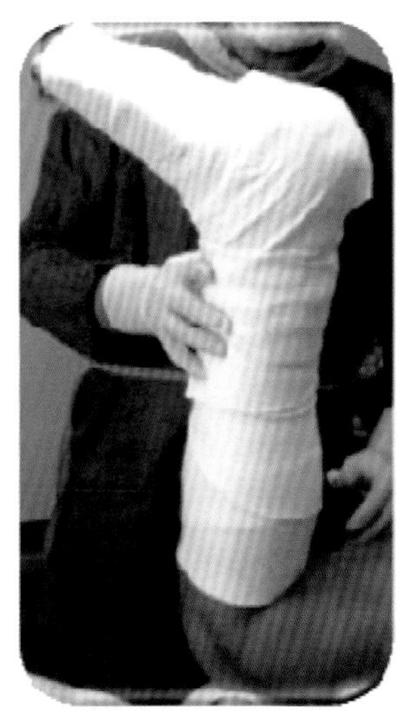

图 15.8　跟腱损伤术后石膏固定体位

慢性或被漏诊的跟腱撕裂

有 20%~25% 的急性跟腱撕裂一开始就被临床医生漏诊!

慢性损伤的定义是伤后 4~6 周发现的撕裂，其中包括所有的漏诊病例，迟发性损伤以及未及时修复的情况。

诊断依靠病史，触诊发现跟腱断端之间的间隙，足部跖屈乏力以及超声及 MRI 结果（图 15.9）。

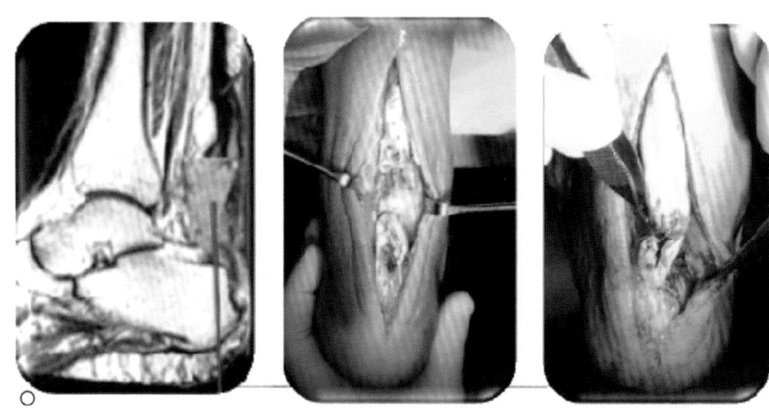

图 15.9　慢性跟腱损伤的 MRI 以及术中照片

治　疗

对于存在各种高危因素的患者，应该选择保守治疗，如肢体末梢血运差，以及其他影响伤口愈合的潜在因素，如吸烟、糖尿病、周围血管疾病、使用免疫抑制剂、使用类固醇激素。

保守治疗的形式有物理治疗和佩戴矫形器。

制定一个激进的、强化的锻炼计划，可使跟腱功能损害的患者能够应付日常生活!

可供选择的手术方式如下：

· 一期修复——这一点尚存在争议

· 增强修复——使用筋膜、股薄肌、半腱肌、髌腱、胫骨肌加强修复跟腱

· 筋膜推移——使用 V-Y 成形病史跟腱中心向下推移

· 局部肌腱转移——踇长屈肌、趾长屈肌、足底长肌、足底短肌以及跖肌

· 人工肌腱或同种异体肌腱移植——聚乙二醇纤维、聚丙烯网片、涤纶血管移植、碳纤维以及同种异体肌腱替代物

踇长屈肌转移具有一定优势，其具有跟腱强度的 30%。不仅如此，踇长屈肌距离跟腱较近，具有更好的血运。

踇长屈肌可以通过单切口、双切口、三切口的方式进行取腱（图 15.10 至图 15.12）。

流程图 15.1 展示了慢性跟腱撕裂的治疗方法。

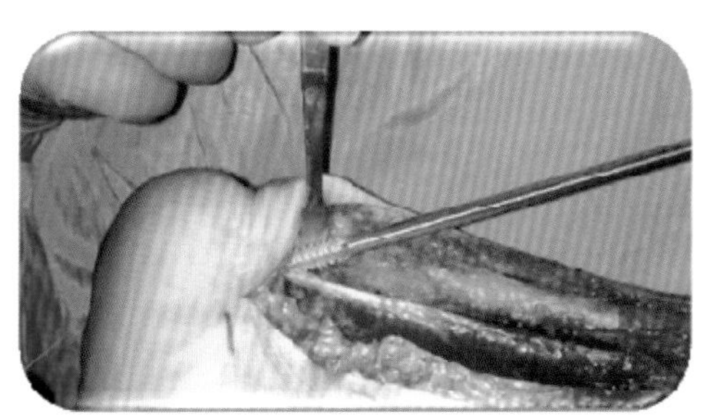

图 15.10　单切口行踇长屈肌转移术

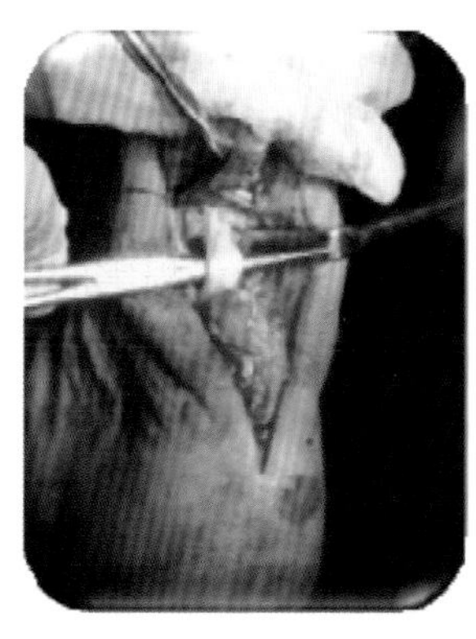

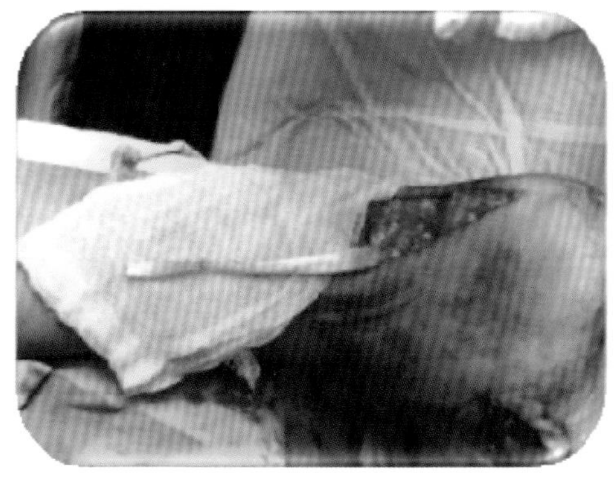

图 15.11　双切口行踇长屈肌转移术

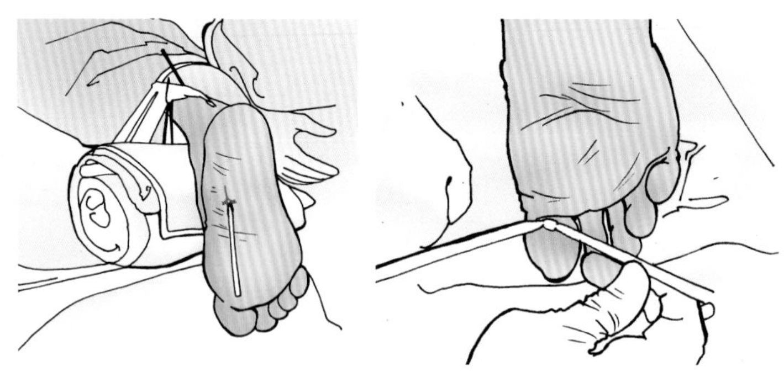

图 15.12　三切口行踇长屈肌转移术

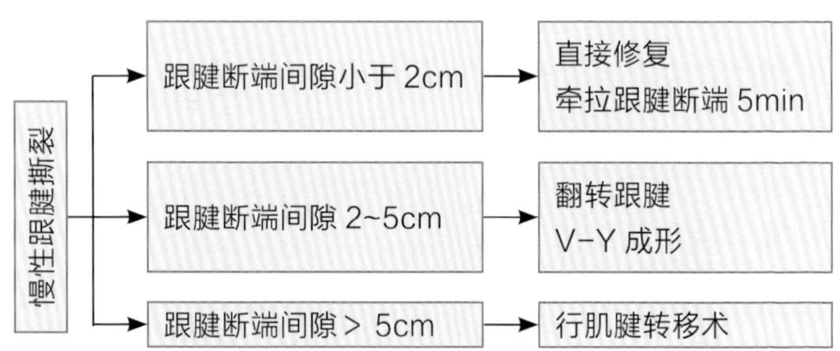

流程图 15.1　慢性跟腱撕裂的手术治疗。

慢性跟腱撕裂治疗的提示和技巧

必须彻底切除纤维化以及坏死的肌腱（图 15.13）！必须松解游离肌腱近端以获得足够的长度。

通过编织肌腱的方式准备肌腱的断端，并且在患者足背下垫以小枕。

手术中应小心分离腓肠神经，因为其可能会与纤维化的跟腱粘连。

做 V-Y 成形推移肌腱手术时，肌腱推移延长的长度应该是跟腱断端之间距离的 2 倍（图 15.14）。

在做跟腱中心部分翻转手术计划时，必须将翻转部分的长度丢失计算在内（图 15.15）。

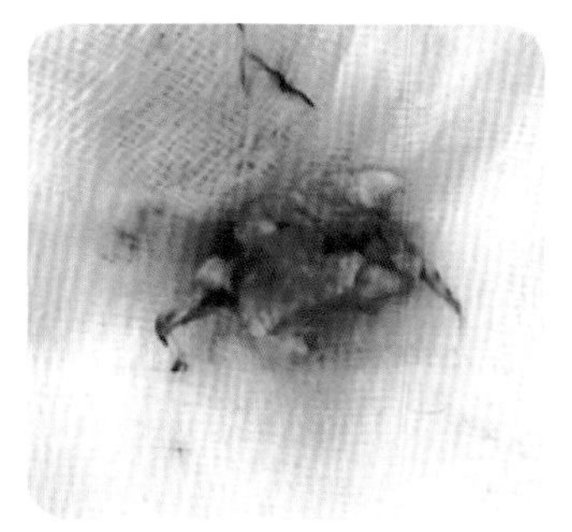

图 15.13　手术切除退变的跟腱

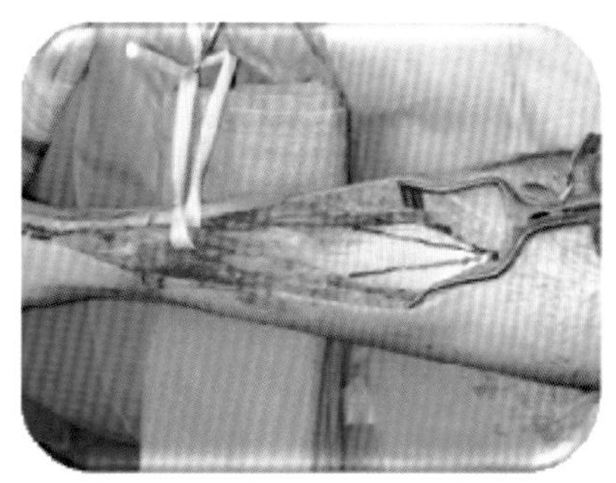

图 15.14　V-Y 成形推移肌腱手术计划

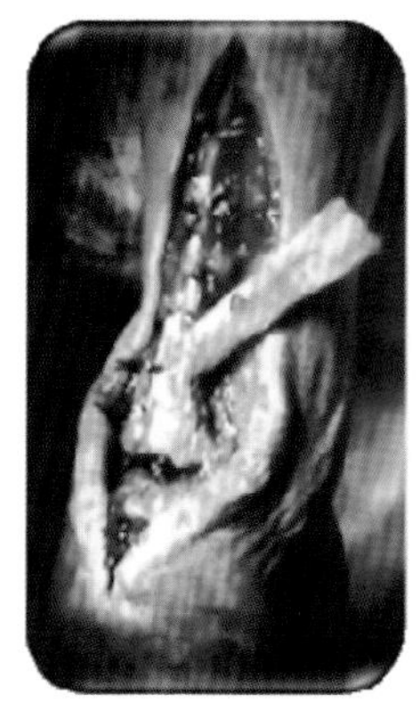

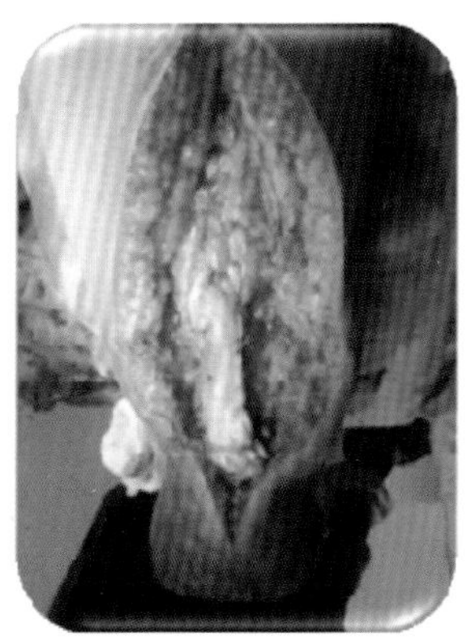

图 15.15　跟腱中心部分翻转手术

为了鉴别踇长屈肌，必须同时检查踇趾的屈曲情况，避免不小心损伤胫后神经。

踇长屈肌位于跟腱附丽点的背侧。

在钻骨道时，应该保持踝关节背屈状态，以使得骨道更靠近跟腱附丽点。

应该将踇长屈肌的肌腹与跟腱进行缝合，这样可以增加局部血液供应。

应尽量避免对跟腱前方的腱鞘进行分离，以防损害跟腱的血液供应。

跟腱病

可能存在以下的问题或病理改变（图 15.16）：

· 非跟腱病

· 跟腱附丽点的跟腱病

· 跟骨后方滑囊炎以及哈格隆德（Huglund）畸形

· 跟腱附丽点的跟腱病合并局部撞击症

· 跟骨后方滑囊炎、哈格隆德畸形、跟腱附丽点撞击、跟腱附丽点的跟腱病

所有上述病理变化 + 跟腱撕裂。

对于临床医生来说，准确诊断其所面临的问题是势在必行的！

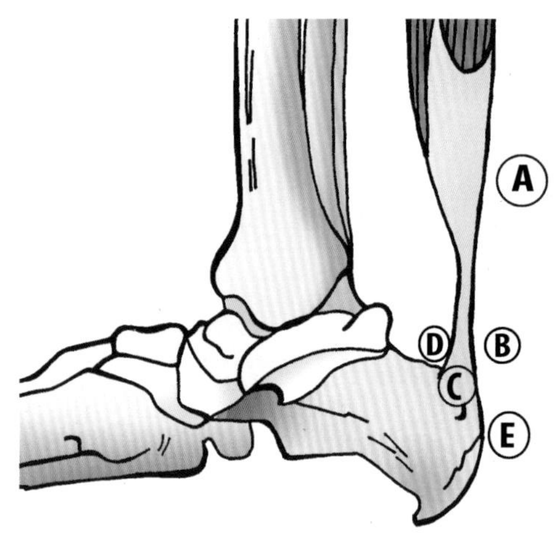

图 15.16　各种跟腱病理改变发生的位置。A，非跟腱附丽点的跟腱病；B，跟腱附丽点的跟腱病；C，哈格隆德（Huglund）畸形；D，跟骨后滑囊炎；E，跟腱附丽点撞击

鉴别诊断

由于病理改变的种类很多，对于临床医生来说，势必要排除干扰因素并得出正确的诊断。各种跟腱病理改变的特点以及相互比较如表 15.1 和表 15.2 所示。

表 15.1　跟腱附丽点的跟腱病和非跟腱附丽点的跟腱病，在临床表现以及放射影像学不同点的比较

标准	非跟腱附丽点的跟腱病	跟腱附丽点的跟腱病
位置	跟腱附丽点以上 2~6cm	在跟腱附丽点处
人群涉及情况	多见于经常运动的人群	多见于中年人
诊断依据	X 线显示跟腱存在钙化 超声以及 MRI 检查可以发现跟腱退变	X 线显示跟腱附丽点处存在钙化 超声以及 MRI 检查显示跟腱其他部位的退变

表 15.2　不同种类跟腱病的对比分析

标准	跟骨后滑囊炎以及哈格隆德畸形	跟腱附丽点撞击症以及附丽点处肌腱炎	跟骨后滑囊炎、哈格隆德畸形、跟腱附丽点撞击症、附丽点处肌腱炎
临床表现	在跟骨水平或跟骨以上水平，跟腱前方的有饱满感并有疼痛	跟腱附丽点处疼痛	· 跟腱附丽点水平前方和后方的广泛性疼痛 · 如果有跟腱撕裂可以触及断端之间的间隙
检查所见	· X 线检查可以发现跟骨后上角突出 · MRI 检查可以发现没有累及跟腱	· X 线可以发现跟腱附丽点有骨刺形成 · MRI 检查可以发现跟腱炎	· X 线可以发现跟腱附丽点前方的骨性突起 · MRI 检查可以发现跟腱炎
治疗方法	· 开放或微创手术 · 跟腱旁入路或跟腱后方入路 · 术中操作不涉及跟腱	· 开放手术 · 选择穿经跟腱的后方入路 · 做跟腱锚定操作	· 开放手术 · 后方入路 · 术中可以加强跟腱

各种非跟腱附丽点的跟腱病理改变及其鉴别方法如流程图 15.2 所示。

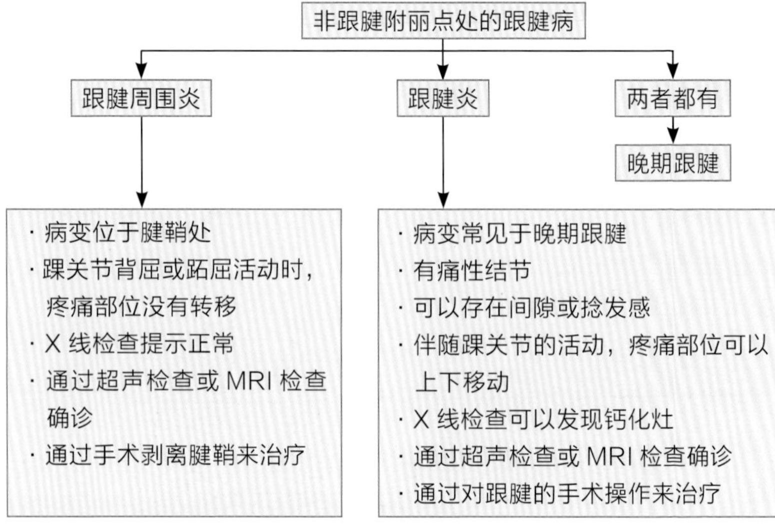

流程图 15.2　各种非跟腱附丽点的跟腱病理改变及其鉴别方法

非跟腱附丽点跟腱病的治疗

保守治疗

通过限制活动以及改变生活习惯来达到使跟腱休息的目的。

关于非甾体抗炎药物的作用尚存疑。

偏心强化运动。

超声波治疗、激光治疗、电离子透入疗法。

佩戴抬高足跟的矫形器。

剥离治疗——在跟腱周围注射 5~10mL 盐水。

射频消融术（开放或者闭合手术）（图 15.17，图 15.18）。

体外振波治疗（图 15.19）。

非跟腱附丽点处跟腱病手术治疗的提示和技巧

保守治疗 3~6 个月且疗效欠佳的病例建议行手术治疗。

手术治疗的目标是去除已经发生退变的肌腱。

对于肌腱周围病变局限的病例，仅做腱周组织以及液化粘连病变的切除。

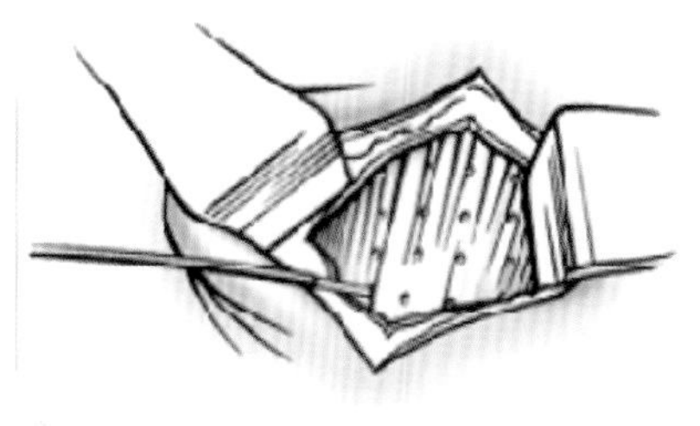
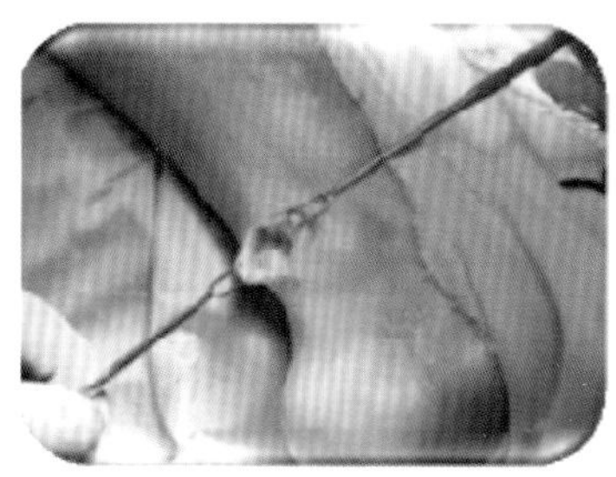

图 15.17　开放射频消融治疗

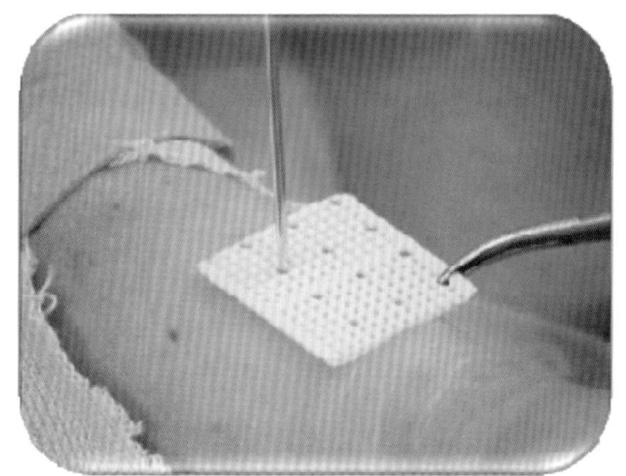

图 15.18　闭合性 / 经皮射频消融治疗

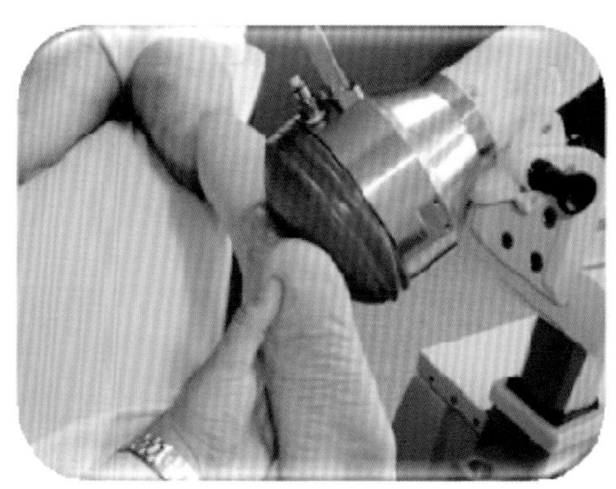

图 15.19　非跟腱附丽点处跟腱病的患者，通过体外振波疗法进行治疗

必须注意避免做跟腱前方腱周组织的清创，因为该区域为跟腱提供血液供应。

如果在手术探查过程中，发现跟腱也存在肌腱炎，手术医生应该随时准备变换手术方案，一并切除退变的肌腱。

术中应大胆的切除所有发生退变的肌腱，因为退变肌腱切除不彻底会导致手术失败。

如果超过 50% 的肌腱被切除，需要做肌腱转移手术进行加强。

必须术后早期进行关节活动度的锻炼以获得良好的临床效果。

跟腱附丽点处跟腱病的治疗方法

治疗通常以保守治疗开始，这一点和治疗非跟腱附丽点处跟腱病一样。

保守治疗 3~6 个月后效果欠佳，这可以作为手术治疗的指征。

跟腱附丽点处跟腱病手术治疗的提示和技巧

手术之前务必诊断清楚是什么因素导致了疾病的发生！

在做后方手术入路时，注意保护腓肠神经至关重要。

受累的骨质切除不彻底是手术失败的原因。

必须彻底清除退变的肌腱组织。

手术中切除钙化灶同样很重要。

在手术显露过程中不要将皮肤和腱鞘剥离开，以免发生伤口愈合问题。

手术中必须定期放松自动撑开器，以免造成肌腱缺血。

手术切口尽量低，以获得正确的术中显露。

中央切口相较于内侧或外侧切口具有更佳的血运，因此中央切口是大家最为推崇的。

对于肌腱缺损的处理原则与慢性跟腱撕裂缺损的处理原则相同。

在跟腱附丽点的内侧或外侧保留少许纤维有助于指导手术医

生明确正常跟腱的张力。

要敢于切除骨质、肌腱以及滑囊。

手术中应用 C 型臂透视可以指导手术医生骨质切除充分。

必须关闭腱周组织。

重建腱骨附着点时必须保证肌腱足够的张力。

手术中，应该根据病例具体情况调整手术方案。

术中全厚皮瓣分离以及轻柔地牵拉组织可以避免出现皮肤问题。

在仅有哈格隆德畸形以及跟骨后滑囊炎的病例中，应该在有压痛的一侧以及压痛最剧烈的一侧做跟腱旁入路（图 15.20 至图 15.25）。

手术双下肢的消毒铺巾，以便术中评估跟腱紧张程度。

术前腓肠肌紧张的病例，在手术中应加做腓肠肌的松解。

如果临床医生可以确定病变位涉及跟腱以及仅有骨质突出部的滑囊炎，这种情况可以做闭合或微创手术。

跟腱具有足够的张力可以起到制动的效果以及重力辅助背屈。

术后 4 周仍会出现伤口裂开，所以要严密观察。

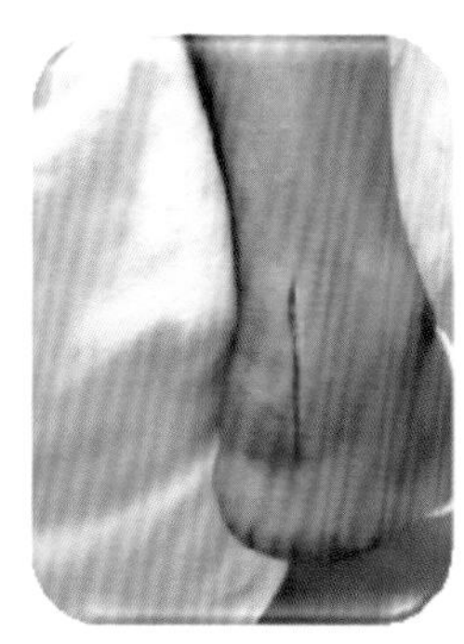
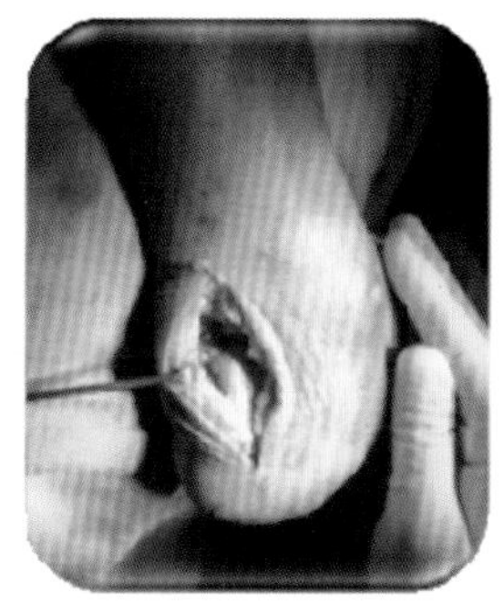
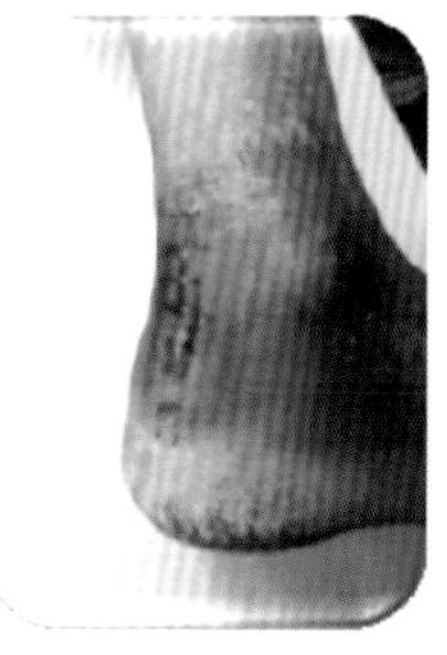

图 15.20　跟骨后滑囊炎以及哈格隆德畸形的病例，手术通过外侧切口并且不涉及跟腱

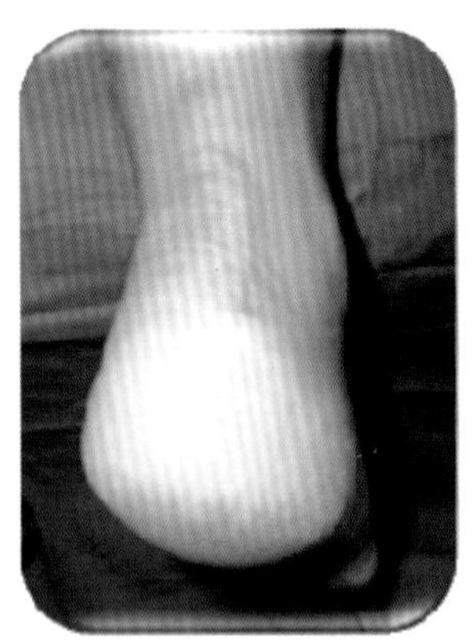

图 15.21　通过内侧手术切口治疗跟骨后滑囊炎以及哈格隆德畸形的病例

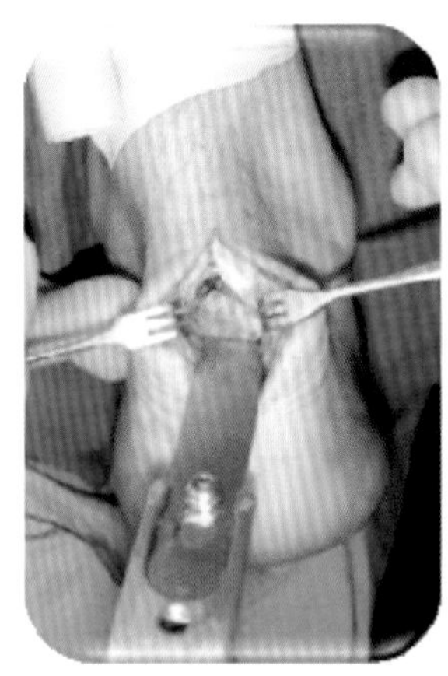

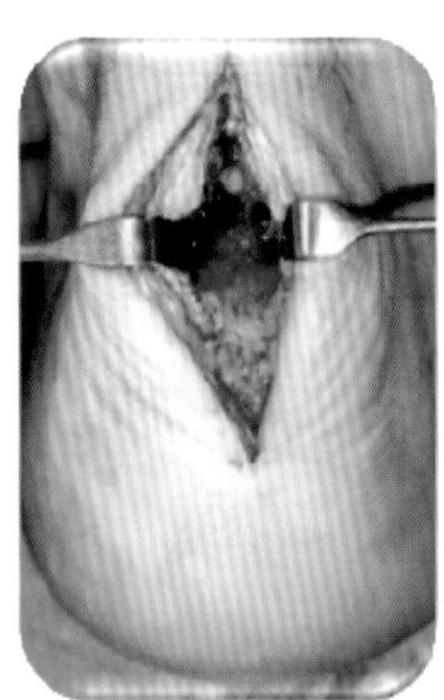

图 15.22　通过后侧手术切口治疗跟骨后滑囊炎以及哈格隆德畸形的病例

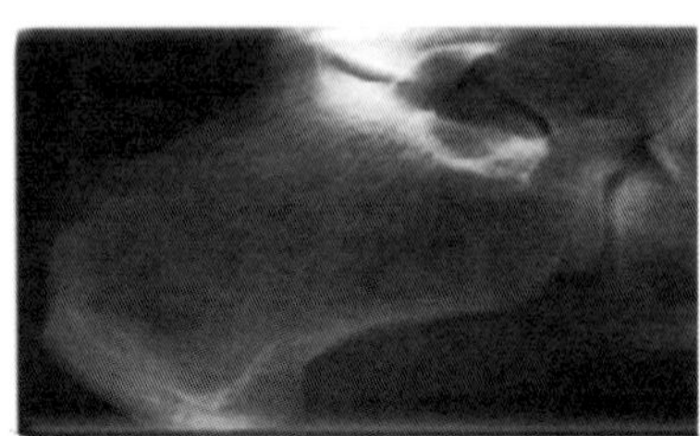

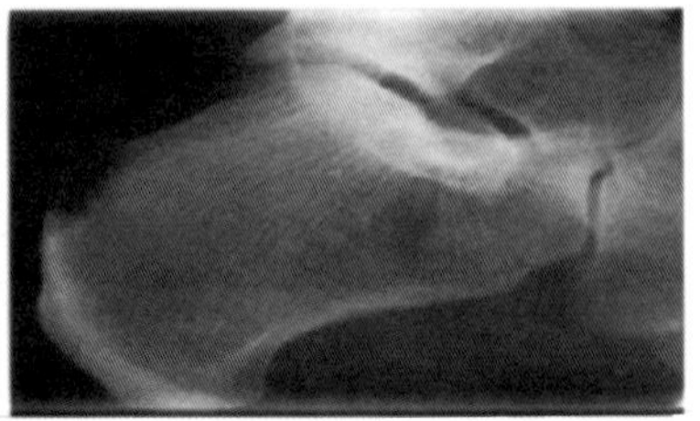

图 15.23　通过微创方式治疗哈格隆德畸形，术前以及术后的 X 线

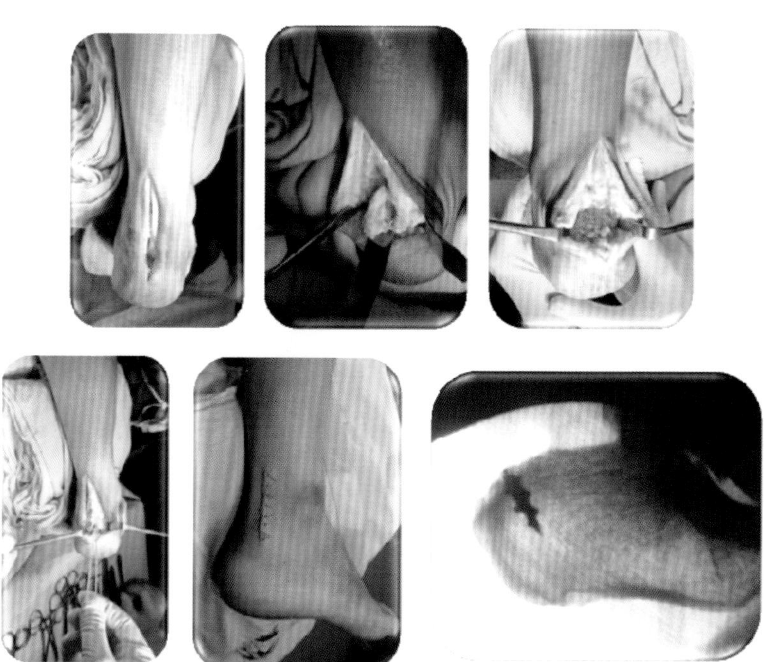

图 15.24　手术切除跟腱附丽点处的骨刺、肌腱炎、哈格隆德畸形以及跟骨后滑囊的病例，这是其术中大体照片以及术后 X 线。注意跟腱止点是通过带线铆钉固定的

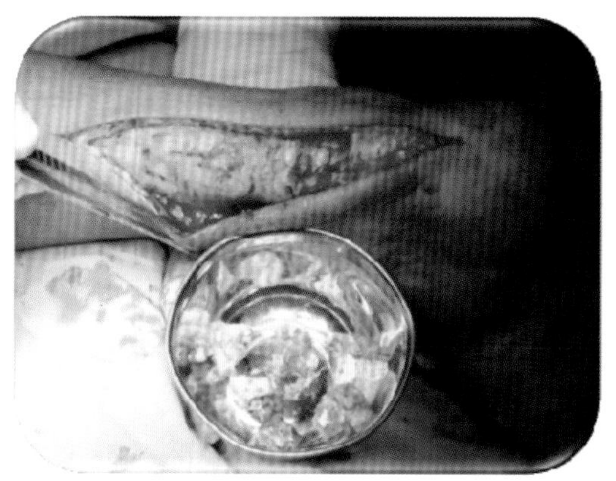

图 15.25　手术切除的退变跟腱的照片显示切除的跟腱长度和跟腱缺损的长度一样

第 16 章

建立足踝外科实践机制

明天属于足踝矫形外科！

为什么选择足踝矫形外科？

足踝矫形外科是一门涉及所有矫形外科（骨科）亚专业的学科。足踝矫形外科领域包含创伤骨科学、小儿骨科学、运动医学、关节镜及骨科内镜、关节置换外科学以及畸形的矫形。

因为人类寿命延长，不良生活习惯所引发的疾病也增多，保持足与踝部的健康也变得十分关键。

甚至在发展中国家，人们也开始使用足部穿戴物，这迫使矫形外科医生致力于解决与此相关的问题。

参与对抗性强的国际竞技体育的人群对于足与踝部关注更加强烈。

专注于足踝矫形外科的医生占全体矫形外科医生的比例仍然很小。

如何造就一名足踝外科医生

在成为一名合格的矫形外科医生之后，必须进一步致力于足踝外科领域。

可以想见的是在发展中国家缺乏相关的机遇，所以为了寻求更高层次的培训，必须将目光投向西方或东方世界。

专业的培训必须集中在矫形、鞋类以及物理治疗方面，因为保守治疗在足踝外科领域占有很大的比重。

必须手把手地在尸体上进行操作训练，同样的言传身教也适用于关节镜、骨科内镜以及肌腱镜的教学。

由于病例数量很多，所以在发展中国家有很多的足踝外科的实践机会。

但是，在发展中国家开展足踝外科会遇到很多挑战，例如漏诊，就诊不及时，前期治疗失败病例，有限的资源，缺乏合适的手术器械、设备以及内植物。

发展中国家可以为开创第一手的实践技术以及发展新的手术技术提供理想的平台。

建立足踝外科实践机制

致力于建立一个足踝中心，使各种足踝方面的疾病患者得到一站式治疗。

足踝外科实践的六个里程碑

足踝外科实践的六个里程碑如图 16.1 所描绘。

第一个里程碑：建立一个足踝外科中心。

第二个里程碑：对患者以及医生进行专业教育。

第三个里程碑：树立关于足踝外科中心的品牌效应，注重形象建设及市场营销。

第四个里程碑：开展社会公益活动。

第五个里程碑：注重科研、论文发表以及专业培训。

第六个里程碑：扩大中心规模。

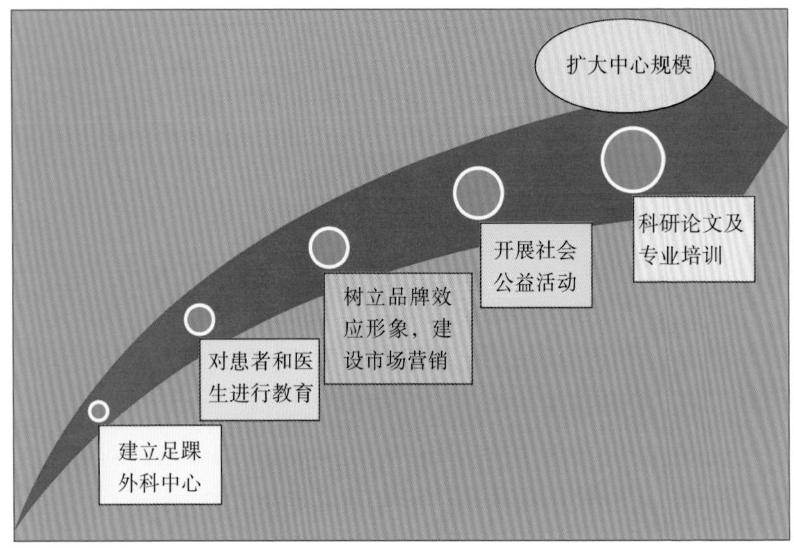

图 16.1　开展足踝外科实践的六个里程碑

第一个里程碑：建立一个足踝外科中心

建筑以及地面设计

足踝外科中心可以设置在配备电梯的任意楼层。

总共的占地面积需要 700~900ft^2（1ft=0.3048m）。

诊室应为 15 × 15ft 大小的空间，并且包含行走区域以及高度较低的检查床。

候诊室应该占据 10 × 10ft 大小的空间，且需要配置图标及音频视频资料展示设备。

换药室附带操作间应该占据 12 × 12ft 大小的空间，并且具备低矮的换药床、数字放射影像学设备、足部护理以及观片灯等设备。

足部实验室应占据 12 × 12ft 的空间，并且配备足部试验相关设备、足部扫描设备以及低矮的检查床。

基础设施、设备及器械

数字放射影像学设备以及片盒。

为了拍摄足与踝部站立位放射影像学摄片的站台。

换药车。

石膏固定相关器械。

矫形器。

物理治疗设备。

计算机。

单丝、叩诊锤以及音叉。

哈里斯垫（粗花呢地垫）。

生物震感阈测量器。

血管多普勒超声。

足部扫描仪（选装）。

小型电锯及电钻。

通用骨科手术器械。

足踝外科专用手术器械，包括叶状撑开器、亨特曼拉钩、小骨凿、测量器具、成套的骨凿以及专用牵引器。

供关节镜、骨科内镜以及肌腱镜使用的 2.7mm 和 1.9mm 的内镜镜头（肌腱镜用 1.9mm 镜头）。

体外振波仪（选装）。

射频消融模块（选装）。

人力资源以及医疗团队

接待人员。

受过换药、放射影像学以及足部实验室相关培训的专业技术人员。

兼职的社工以及辅导人员。

医疗团队包括大内科医生、糖尿病专家和内分泌科专家、整形外科医生、血管外科医生以及普通外科医生。

医疗周边团队包括理疗科医生以及矫形器技师。

服务范围

成人足踝外科门诊。

老年人足踝外科门诊。

儿童足踝外科门诊。

足踝运动医学门诊。

糖尿病足踝疾病门诊。

足踝理疗门诊

足踝矫形门诊。

所需经费情况（INR，印度卢比）

建立费用 500 000 INR。

基础设施建设（保守估计）500 000 INR。

租金每月 30 000 INR。

运行成本每月 80 000 INR。

商业推广费用每月 30 000 INR。

第二个里程碑：对患者以及医生进行专业教育

当前需要的是对患者以及医生进行关于足踝疾病的认识以及力求更好的治疗方面的教育。

在发展中国家，流行着一些关于足与踝部疾病的谣言，足踝外科中心需要澄清事实。

文学出版物、印刷品、电子媒体、恳谈会以及展览都是开展教育不可或缺的部分。

在足踝外科中心，发明出一个新颖的媒体头衔，叫作“健足学校”，其主要活动是通过一个时长 90min 的研讨会进行互动式的教学。在研讨会上，通过音视频媒体以及实物演示的方式，传授足踝及其疾病的知识。紧随研讨会的是一个开放式的讨论活动。

第三个里程碑：树立关于足踝外科中心的品牌效应，注重形象建设及市场营销

足踝外科中心可以通过印刷品、电子媒体以及社交媒体来树立自身的品牌和形象。努力实践增加每一个中心的存在感。

建立一个具有教育意义的、互动式的网站是中心品牌建设的开端。通过上述手段分享一些成功的案例。

第四个里程碑：开展社会公益活动

世界上有许多足踝疾病的案例。在印度，足踝外科医生数量很少，整个社会需要来自足踝外科专家的持续帮助，以避免更多的人罹患足踝疾病。糖尿病患者、运动员、麻风患者以及在校人群都需要专业救助。

本书作者在其足踝外科中心负责两项社会公益类项目，一个是针对糖尿病足患者的“拯救玉足”项目，另一个是针对麻风患者的“我们奔跑吧”项目。

下乡义诊也是一类社会公益活动。

第五个里程碑：注重科研、论文发表以及专业培训

发展中国家存在的足踝疾病需要采取“量体裁衣”式的解决方案，这也取决于一定的具有强大创新能力的平台。足踝外科中心的研究领域是十分宽广的。

着眼于发展中国家供需之间的巨大差距，越来越多的足踝外科医生需要接受来自“功勋卓著的区域中心”的专业培训。

足踝外科中心应该制定出长期和短期的进修计划，以这种方式也可以提高中心在当地的知名度。

发展中国家足踝外科的未来掌握在其自身培养出的足踝外科医生，而不是来自发达国家的足踝外科医生！

第六个里程碑：扩大中心规模

办得好的足踝外科中心必须扩大规模，引领形成产业链，用实际行动填补供需之间的鸿沟。

激励私有资本以及风投资本进入足踝外科中心。

附　录

14 步学会跟骨骨折内固定手术

先决条件

侧位透 X 线的手术床、止血带、调整 C 型臂至合适位置。

切口：取垂直于肢体的偏后方切口，切口拐弯弧度要小。

掀起皮瓣：跟腓韧带，腓肠神经以及腓骨肌均在皮瓣中走行。

牵引皮瓣：在距骨、腓骨以及骰骨上旋入三枚或更多的弯曲克氏针。

第 1 步：分离跟骨外侧壁，并使之沿软组织铰链向下翻转。

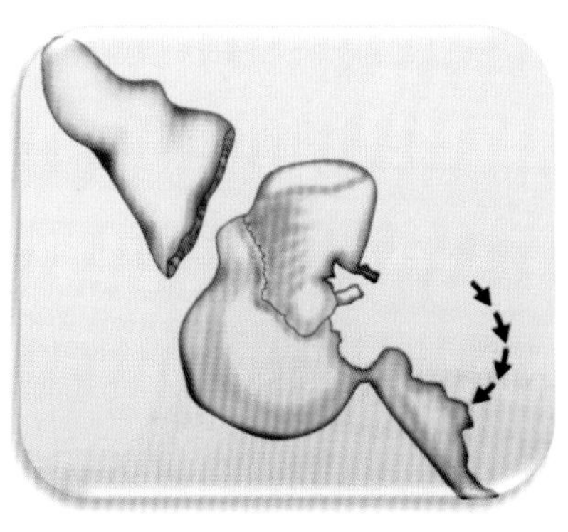

第 2 步：ST 骨针的行径。

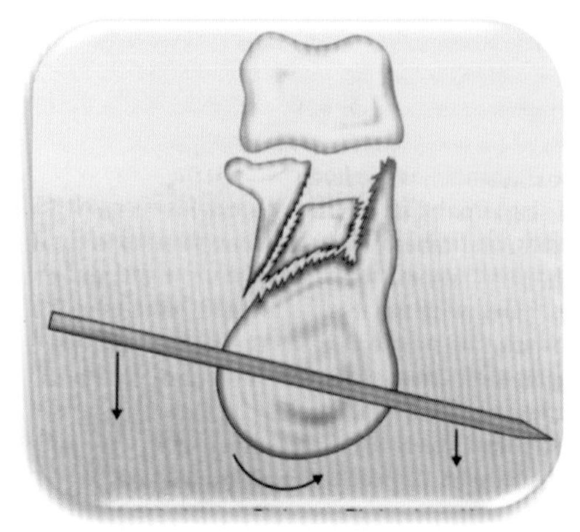

第 3 步：去除关节面骨折块。

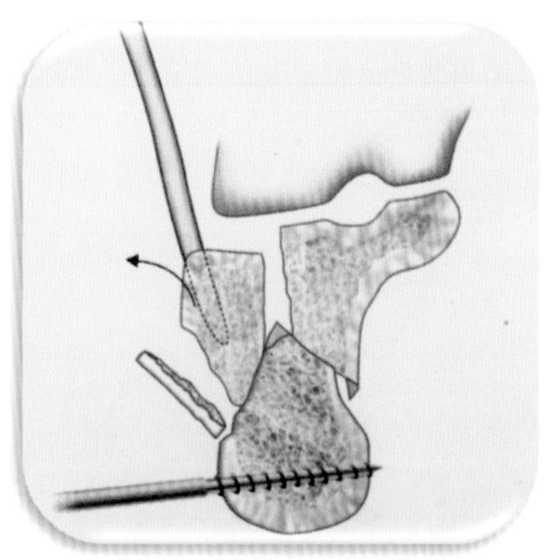

第 4 步：跟骨内侧壁、骨性支柱的复位。

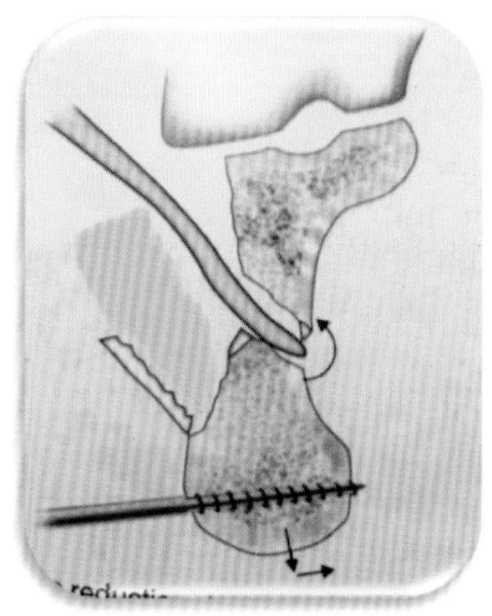

第 5 步：恢复跟骨高度及跟骨轴线。

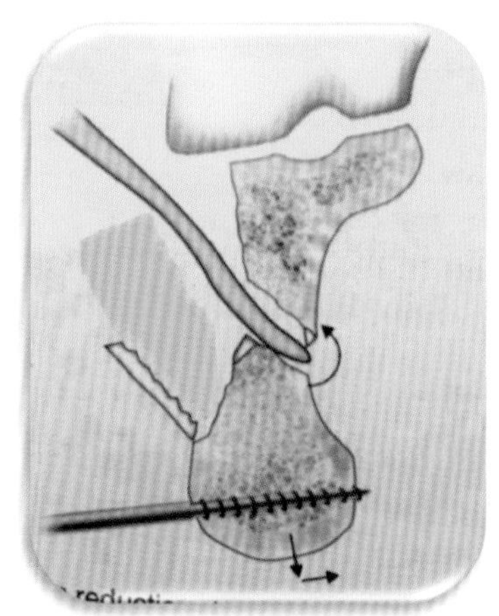

第 6 步：复位后回植关节面骨折块。

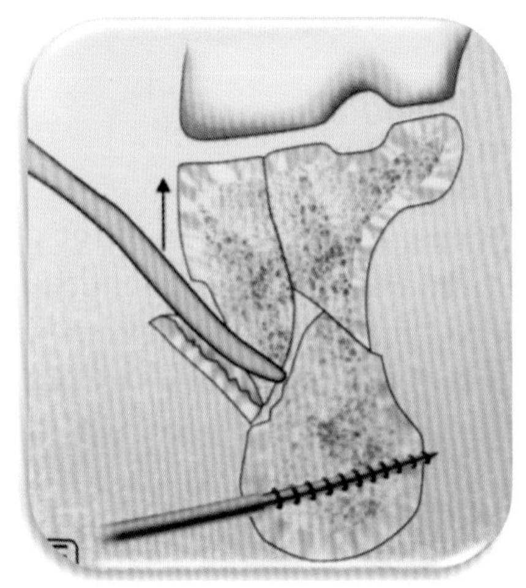

第 7 步：关节面骨折块用 1 或 2 枚克氏针临时固定。

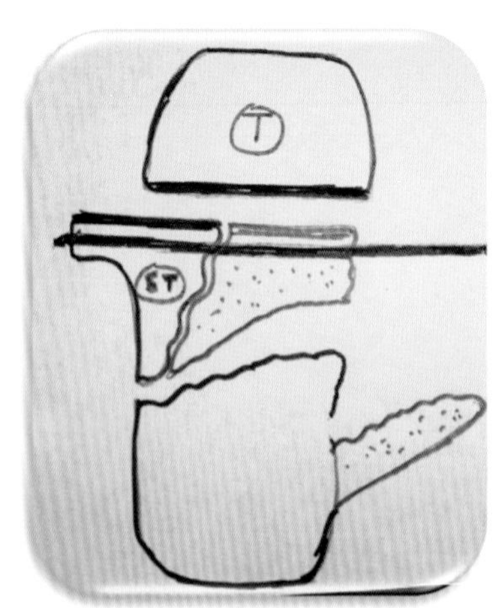

第 8 步：用 2 枚克氏针临时固定跟骨结节和跟骨近端骨折块。

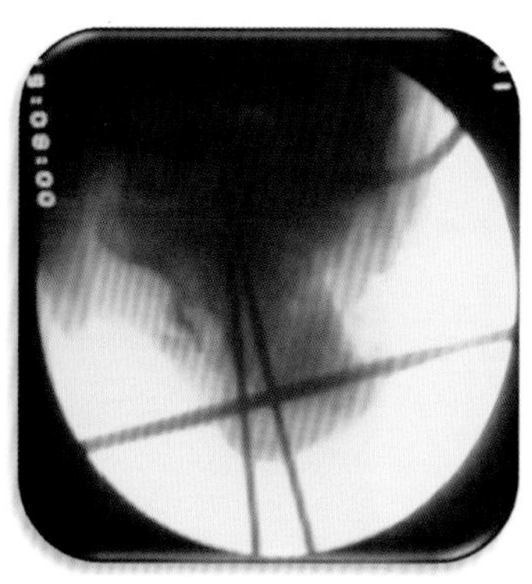

第 9 步：恢复 Gissane 角。

第 10 步：恢复跟骨长度，并通过 2 枚克氏针将跟骨结节临时固定于前方骨折块上。

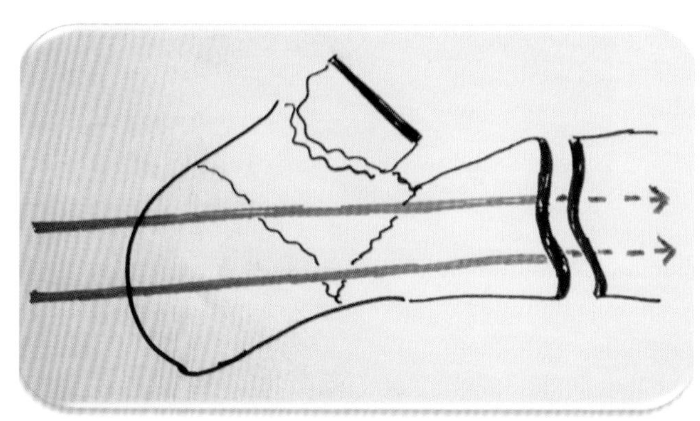

第 11 步：最后进行跟骨前后径、对线、宽径的检查。

第 12 步：关节面骨折块的固定：在接骨板以外或穿经接骨板，用 1~2 枚 5mm 的自攻丝松质骨螺钉。

第 13 步：复位跟骨外侧壁。

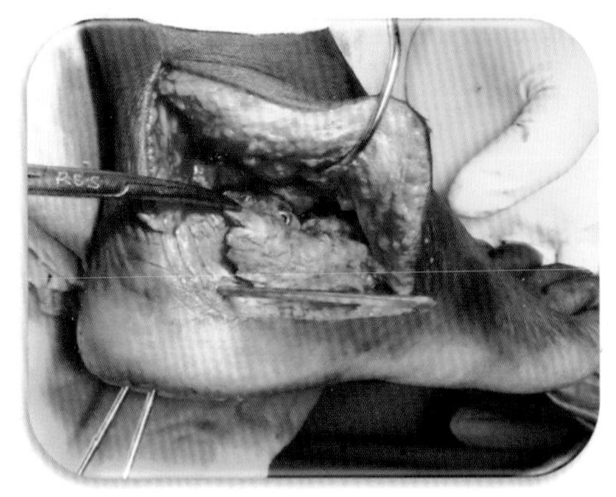

第 14 步：中立化接骨板。

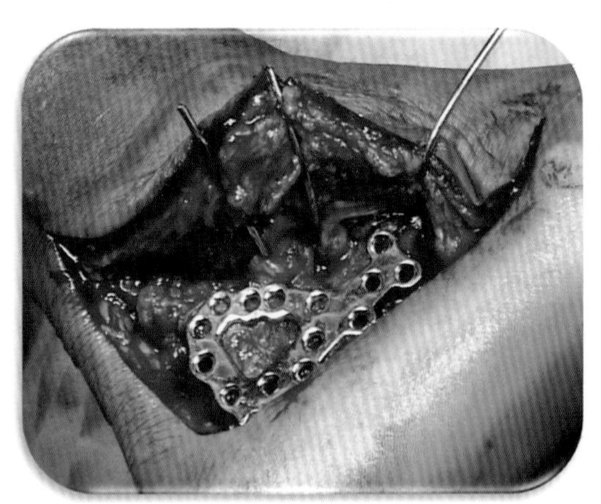

可选做的步骤

使用距下关节关节镜探查跟骨上关节面的复位情况。

用自体骨移植或骨替代物移植填充跟骨内的骨缺损。

通过缝合两侧来关闭伤口，缝合时从一端开始逐步缝至另一端。